《黄帝内经》思维图鉴

灵枢经知识结构读本

肖健楠　周洁晨○著

中国科学技术出版社

·北京·

图书在版编目（CIP）数据

《黄帝内经》思维图鉴 / 肖健楠，周洁晨著 . —北京：中国科学技术出版社，2024.8
ISBN 978-7-5236-0634-6

Ⅰ.①黄… Ⅱ.①肖… ②周… Ⅲ.①内经－研究 Ⅳ.① R221

中国国家版本馆 CIP 数据核字（2024）第 071017 号

策划编辑	韩　翔　于　雷
责任编辑	于　雷
文字编辑	靳　羽
装帧设计	华图文轩
责任印制	徐　飞

出　　版	中国科学技术出版社
发　　行	中国科学技术出版社有限公司
地　　址	北京市海淀区中关村南大街 16 号
邮　　编	100081
发行电话	010-62173865
传　　真	010-62179148
网　　址	http：//www.cspbooks.com.cn

开　　本	889mm×1194mm　1/24
字　　数	340 千字
印　　张	16
版　　次	2024 年 8 月第 1 版
印　　次	2024 年 8 月第 1 次印刷
印　　刷	北京博海升彩色印刷有限公司
书　　号	ISBN 978-7-5236-0634-6 / R·3229
定　　价	49.00 元

灵枢经
知识结构读本

耿恩广题

耿恩广教授题词

闻周洁晨、贠健楠两位小友以图表形式梳理《灵枢经》的知识结构，并以个人感悟佐证诠释，甚欣慰。

　　中医就是要从经典开始学习，在临床中不断打磨。

　　希望"左手经典右手临床"的风范能在年轻一代中医群体里形成风尚，让中医的精神薪火相传！

　　张植轩书于京华

张植轩前辈寄语

内容提要

　　《黄帝内经》是中医学理论的基础，包含《素问》《灵枢》两部分，前者注本颇多，后者注解较少。作者对《灵枢》各篇进行了逻辑梳理、要点讨论、知识串联、临床思维点拨等阐释，并结合古代天文学、音律学、民俗学等相关知识，对一些学界有争议的问题进行了深入探讨，还整理收录了一些极具启发性的延伸讨论及延伸阅读内容，以开阔读者思路。本书逻辑清晰，行文流畅，简洁直观，书中内容经反复求证、修改，旨在为广大中医学子及中医爱好者提供一部自学《灵枢》的实用参考书。

序

近几十年，很多学子阅读《黄帝内经》，会先对《内经》进行文字、词汇方面的探源，还会进行版本、校勘方面的考求，自此一头扎进文献学里不能自拔。就读书来说，识字断句固不可少，然而就笔者所知，完全沉迷于这类工作的中医同道，并不能从自己的研究中学会多少看病救人的本领。

中医经典著作的初衷应该是指导医学实践，而非向后人展示丰富的历史文化知识。学人专攻研究后者，逃避前者，哪怕著作等身，仍洋溢着一种偏安一隅的病态。所谓"还《内经》一个本来面目"，格调上实在不堪推敲。

回顾实践取向的《内经》注家们，则不然。皇甫谧用心选编《内经》原文，构成了内化于己心的医学思维系统，这一点在《针灸甲乙经》的目录序列中可见一斑。杨上善身为国手，《黄帝内经太素》所呈现的诊疗逻辑，让人眼前一亮，笔者认为更胜《针灸甲乙经》。王冰天纵才思，改编《素问》的章节、文字，补入"七篇大论"，所注所解，至理纷呈。宋代儿科名家钱乙，指出五运六气理论的不足，实勘星空，经外求经，得《内经》未竟之学。金元期间的刘完素、李东垣、朱丹溪等亦将《内经》化入方药，以实证印经旨，不拘文字，开立处方新格局。明人吴昆，注《素问》简而有致，最可喜者，以医案格式囊括《内经》一切临床要诀，可谓由博返约。李中梓方脉独步当世，知《内经》多有浮泛之辞，删繁就简，立纲理要，作《内经知要》，后学有将其看作粗浅入门书者，实为误读。清人黄元御，诊病远超时俗，更作《素问悬解》《灵枢悬解》，大胆移章改节，重订文辞，务求通达，直追王冰。周学海脉法精妙，学贯古今，不蝇营狗苟于一字一句，而是从宏观处看篇章脉络，默晤古人造论初心，而成《内经评文》，有诸葛"独观其大略"之风范。民国陈无咎，融汇中西，布药如神，每起重疾，作《内经辨惑提纲》，评述各篇经文，有赞许其精处，有厉驳其谬处，不因其为"经"而自甘为奴。

以上诸家，才情如斗曜横空，这样一群人对待《内经》的态度，竟是改编增删、化用突破、选辑浓缩、得意忘言、贯通批判。由此可见，历代研究《内经》的正脉，是基于平等对话，用经典砥砺、印证属于自己的框架，积极检验，迭代于临床。

这是一群既无才情又无审美的后学们所不能理解，也不能容忍的。许多人更愿意打着"恭敬""谨慎""慕古""客观"的旗号来逃避独立思考，他们会说上述先贤"篡改经典""包藏祸心"，他们更敬重那些务实考证却不会看病的《内经》注家。

无才情并不可怕，如笔者便无甚才情，固由天分所限。但是，要有审美，要懂得欣赏中医历史上那些有才情的人和作品，这是后天必要修得、亟须端正的态度。让医学经典回归医学，而非回归经典。

前人曾指出，治学一定要先"辨术"，并不是有历史、有传承的学派均可以无脑般地扎进去学习。要本着"道不同不相为谋"的警惕，去看待那些故纸堆里的学问。要本着"我与我周旋久，宁做我"的豪情，在旧学里碰撞打磨出自己的真知。

不可否认，近几十年的出土简帛，给我们研究《内经》提供了许多新资料，但是这些资料如果仅是推导出"古人限于时代，不过如此"，或"古人闪烁其词处，原来如此"，实属暴殄天物。笔者近些年阅读了马王堆、张家山、天回镇等地出土的医学文献相关研究，越发惊讶于《史记》中仓公的犀利与准确。仓公掌握的诊疗知识，也许还不及后来成书的《内经》全面，但他就像一名在荒野里孤身作战的特种兵，凭着一把匕首、少许弹药，利用千锤百炼的素养和直觉，打赢了一场场武器充足者都未必敢上手的硬仗。这种能力是沉溺文献研究的学人一辈子无法预见的东西，也是让我等临床工作者兴奋不已的东西。因为那是发着光的才情，而我们的医学就是靠着这样的才情，一代一代地延续发展，破境蜕变。

王冰在《重广补注黄帝内经素问》序言末尾写道："千载之后，方知大圣之慈惠无穷"，用语格外谦逊。但谦逊归谦逊，我们读不出一丝一毫的卑微，只读出一份大破大立、觉悟于唐代的才情，他在向先秦两汉医学思想隔空喊话，欣然概然，互明相照。王冰撰序是在宝应元年，岁次壬寅。而今又是一个壬寅年。笔者参与新型冠状病毒感染患者救治之余，注《灵枢》毕。

愿读者能以拙著为跳板，法于往古，验于来今，迸发出自己的医学才情，再辟临床新道途。也希望未来有才情傲世的医者们，出版更多、更完备的《灵枢》注本，将拙著彻底淘汰，笔者亦当甚觉幸运。

肖健楠

壬寅仲冬识于京华

前　言

本书脱胎于两位作者在数年临床与教学工作中，为《灵枢》撰写的课程大纲。书稿曾反复求证于同行，先后改订了 6 年。全书风格，以简洁直观为先，包括每篇的文本逻辑梳理、要点讨论、篇章之间的知识串联、临床思维点拨等，并以低调务实的态度，综合使用古天文学、古音律学、古民俗学等相关知识，尝试解决一些学界有争议的问题。《素问》与《灵枢》是《黄帝内经》的两部分，前者注本颇多，后者论著较少。撰写本书旨在为中医学子提供一个自学《灵枢》的实用辅助读本。

思维导图是当今比较时尚的知识结构梳理方式，但思维导图重逻辑推理，而《灵枢》大多数篇章属于经验罗列，只有少数篇章勉强适合思维导图，所以笔者果断放弃，并为本书另设体例，即每篇篇首先作提要，之后将每篇的文本或知识要点用表格分析、话题归纳、条文辨释等方法进行整理，一些篇章的末尾会酌情作重点与难点的讨论。当然，也有个别特殊篇章不在此列。此外，笔者撰有数篇“延伸讨论”，同时整理了两篇“延伸阅读”作为附录，置于八十一篇经文解析之后，作为本书的有益补充。最后，笔者将本书撰写过程中与众多友人的通信交流，如好友邱盟明医师对《灵枢・本神》的思考、首都体育学院葛鹏医师对针刺手法的分析、中国康复研究中心高熠明（曾用名：高亮）医师在现代医学疾病谱系中找到的人迎寸口特例等极具启发性的内容，一并收录书中，仅供读者碰撞思想。希望读者们能够一同交流经典，彼此促进，提高学问。

本书半数以上的篇章会用到图表，这种形式有优点也有缺点。优点是图表将原文中的逻辑对应关系梳理得极为清晰，主线突出；缺点则是过分凸显对应关系，易制造死板限定的阅读氛围，且不结合原文无法直接阅读。此外，本书常将一篇内容与其他篇章相链接一并制作图表，仅为发散思维的探索试验，并非牵强附会。望读者以灵活通透的心态看待。

本书以注经为主，必要的时候会加入个人医案佐证。笔者平日临床与大多数同行一样，常杂糅后世医家思路，虽然不乏"一剂而知，数剂而已"的治验，但不经筛选地用来注经，总免不了油滑感。为防止因炫技而误导读者断章取义，经笔者一位以严谨著称的朋友建议，书中尽可能选择那些首诊无效或未得全效、因参考《灵枢》治法始收全功的案例，或一些得失参半却值得反思的医案，如此客观上更具说服力，也更利于读者玩味经文。

本书定位为"不以提高院校考试成绩为目的的教辅图书"，推荐读者熟悉《内经》全文后，先整理一份自己的《灵枢》学习笔记，再将本书作为参考答案（非标准答案），互较得失，必能碰撞出许多思考。

在本书出版过程中，承蒙针灸界前辈耿恩广老先生题词，并就写作体例进行指导，又蒙京城内科名家张植轩前辈寄语鼓励，且有学弟任恺天医师慷慨授权摘录其关于《灵枢·经水》的个人论文，让笔者感激万分。

幸蒙陈腾飞医师引荐，并承蒙出版社编辑的辛苦付出，使得本书得以顺利出版，此处一并致谢。

编　者

目　录

九针十二原第一

提要

本篇文辞细节较多，无法全部括入表格，兹就其中操作技能、诊疗基础、治疗经验三大主题予以重新归纳。

一、操作技能

1. 操作难度：小针之要，易陈而难入。

2. 操作总诀：粗守形，上守神。右主推之，左持而御之，气至而去之。

3. 操作工具

针名	尺寸	功用
镵针	长一寸六分	头大末锐，去泻阳气
员针	长一寸六分	针如卵形，揩摩分间，不得伤肌肉者，以泻分气
鍉针	长三寸半	锋如黍粟之锐，主按脉勿陷，以致其气
锋针	长一寸六分	刃三隅以发痼疾
铍针	长四寸，广二分半	末如剑锋，以取大脓
员利针	长一寸六分	大如厘，且员且锐，中身微大，以取暴气
毫针	长三寸六分	尖如蚊虻喙，静以徐往，微以久留之而养，以取痛痹
长针	长七寸	锋利身薄，可以取远痹
大针	长四寸	尖如梃，其锋微员，以泻机关之水也

4.操作方法

方法分类	适用情况	具体流程（据《针灸甲乙经》略校订）
补法	虚则实之	补曰随之，随之意若忘之。若行若按，如蚊虻止，如留如还，去如绝弦，令左属右，其气故止，外门已闭，中气乃实，必无留血，急取诛之
泻法	满则泻之	泻曰迎之，迎之意必持而内之，放而出之，排阳得针，疾气得泄。按而引针，是谓内温，血不得散，气不得出也
刺络	宛陈则除之	血脉者在俞横居，视之独澄，切之独坚。审视血脉者，刺之无殆
等待	邪胜则虚之	《逆顺》：上工，刺其未生者也；其次，刺其未盛者也；其次，刺其已衰者也

5.操作注意事项

权变所宜	皮肉筋脉，各有所处。病各有所宜。各不同形，各以任其所宜
用针所忌	无实实，无虚虚，损不足而益有余，是谓甚病
犯禁所害	取五脉者死，取三脉者恇；夺阴者死，夺阳者狂
听气所至	刺之而气不至，无问其数。刺之而气至，乃去之，勿复针

二、诊疗基础

1.宽泛诊断原则

望诊	观其色，察其目，知其散复
切诊	**针刺的脉诊原则：** 凡将用针，必先诊脉，视气之剧易，乃可以治也 一其形，听其动静，知其邪正 **错认脉诊定位后的针刺过失与补救措施：** 五脏之气，已绝于内，而用针者反实其外，是谓重竭。重竭必死，其死也静。治之者辄反其气，取腋与膺 五脏之气，已绝于外，而用针者反实其内，是谓逆厥。逆厥则必死，其死也躁。治之者反取四末

（续　表）

切诊	正确的脉诊定位绑定了错误的针法： 刺之害中而不去，则精泄，精泄则病益甚而恇，害中而去，则致气，致气则生为痈疡
望诊与切诊 结合	明知其原，睹其应，而知五脏之害矣

2. 核心诊疗部位

十二原	所联系的人体器官
太渊二	阳中之少阴，肺也，其原出于太渊
大陵二	阳中之太阳，心也，其原出于大陵
太冲二	阴中之少阳，肝也，其原出于太冲
太白二	阴中之至阴，脾也，其原出于太白
太溪二	阴中之太阴，肾也，其原出于太溪
鸠尾一	膏之原，出于鸠尾
脖胦一	肓之原，出于脖胦

三、诊疗经验

胀取三阳，飧泄取三阴。《灵枢·四时气》曰：飧泄补三阴交，上补阴陵泉，皆久留之，热行乃止。

刺诸热者，如以手探汤；刺寒清者，如人不欲行。

阴有阳疾者，取之下陵三里，正往无殆，气下乃止，不下复始也。

疾高而内者，取之阴之陵泉；疾高而外者，取之阳之陵泉也。

讨论

1. "阴有阳疾者，取之下陵三里。"

依据前文，三阴证治（飧泄）兼见三阳主治（胀），刺足三里。后来这条经验被细化、深化，并应用于《灵枢·胀论》。

"疾高"者，即《灵枢·邪气脏腑病形》所谓"邪气之中人高也……身半以上，邪中之也"。谓邪风上受（非湿气下受）所致的内病（如三阴作泻），阴陵泉可示范一种用穴倾向；邪风上受（非湿气下受）所致的外病（如三阳作胀），阳陵泉可示范一种用穴倾向。

2. "粗守关，上守机，机之动，不离其空。空中之机，清静而微。其来不可逢，其往不可追。知机之道者，不可挂以发。不知机道，扣之不发。知其往来，要与之期。粗之暗乎，妙哉，工独有之。"

这一段原文可看作是如下的一次病例带教示范。

患者主诉：坐位膝关节痛，无其他不适。

思维过程：《素问·骨空论》曰："坐而膝痛，治其机。坐而膝痛如物隐者，治其关（侠髋为机，腘上为关）。"

治疗过程：①粗工在局部针刺膝腘，效果不理想、不彻底。②上工循经在髋侧认真勘测，揣得一穴，针刺做手法一段时间，顺利激活髋部的经络通道，随后膝痛痊愈。

治疗总结：找不到治疗路径时，不得轻易下针；诊断正确的前提下，如针灸无反应，则应配合手法，等候气至，不可有手无心地走流程，也不可急功近利地强求效果。

上述理解方式，为笔者受到一位前辈点拨后悟到的，与传统注释不同，却别具风味，更贴近临床，也更易串联《内经》其他篇章的揣穴风格。犹记得前辈提示"空中之机，清净而微"的"中"也可以读去声，笔者揣摩其意为：最佳孔穴位置被扎中后的髋部反应，未必是神经走窜感或疼痛酸重感，也可以是无形无兆的舒解感与联动感。

"知机之道者，不可挂以发，不知机道，扣之不发"一句中，"机"依《素问·骨空论》释为髋骨外侧区域。挂，在古代有谋求、求取的意思。此句强调揣穴的精准性，理解为能自主在髋骨区域找到正确针刺点时，你会发现，那不可能是刻舟求剑的产物（绝非死板求取事先记忆的穴位位置）；没有找到正确针刺点的时候，则轻易不下针（这种在不断揣摩测试中求得最佳针刺位置的思路，也见于《灵枢·胀论》）。

古文的理解本就是多样的。机、关两个字除了在《素问·骨空论》中指代下肢部位，也在其他篇章中出现，如《灵枢·忧恚无言》所载"舌者，声音之机也。 悬壅垂者，声音之关者。"以口腔咽喉解释"守机""守关"的针法，也能强行靠口才自圆其说。

机、关本是机械词汇，有学者将其背景理解为地动仪、弩机等模型，不一而论。以模型隐喻讲，笔者个人喜好更倾向于将"机""关""空"还原为弩机模型下的构造隐喻，全段描述了《素问·离合真邪论》候虚邪往来而刺的过程，如同用弩机备射一般。如果敌人来了，箭未发出，则敌人逃脱；若箭恰好精准地瞄准敌人，则敌人中箭。"不可挂以发"与"扣之不发"承上文弩机借喻，表明气来气往均需密意守之，否则极易错过时机。

3."凡用针者，虚则实之，满则泻之，宛陈则除之，邪胜则虚之。"

其中"满则泻之"与"邪胜则虚之"看似都可以笼统归入后世所谓的泻法，其实使用语境并不同，《素问·离合真邪论》有专门段落作鉴别，可参阅。

前者重在调节自体的平衡，常与"虚则实之"配合使用，如《灵枢·终始》中"一方实，一方虚"的情况。后者刺法，有时以等待、追踪时见时隐的外邪为目的，偶尔会配合"宛陈则除之"共同使用，如《素问·离合真邪论》的攻邪刺络之法。

笔者曾以"邪胜则虚之"请教曾侍诊的前辈。前辈指出，虽然有些病发作时正是治疗时（如《癫狂》中某些条文），但还有一些疾病，不发作时才是最佳治疗时机，"虚之"于此可解释为"候其虚，复治之"。笔者试举《素问·疟论》所曰"（疟疾发作）当此之时，良工不能止，必须其自衰，乃刺之……经言无刺熇熇之热，无刺浑浑之脉，无刺漉漉之汗。故为其病逆未可治也"，前辈点头称是。

笔者认为，前辈的点拨和《素问·离合真邪论》的演绎，分别是"邪胜则虚之"的两个层面。

本输第二

提要

本篇列举了脏腑与经脉分布在四末的远心端取穴，以及颈胸部的近心端取穴，构成了某种意义上的"标、本"格局，之后叙述了四时用穴、姿势取穴等经验。

一、四末远心端取穴的本输

1. 五脏五输

五脏	井木（出）	荥（溜）	输（注）	经（行）	合（入）	三阴从属
肺	少商者，手大指端内侧也	鱼际者，手鱼也	太渊，鱼后一寸陷者中也	经渠，寸口中也，动而不居	尺泽，肘中之动脉也	手太阴经也
心	中冲，手中指之端也	劳宫，掌中中指本节之内间也	大陵，掌后两骨之间方下者也	间使之道，两筋之间，三寸之中也，有过则至，无过则止	曲泽，肘内廉下陷者之中也，屈而得之	手少阴经也
肝	大敦者，足大趾之端，及三毛之中也	行间，足大趾间也	太冲，行间上二寸陷者之中也	中封，内踝之前一寸半，陷者之中，使逆则宛，使和则通，摇足而得之	曲泉，辅骨之下，大筋之上也，屈膝而得之	足厥阴经也

（续　表）

五脏	井木（出）	荥（溜）	输（注）	经（行）	合（入）	三阴从属
脾	隐白者，足大趾之端内侧也	大都，本节之后下陷者之中也	太白，腕骨之下也	商丘，内踝之下陷者之中也	阴之陵泉，辅骨之下陷者之中也，伸而得之	足太阴经也
肾	涌泉者，足心也	然谷，然骨之下者也	太溪，内踝之后跟骨之上陷中者也	复溜，上内踝二寸，动而不休	阴谷，辅骨之后，大筋之下，小筋之上也，按之应手，屈膝而得之	足少阴经也

2. 六腑六输

六腑	井金（出）	荥（溜）	输（注）	原（过）	经（行）	合（入）	三阳所属
膀胱	至阴者，足小趾之端也	通谷，本节之前外侧也	束骨，本节之后陷者中也	京骨，足外侧大骨之下	昆仑，在外踝之后，跟骨之上	委中，腘中央，委而取之	足太阳经也
胆	窍阴者，足小趾次趾之端也	侠溪，足小趾次趾之间也	临泣，上行一寸半，陷者中也	丘墟，外踝之前下陷者中也	阳辅，外踝之上辅骨之前及绝骨之端也	阳之陵泉，在膝外陷者中也，伸而得之	足少阳经也
胃	厉兑者，足大趾内次趾之端也	内庭，次趾外间也	陷谷者，上中指内间上行二寸陷者中也	冲阳，足跗上五寸陷者中也，摇足而得之	解溪，上冲阳一寸半陷者中也	下陵，膝下三寸胻骨外三里也	足阳明经也

（续　表）

六腑	井金（出）	荥（溜）	输（注）	原（过）	经（行）	合（入）	三阳所属
三焦	关冲者，手小指次指之端也	液门，小指次指之间也	中渚，本节之后陷者中也	阳池，在腕上陷者之中也	支沟，上腕三寸两骨之间陷者中也	天井，在肘外大骨之上陷者中也。屈肘而得之	手少阳经也
小肠	少泽，小指之端也	前谷，在手外廉本节前陷者中也	后溪者，在手外侧本节之后也	腕骨，在手外侧腕骨之前	阳谷，在锐骨之下陷者中也	小海，在肘内大骨之外，去端半寸，陷者中也，伸臂而得之	手太阳经也
大肠	商阳，大指次指之端也	本节之前，二间	本节之后，三间	合谷，在大指岐骨之间	阳溪，在两筋间陷者中也	曲池，在肘外辅骨陷者中，屈臂而得之	手阳明经也

3. 六腑附注（参合《灵枢·邪气脏腑病形》拟定）

六腑	所合五脏	所司功能	下合穴	说明
大肠	肺	传道之腑	巨虚上廉	大肠、小肠皆属于胃
小肠	心	受盛之腑	巨虚下廉	
胆	肝	中精之腑	阳之陵泉	
胃	脾	五谷之腑	下陵三里	
膀胱	肾	津液之腑	委中	
三焦		中渎之腑（水道出焉，属膀胱，是孤之腑也）	委阳	三焦者，足少阳太阴之所将，太阳之别也，上踝五寸，别入贯腨肠，出于委阳，并太阳之正，入络膀胱，约下焦，实则闭癃，虚则遗溺，遗溺则补之，闭癃则泻之

二、颈胸部的近心端取穴

坐标	所属脉系	穴名	区域所辖
缺盆之中	任脉	天突	
一次脉	足阳明	人迎	足阳明，侠喉之动脉也，其俞在膺中
二次脉	手阳明	扶突	手阳明，次在其俞外，不至曲颊一寸
三次脉	手太阳	天窗	手太阳当曲颊
四次脉	足少阳	天容	足少阳在耳下曲颊之后
五次脉	手少阳	天牖	手少阳出耳后上加完骨之上
六次脉	足太阳	天柱	足太阳侠项大筋之中，发际
七次脉	督脉	风府	
腋内动脉	手太阴	天府	
腋下三寸	手心主	天池	

三、四时本输刺法

四季	所取
春	取络脉诸荥大经分肉之间，甚者深取之，间者浅取之
夏	取诸俞、孙络，肌肉、皮肤之上
秋	取诸合，余如春法
冬	取诸井、诸俞之分，欲深而留之

此四时之序，气之所处，病之所舍，脏之所宜。

四、与姿势相关的针刺经验举例

1. 取穴与姿势

刺上关者，呿不能欠。刺下关者，欠不能呿。

刺犊鼻者，屈不能伸。刺两关者，伸不能屈。（《素问·骨空论》曰：腘上为关。）

2. 治病与姿势

转筋者，立而取之，可令遂已。

痿厥者，张而刺之，可令立快也。

讨论

1. 五脏五腧穴的"经穴"描述过于详细，且常常强调脉动（脉应心属火），这是很蹊跷的。另一方面，本篇所谓的阳井金而阴井木，不知是哪位先贤突发灵感，做了标记又混入经文，《内经》其他地方从无详细讨论。《难经》作者指出阴木阳金，当为乙庚合化，只不过《难经》前后篇章提示的表里经五腧合化方式又不同于主流的甲己化土、乙庚化金、丙辛化水、丁壬化木、戊癸化火，当别有传承。

我们不妨延续主流合化方法，并假令表里经五腧穴合化对治五体，同时考虑"经穴应脉属火"的第四号序列位置，做一场相对狭隘的术数推演，进而揣测一番先贤标记阳井木、阴井金的初衷。

兹重新厘定如下：皮金为在四末之井（乙庚化金），骨水在趾指骨节之荥（丙辛化水），筋木在肌腱间之腧（丁壬化木），脉火在动脉处为经（戊癸化火），肉土在膝肘丰厚处为合（甲己化土）。据此，阴经井荥腧经合的五行属性分别为：木（乙）、金（辛）、火（丁）、水（癸）、土（己）；阳经井荥腧经合的五行属性分别为：金（庚）、火（丙）、水（壬）、土（戊）、木（甲）。都是逆五行相克顺序。当然，这只是一个在某种意义上自具合理性的假说。这种假说，术数计算取向的医家可以直接拿去绑定各种算法模型使用。但实勘揣穴取向的医家，只相信具体人、具体病、具体部位的手感切诊与直观望诊，这才有了《卫气失常》篇的五体五部诊疗闭环。

不得不说，术数在五腧穴应用中，是很有话语权的。《难经》《黄帝明堂经》极力渲染五腧穴的五行格调，后又有子午、灵龟、飞腾等。二十世纪末、二十一世纪初，民间曾刮起一阵热风，将《辅行诀》五脏补泻图对应穴位，对应方法五花八门，但早期少有将天干合化自觉带入者。笔者大学期间，曾基于教材的五腧穴五行属性以及天干合化思路，将《辅行诀》五脏补泻图解构推算成穴位处方：补用五腧配穴，泻用原络配穴，临床亦时有惊人效果。多年后笔者重读《本输》篇，意识到上述推算所根据的五腧五行配对基础，可能存在很多不确定性，兼之五行互通落实于经络脏腑层面于理欠通，便不敢再轻易使用类似的术数针法。

姑待高明，析疑教正。

2. 本篇中"四时刺法"，无主病脉证，是比较莫名其妙的。笔者认为，这段文字当是与《灵枢·顺气一日分为四时》同背景的刺法，所谓春、夏、秋、冬，或描述了一日四分的发病规律，与邪在卫分关系密切。《灵枢·四时气》开篇四时刺法与本篇亦不乏渊源。

小针解第三

提要

《灵枢·九针十二原》前半篇当系极为古老的文字，《内经》诸多篇章都以此篇中一句或数句为基础，诠说立论。兹将《小针解》中经文、注释分列，再酌情选择列出《内经》中与该句经文相关的其他篇章段落（考虑《素问·针解》体系相对独立，下表暂未收录该篇内容）。引经自注，则经旨益彰。

经文	注文	其他相关演绎篇章
易陈	易言也	
难入	难着于人也	《灵枢·官能》末段
粗守形	守刺法也	《素问·长刺节论》
上守神	守人之血气有余不足可补泻也	
神客	正邪共会也。神者，正气也；客者，邪气也	
在门	邪循正气之所出入也	《素问·调经论》
未睹其疾	先知邪正何经之疾也	
恶知其原	先知何经之病所取之处也	
刺之微在数迟	徐疾之意也	
粗守关	守四支而不知血气正邪之往来也	
上守机	知守气也	
机之动不离其空中	知气之虚实，用针之徐疾也	
空中之机，清静以微	针以得气，密意守气勿失也	

经文	注文	其他相关演绎篇章
其来不可逢	气盛不可补也	《素问·离合真邪论》相关段落
其往不可追	气虚不可泻也	
不可挂以发	言气易失也	
扣之不发	言不知补泻之意也，血气已尽而气不下也	
知其往来	知气之逆顺盛虚也	
要与之期	知气之可取之时也	
粗之暗	冥冥不知气之微密也	《灵枢·外揣》
妙哉！工独有之	尽知针意也	
往者为逆	言气之虚而小，小者逆也	《灵枢·逆顺》
来者为顺	言形气之平，平者顺也	
明知逆顺正行无问	言知所取之处也	
迎而夺之	泻也	《灵枢·禁服》相关段落
追而济之	补也	
虚则实之	气口虚而当补之也	
满则泄之	气口盛而当泻之也	
宛陈则除之	去血脉也	《素问·离合真邪论》相关段落
邪胜则虚之	言诸经有盛者，皆泻其邪也	
徐而疾则实	言徐内而疾出也	
疾而徐则虚	言疾内而徐出也	
言实与虚若有若无	言实者有气，虚者无气也	《灵枢·终始》相关段落
察后与先若亡若存	言气之虚实，补泻之先后也	
为虚为实，若得若失	言补者似然若有得也，泻则恍然若有失也	

（续 表）

经文	注文	其他相关演绎篇章
夫气之在脉也，邪气在上	言邪气之中人也高，故邪气在上也	《灵枢·邪气脏腑病形》 《灵枢·百病始生》 《灵枢·贼风》 《灵枢·刺节真邪论》 《灵枢·官能》 《灵枢·九宫八风》 《灵枢·岁露论》 《素问·八正神明论》
浊气在中	言水谷皆入于胃，其精气上注于肺，浊溜于肠胃，言寒温不适，饮食不节，而病生于肠胃，故命曰浊气在中也	
清气在下	言清湿地气之中人也，必从足始，故曰清气在下也	
针陷脉，则邪气出	取之上	《灵枢·官针》曰："脉浅者，勿刺，按绝其脉乃刺之，无令精出，独出其邪气耳。"以此视角看来，经文三句为合论脉浅刺法忌宜（陷脉，即按之使陷，为正确操作。中脉、太深为操作失误）
针中脉则浊气出	取之阳明合也	
针太深则邪气反沉	言浅浮之病，不欲深刺也。深则邪气从之入，故曰反沉也	
皮肉筋脉各有所处	言经络各有所主也	《素问·皮部论》 《灵枢·经筋》 《灵枢·经脉》 《灵枢·脉度》 《灵枢·骨度》 《灵枢·卫气失常》曰：皮之部，输于四末；肉之柱，在臂胫诸阳分肉之间，与足少阴分间；血气之输，输于诸络，气血留居，则盛而起，筋部无阴无阳，无左无右，候病所在；骨之属者，骨空之所以受益而益脑者也

经文	注文	其他相关演绎篇章
取五脉者死	言病在中气不足，但用针尽大泻其诸阴之脉也	《素问·玉版论要》篇末言五里之脉
取三脉者恇	唯言尽泻三阳之气，令病人恇然不复也	《灵枢·终始》曰：三脉动于足大趾之间，必审其实虚，虚而泻之，是谓重虚。重虚病益甚。凡刺此者，以指按之，脉动而实且疾者疾泻之，虚而徐者则补之。反此者，病益甚。其动也，阳明在上，厥阴在中，少阴在下
夺阴者死	言取尺之五里，五往者也	此处注文或系"取五脉者死"的解读文字，为错简
夺阳者狂	正言也	
睹其色，察其目，知其散复，一其形，听其动静	言上工知相五色于目，有知调尺寸小大缓急滑涩，以言所病也……所以察其目者，五脏使五色循明，循明则声章，声章者，则言声与平生异也	《灵枢·四时气》曰：睹其色，察其目，知其散复者，视其目色，以知病之存亡也。一其形，听其动静者，持气口人迎以视其脉，坚且盛且滑者，病日进，脉软者，病将下，诸经实者，病三日已。气口候阴，人迎候阳也
知其邪正	知论虚邪与正邪之风也	《灵枢·邪客》曰：持针之道，欲端以正，安以静。先知虚实而行疾徐。左手执骨，右手循之，无与肉果。泻欲端以正，补必闭肤。辅针导气，邪得淫泆，真气得居
右主推之，左持而御之	言持针而出入也	
气至而去之	言补泻气调而去之也。调气在于终始	
一（言而终）	持心也	

（续　表）

经文	注文	其他相关演绎篇章
节之交三百六十五会	络脉之渗灌诸节者也	《素问·气府论》 《素问·气穴论》
五脏之气，已绝于内	脉口气内绝不至，反取其外之病处与阳经之合，有留针以致阳气，阳气至则内重竭，重竭则死矣。其死也，无气以动，故静	
五脏之气，已绝于外	脉口气外绝不至，反取其四末之输，有留针以致其阴气，阴气至则阳气反入，入则逆，逆则死矣。其死也，阴气有余，故躁	

讨论

《灵枢·小针解》是《灵枢·九针十二原》核心段落的早期注解，十分古老。但是其同《素问·针解》等篇一样，都是一家之言，并非《灵枢·九针十二原》的最优解，很多地方，值得商榷。

如《灵枢·九针十二原》曰："五脏之气，已绝于内，而用针者反实其外，是谓重竭。重竭必死，其死也静。治之者辄反其气，取腋与膺。五脏之气，已绝于外，而用针者反实其内，是谓逆厥。逆厥则必死，其死也躁。治之者反取四末。"

《灵枢·小针解》从《灵枢·终始》的阴阳表里厥逆模型立论，在解释本段误诊原理方面十分优雅通畅，但"五脏之气已绝于外"部分的细节实操中，注文以"反取其四末之输"为误，经文以"治之者反取四末"为正，出现一定程度的不同。因此，面对这种不完美的参考答案，我们有必要重新思考，做出自己的解法。

笔者对本段曾研究再三，亦感慨再三。

实实在在地讲，普通的常识性误诊，并不值得如此浓墨重彩地书写。古人对误诊的记载，多是"读过、思考过也可能再犯错"的情况。犯错的原因，不是没学习过常识、没看过临床操作指南，而是脉证表现的迷惑性太大。如仲景常说的太阳病误下，许多学生的学习常常止步于"标准的太阳表证不该泻下"。真正务实的临床者会关注："太阳病呈什么样的指征时，会误导医师用下法？"临床上外感病持续若干天，伴随不大便乃至腹痛的患者有很多，哪些是太阳表证仍在者？哪些可以攻下？其中的拿捏要诀在何处？这样的剖析才有意义。同理，对《灵枢·九针十二原》重竭、逆厥的文字，我们也要探究：掌握诊疗常规的医师为什么会被误导，做出错误的治疗？

因为候脉的部位在四肢，部位背后是原理。

"五脏之气，已绝于内，而用针者反实其外"，这样的患者虽不至于真脏脉见，但大多已经开始呈现脉强而劲，极易被误判为实证，误导医师在四肢腧穴行泻法，当最后一缕生机被泻尽，"其死也静"。明代薛己、张介宾一派的著作里，经常出现类似脉证的医案，且对患者脉象有很多细节探讨。"取腋与膺"系省略语，实则不仅取腋、膺，还应该包括腹部、背部，总之是脏器所在的躯干部。

"五脏之气，已绝于外，而用针者反实其内"，这样的患者往往见脉小而弱，实则是脏郁气塞，不达于脉口，极易被误判为虚证，于是医师在躯干部直接给脏腑补充能量，以为脏腑补好了，末梢的脉搏就会恢复。然而现实中越是补，气越闭，最后过分的能量撑破了人体的承载能力，"其死也躁"。气郁、血郁、痰郁、湿郁、食郁、火郁，而成身羸脉小，历代此类医案很多。如何通过其他指征来判断脉象是郁还是虚，古人也留下大量参考经验。但是，临床千变万化，哪怕是高手也常常在其中吃大亏，只能谨慎再谨慎。

至于"反实其外""反实其内"，前一个"实"是意动用法，以外为实，后一个"实"是使动用法，使内实，需要注意甄别。

邪气脏腑病形第四

提要

　　本篇名"邪气脏腑病形"：第一部分论"邪气"，述其来源、分类、传变。第二部分论"脏腑病形"，以五脏病形证治对前文邪气"阴阳俱感"话题略作呼应，以六腑病形证治对前文"中于阴则溜于腑"话题略作呼应。但细观所举证候，竟包含五脏积证。我们根据《灵枢·百病始生》反推本篇的五脏色脉证治，邪气只是一个主导病因，伤脏、地气清湿二者应当也默默地参与了这个综合谱系。

一、邪气

1. 感受来源

邪气	身半以上者，邪中之也
湿气	身半以下者，湿中之也

2. 传变情况

感受部位	传变部位		传变机制
中于阳	中于阳则溜于经	中于面，则下阳明	方乘虚时及新用力，若饮食汗出，腠理开而中于邪
		中于项，则下太阳	
		中于颊，则下少阳	
		其中于膺背两胁，亦中其经	

感受部位	传变部位	传变机制	
中于阴	脏气实：中于阴则溜于腑	邪入于阴经，则其脏气实，邪气入而不能客，故还之于腑	中于阴者，常从臂胻始。夫臂与胻，其阴皮薄，其肉淖泽，故俱受于风，独伤其阴
	脏气不实：阴阳俱感，邪乃得往（故中人脏）	愁忧恐惧则伤心	
		形寒寒饮则伤肺，以其两寒相感，中外皆伤，故气逆而上行	
		有所堕坠，恶血留内；若有所大怒，气上而不下，积于胁下，则伤肝	
		有所击仆，若醉入房，汗出当风，则伤脾	
		有所用力举重，若入房过度，汗出浴水，则伤肾	

按：面不畏寒的原因系"其气（宗气）之津液，皆上熏于面，而皮又厚，其肉坚，故天气甚寒，不能胜之也"。

3.邪气分类

虚邪	虚邪之中身也，洒淅动形（参见《灵枢·百病始生》等篇）
正邪	正邪之中人也，微，先见于色，不知于身，若有若无，若亡若存，有形无形，莫知其情

二、脏腑病形

1.五脏诊治流程

色脉形肉，不得相失也。先定其五色五脉之应，其病乃可别也（以尺为别）。

按：先定色，再以脉校正色，再以尺（形肉）的质地微细校正脉。

第一步	色	青	红	黄	白	黑	见其色而不得其脉，反得其相胜之脉，则死矣；得其相生之脉，则病已矣
第二步	脉	弦	钩	代	毛	石	
第三步	尺	调其脉（以尺的质地为细微指标）之缓、急、小、大、滑、涩，而病变定矣					凡此变者，有微有甚

2. 列举全套五脏诊治

色脉所定发病脏腑		心	肺	肝	脾	肾
参考尺肤细化分型诊断	急甚	为瘛疭	为癫疾	为恶言	为瘛疭	为骨痿癫疾
	微急	为心痛引背，食不下	为肺寒热，怠惰，咳唾血，引腰背胸，若鼻息肉不通	为肥气在胁下，若复杯	为膈中，食饮入而还出，后沃沫	为沉厥奔豚，足不收，不得前后
	缓甚	为狂笑	为多汗	为善呕	为痿厥	为折脊
	微缓	为伏梁，在心下，上下行，时唾血	为痿，瘘，偏风，头以下汗出不可止	为水瘕痹也	为风痿，四肢不用，心慧然若无病	为洞泄，洞泄者，食不化，下嗌还出
	大甚	为喉吤	为胫肿	为内痈，善呕，衄	为击仆	为阴痿
	微大	为心痹引背，善泪出	为肺痹，引胸背，起恶日光	为肝痹，阴缩，咳引小腹	为疝气，腹裹大脓血在肠胃之外	为石水，起脐已下至小腹腄然，上至胃脘，死不治
	小甚	为善哕	为泄	为多饮	为寒热	为洞泄
	微小	为消瘅	为消瘅	为消瘅	为消瘅	为消瘅
	滑甚	为善渴	为息贲上气	为癀疝	为癀癃	为癃癀

（续　表）

色脉所定发病脏腑		心	肺	肝	脾	肾
参考尺肤细化分型诊断	微滑	为心疝引脐，小腹鸣	为上下出血	为遗溺	为虫毒蚘蝎腹热	为骨痿，坐不能起，起则目无所见
	涩甚	为喑	为呕血	为溢饮	为肠痈	为大痈
	微涩	为血溢，维厥，耳鸣，颠疾	为鼠瘘，在颈支腋之间，下不胜其上，其应善酸矣	为瘈挛筋痹	为内痿，多下脓血	为不月，沉痔
分型对应针刺处理		病之六变：诸急者多寒；缓者多热；大者多气少血；小者血气皆少；滑者阳气盛，微有热；涩者多血少气，微有寒 刺之奈何：是故刺急者，深内而久留之；刺缓者，浅内而疾发针，以去其热；刺大者，微泻其气，无出其血；刺滑者，疾发针而浅内之，以泻其阳气而去其热；刺涩者，必中其脉，随其逆顺而久留之，必先按而循之，已发针，疾按其痏，无令其血出，以和其脉；诸小者，阴阳形气俱不足，勿取以针而调以甘药也				

3. 六腑证治

治内府，取之于合。此阳脉之别入于内，属于府者也。

六腑	病症	治疗	下合穴及取穴姿势
大肠	肠中切痛，而鸣濯濯。冬日重感于寒即泄，当脐而痛，不能久立，与胃同候	取之巨虚上廉	上巨虚 举足取之
胃	腹䐜胀，胃脘当心而痛，上肢两胁，膈咽不通，食饮不下	取之三里	足三里 低跗取之
小肠	小腹痛，腰脊控睾而痛，时窘之后，当耳前热，若寒甚，若独肩上热甚，及手小指次指之间热，若脉陷者，此其候也	取之巨虚下廉	下巨虚 举足取之

（续 表）

六腑	病症	治疗	下合穴及取穴姿势
三焦	腹胀气满，小腹尤坚，不得小便，窘急，溢则水留，即为胀	候在足太阳之外大络，大络在太阳少阳之间，亦见于脉，取委阳	委阳 屈伸而索之
膀胱	小腹偏肿而痛，以手按之，即欲小便而不得，肩上热，若脉陷，及足小趾外廉及胫踝后皆热，若脉陷	取委中央	委中 屈而取之
胆	善太息，口苦，呕宿汁，心下淡淡，恐人将捕之，嗌中吤吤然数唾	在足少阳之本末，亦视其脉之陷下者灸之；其寒热者取阳陵泉	阳陵泉 正竖膝予之齐下，至委阳之阳取之

阳经取穴经验举例：①面热者足阳明病，鱼络血者手阳明病，两跗之上脉竖陷者，足阳明病，此胃脉也。②取诸外经者，揄申而从之。

4. 六腑下合穴刺法

所宜	中气穴，则针游于巷	
所忌	中肉节，即皮肤痛	中筋则筋缓，邪气不出，与其真相搏乱而不去，反还内着（《素问》曰："诸筋者皆属于节"，故肉节当即指筋）
	补泻反，则病益笃	

讨论

1. 本篇邪气概念，与《灵枢·九宫八风》与《灵枢·岁露论》一脉相承，可见"邪气"一词在《内经》中专指上受八风之邪，有虚、正之分，已被严格定义，非今人将所有病气统称为邪气。

2.《灵枢·四时气》《灵枢·五邪》为本篇"中于阴则溜于腑"的邪伤腑病和"阴阳俱感"的邪伤脏病，补出参考针灸处方。又有《灵枢·五变》《灵枢·本脏》《灵枢·论勇》等与本篇关系密切，详述脏腑病形倾向查体法，可共同参看。

3. "先见于色，不知于身，若有若无，若亡若存，有形无形"的正邪，在用药方面可参考清代《伏邪新书》。正邪的初始症状虽然没有虚邪剧烈，但不代表不会滋生重病。

4. 邪气的传变，在三阳则从上到下，在三阴则"常从臂胻始"，且能内入五脏，格局不同于《灵枢·经脉》的营气系统，更接近《灵枢·卫气行》的卫气系统。

5. "中气穴，则针游于巷"，见于本篇六腑下合穴刺法。于此等筋丰肉厚之处的揣穴，是十分讲究的。笔者经验，先按书本上的尺寸推定腧穴大概位置，然后在2厘米乃至更大的直径区域内用手指指腹轻轻滑动，宛如古琴吟猱法一般反复感受。手下筋肉盈指处绝不是气穴，仅算肉节。而各方丰厚的筋肉走势间，忽然形成一个微微不盈指的点，此处方是气穴。医师用指切法在该处稍稍切按松解以醒穴，之后即可下针。这种揣穴方法能在杨甲三前辈所谓"三边三间取穴原则"（骨边、筋边、肉边，骨间、筋间、肉间）中找到印证。熟练的医师甚至能揣出该气穴的角度方向与深度。依此法下针，医师更易有"针游于巷"的宽绰感，毫无机体与针之间的对抗排斥。患者也常常不觉进针钝痛，但针感有时会随着留针逐渐增强再逐渐平复，或如潮水般一阵阵增强，或毫无针感而症状顿失，以上均属于针刺得气的范畴。不得不说，这种强调精准的取穴法，会大大增强得气的效率。友人刘百川先生曾在传统国画赏析讲座中说："宋元名家多具学养，兼多游历，画中地理格局常具自然界最和谐之气度。如《富春山居图》各方山势水形绵延汇集之地，每每低调而绰余，自成小境。然而此间得聚山水灵脉于一处，故必发佳丛秀木，极尽乾坤生机。如是经营笔墨，默契至理，便得气韵。"笔者以为，刘百川先生所谓"得气韵"的生树位置，与"得气"的取穴所在，道理暗合。笔者另一位友人四川名医李晟华医师，早年在上述传统取穴法的基础上，将全身气血大势汇聚与局部气血小势汇聚综合考虑，以"双势靶点重合区"为穴，把精准做到极致，常常揣定一穴便需要计量勘测三四分钟。这种"究极一穴，卷荡周身"的思想，让他只用少许常规穴位，不施手法，便能迅速治愈大量怪病、重病，令笔者与同行们惊叹不已。

根结第五

提要

本篇是标准的补丁篇章,不能独立成篇,必须结合他篇才能读懂写作用意。本篇先为"终始"诊疗系统作理论补叙,就经脉、络脉、死症三个话题分别予以讨论,可参见《灵枢·终始》。之后就筹量体质施刺的话题,为《灵枢·逆顺肥瘦》《灵枢·本脏》等进行理论补叙。按:开篇总叙提示了许多重要信息,不可草草读过。

一、经脉诊法的基础理论补叙

1. 强调"终始"之重要

能知终始,一言而毕,不知终始,针道咸绝。

按:开篇"天地相感,寒暖相移"大谈四时阴阳,与脉气阴阳多少,盛赞"终始"的临床意义,当为《灵枢·终始》之补叙。《灵枢·终始》言诊法与刺法,此段言所诊所刺之脉的起止点与主病。《灵枢·终始》曰:"终始者,经脉为纪。……必先通十二经脉之所生病,而后可得传于终始也。"

2. 各经起止点与主病

三阴三阳	根	结	所折为病	治则
太阳为关	至阴	命门 目也	肉节渎而暴病起矣。故暴病者,取之太阳,视有余不足。渎者,皮肉宛膲而弱也	视有余不足

三阴三阳	根	结	所折为病	治则
阳明为阖	厉兑	颡大 钳耳也（《甲乙》作"结于颃颡"）	气无所止息而痿疾起矣。故痿疾者，取之阳明，视有余不足。无所止息者，真气稽留，邪气居之也	视有余不足
少阳为枢	窍阴	窗笼 耳中也	骨繇而不安于地。故骨繇者，取之少阳，视有余不足。骨繇者，节缓而不收也。所谓骨繇者，摇故也。当穷其本也	
太阴为关	隐白	太仓 《灵枢·胀论》曰：胃者，太仓也	仓廪无所输，膈洞。膈洞者，取之太阴，视有余不足，故开折者，气不足而生病也	
厥阴为阖	大敦	玉英，络于膻中	气弛而喜悲。悲者取之厥阴，视有余不足	
少阴为枢	涌泉	廉泉	脉有所结而不通。不通者，取之少阴，视有余不足，有结者，皆取之	

注：①本篇中三阳为病皆涉及肌肉运动系统，三阴分别涉及消化、循环、神智三方面。②足经根结病候系略写，但也涉及手经病候。秉承《灵枢·终始》同名手足经脉的脉诊数据相同（人迎和寸口各有一、二、三盛）的叙述，暗示手经病是足经病的衍生，手经是足经的衍生。③根结并不能直接指导临床诊疗，写作只是为《灵枢·终始》的脉诊提供解剖模型基础。此套模型不同于《灵枢·经脉》之循环，也不同于"标本"

二、络脉诊法的基础理论补叙

《灵枢·根结》开篇夹带一句"奇邪离经，不可胜数"。《灵枢·终始》未详论络脉诊治。《灵枢·血络论》曰："黄帝曰：愿闻其奇邪而不在经者。岐伯曰：血络是也。"有意在本段补出。

络脉所属	络脉循经部位坐标			络脉特异性诊察要点举例（入）
	根	溜	注	
足太阳	至阴	京骨	昆仑	天柱、飞扬
足少阳	窍阴	丘墟	阳辅	天容、光明
足阳明	厉兑	冲阳	下陵	人迎、丰隆
手太阳	少泽	阳谷	小海	天窗、支正
手少阳	关冲	阳池	支沟	天牖、外关
手阳明	商阳	合谷	阳溪	扶突、偏历

注：《灵枢·经脉》曰：诸络脉皆不能经大节之间，必行绝道而出入，复合于皮中，其会皆见于外。故诸刺络脉者，必刺其结上甚血者

十二经（左右手足六经共计十二）者，盛络皆当取之。

1. 根、溜、注、入四者并非并列关系

根、溜、注三者为一组，是用来和"入"作对比的，前三者是一个整体，且属于"本输"范畴，而"入"两穴，皆非本输，故而总结前三者的五输穴五行属性是没有意义的。根、溜、注只是用三个穴简写代指井、荥、输、原、经、合所构成的一线，暗示络脉的部位也是"本于四末"，有与经脉在区域上的重合。再提出"入"的部位，暗示络脉还有"行绝道而出入，复合于皮中，其会皆见于外"的地方，与经脉不重合，属于"奇邪离经"的位置。因此，阅读本篇经文，更多需要领会其精神，而不是执着于穴位本身。

2. 为何只有三阳不提三阴

开篇"发于春夏，阴气少，阳气多，阴阳不调，何补何泻。发于秋冬，阳气少，阴气多，阴气盛而阳气衰，故茎叶枯槁，湿雨下归，阴阳相移，何泻何补。奇邪离经，不可胜数……"文字里对秋冬的阴多阳少叙述较多，且作了比喻"茎叶枯槁，湿雨下归"（茎叶非根本，值得注意），紧接着提及"奇邪离经"。似乎暗示着作者的一个医学观念，阳

脉衰弱的问题更值得重视，因为阳脉衰弱更易产生络脉疾病。也可以看出那时的络脉诊疗还处于探索期。

3. 本段写作有意识地模仿《灵枢·本输》笔法，而异于其铺叙，意在对比说明这是循皮部的皮表络脉，与其"此某某经也"的部位层次貌合神离。

三、十二经之终的诊法补叙

《灵枢·终始》言三阴三阳经之终的病候，然而没有脉象支撑。本篇"五十营"一段提供了这种支撑，但无法与三阴三阳之终直接对应，应作体用关系看待。故曰："与之短期，要在终始。"

五十动而不一代	五脏皆受气
四十动一代	一脏无气
三十动一代	二脏无气
二十动一代	三脏无气
十动一代	四脏无气
不满十动一代	五脏无气

四、《灵枢·逆顺肥瘦》与《灵枢·本脏》体质论的补叙

1. 特殊体质

君王贵胄：身体柔脆，肌肉软弱，血气慓悍滑利。

体质	气血状态与刺法
菽藿	气涩则出迟，气涩则针大而入深，深则欲留
膏粱	气滑即出疾，气悍则针小而入浅，浅则欲疾

2. 形气、病气对比

"形气"指《灵枢·本脏》与《灵枢·顺逆肥瘦》所论望诊体态，不同篇章内，"形气"含义并不完全相同。

"病气"指发病时的脉象。

形气、病气对比	刺法
形气不足，病气有余	邪胜也，急泻之
形气有余，病气不足	正虚也，急补之
形气不足，病气不足	不可刺之，刺之则重不足
形气有余，病气有余	急泻其邪，调其虚实

寿夭刚柔第六

提要

本篇的主体以形气立论，先示范疾病分析，之后讲寿夭、死生，末尾讲三刺法。三刺法中，寒痹火熨法可以作为刺营、刺卫的先导加强项，"每刺必熨"，从而混合使用，治疗前半篇提到的风痹。火熨加刺营出血，或加刺卫出气，与《灵枢·刺节真邪》中"用针之类，在于调气"一段上实下虚而火熨刺络、上寒下热而火熨留针，方向虽有不同，但颇有渊源。

一、形气阴阳证治

阴阳属性		部位	所刺	病情分类	
阴	阴中之阳	六腑	络脉	参考《灵枢·邪气脏腑病形》邪气入腑、入脏的原理	
	阴中之阴	五脏	阴之荥输		
阳	阳中之阳	皮肤	阳之合	病在阳者名曰风：病有形而不痛者，阳之类也……有形而不痛者，其阴完而阳伤之也。急治其阳，无攻其阴	阴阳俱病名曰风痹：阴阳俱动，乍有形，乍无形，加以烦心，命曰阴胜其阳。此谓不表不里，其形不久
	阳中之阴	筋骨	阴之经	病在阴者名曰痹：无形而痛者，阴之类也。无形而痛者，其阳完而阴伤之也。急治其阴，无攻其阳	

注：此处以有形无形、痛与不痛对举。有形无形，是医师对患者形体经络的客观望诊、触诊结果；痛与不痛，指患者自觉症状

二、形气所伤先后难易

外内之应	多少远近	病之先后，治之难易
风寒伤形：寒伤形，乃应形；风伤筋脉，筋脉乃应	病九日者，三刺而已；病一月者，十刺而已；多少远近，以此衰之。久痹不去身者，视其血络，尽出其血	形先病而未入脏者，刺之半其日
忧恐忿怒伤气：气伤脏，乃病脏		脏先病而形乃应者，刺之倍其日

三、寿夭评定

1. 临床意义

此天之生命，所以立形定气而视寿夭者，必明乎此立形定气，而后以临病人，决生死。

2. 三条总诀

形与气相任则寿，不相任则夭。皮与肉相果则寿，不相果则夭。血气经络胜形则寿，不胜形则夭。

3. 具体经验

形充而皮肤缓者则寿，形充而皮肤急者则夭，形充而脉坚大者顺也，形充而脉小以弱者气衰，衰则危矣。若形充而颧不起者骨小，骨小则夭矣。形充而大肉䐃坚而有分者肉坚，肉坚则寿矣；形充而大肉无分理不坚者肉脆，肉脆则夭矣。

墙基卑，高不及其地者，不满三十而死。其有因加疾者，不及二十而死也。

平人而气胜形者，寿；病而形肉脱，气胜形者，死，形胜气者危矣。

四、刺有三变

针对篇首阴阳形气所刺，继续延伸。

层次	病情	刺之三变
营病	营之生病也，寒热少气，血上下行	刺营者出血
卫病	卫之生病也，气痛时来时去，怫忾贲响，风寒客于肠胃之中	刺卫者出气
寒痹	寒痹之为病也，留而不去，时痛而皮不仁	刺寒痹者内热；刺布衣者，以火焠之；刺大人者，以药熨之。每刺必熨

官针第七

提要

本篇分"凡刺有九""凡刺有十二节""凡刺有五"三部分。三部分的刺法虽偶有内容重合，但基础视角完全不同，不可机械阅读、草率放过。临床针刺，要在辨别当下的时机特点与优势切入点。根据当下时机来看，若急需体现工具优势，则从"凡刺有九"；若急需体现个人经验与切诊手感优势，则从"凡刺有十二节"；若急需体现病因学大局观优势，则从"凡刺有五"。

一、凡刺有九

凡刺有九，以应九变。

1. 用针知忌

九针之宜，各有所为，长、短、大、小，各有所施也。不得其用，病弗能移。

疾浅针深	内伤良肉，皮肤为痈
病深针浅	病气不泻，支为大脓
病小针大	气泻太甚，疾必为害
病大针小	气不泄泻，亦复为败

2. 基于地理九变隐喻的刺法

"九变"在本文中明显对应九针之变。同时，"九变"作为特殊概念，见于《孙子兵法·九变》，是将领基于不同战争地理环境的灵活指挥艺术。"将不通九变之利，虽知地形，不能得地之利矣。"言刺法应九变，应该也蕴含着一种因地制宜思想的隐喻。

刺有九变		针具所宜	
俞刺	俞刺者，刺诸经荥俞、脏俞也	病在经络痼痹者	取以锋针
		病在五脏固居者	取以锋针，泻于井荥分输，取以四时
远道刺	远道刺者，病在上，取之下，刺腑俞也	病在中者	取以长针（《灵枢·九针十二原》言长针可以取远痹）
经刺	经刺者，刺大经之结络经分也	病水肿不能通关节者	取以大针
络刺	络刺者，刺小络之血脉也	病痹气痛而不去者	取以毫针（《针灸甲乙经》卷五以毫针治舍于络，而为痛痹）
分刺	分刺者，刺分肉之间也	病在分肉间	取以员针于病所
大泻刺	大泻刺者，刺大脓以铍针也	病为大脓者	取以铍针
毛刺	毛刺者，刺浮痹皮肤也	病在皮肤无常处者	取以镵针于病所，肤白勿取
巨刺	巨刺者，左取右，右取左	病在脉，气少当补之者	取以锃针于井荥分输
焠刺	焠刺者，刺燔针则取痹也	病痹气暴发者	取以员利针

二、凡刺有十二节

凡刺有十二节，以应十二经。

九变之刺，可不拘经络，但见病处即择针施刺。十二节刺，既言"应十二经"，又有痹证与刺法、经脉切诊与刺法的相关叙述（下表中"气"多作脉气讲），当系诊察锁定某经之后的辨证刺法。九刺与十二节刺，针具操作或有相通处，但语境完全不同。以下按"不需参考切诊的循经痹痛"和"需要参考切诊的经络病"，将十二节刺分述列表。

1. 不需参考切诊的循经痹痛

刺法	操作	补充说明	针具
傍针刺	傍针刺者，直刺傍刺各一，以治留痹久居者也	从偶刺可知，"傍针"是相对刺入一针的意思，用在躯干，就是胸腹、腰背的对刺，用在经络上就是表里经对刺，符合《内经》其他篇章一病双经的诊疗思想。偶刺中有注文混入正文，特加粗标出	病痹气痛而不去者，取以毫针
恢刺	恢刺者，直刺傍之，举之前后，恢筋急，以治筋痹也		
偶刺	偶刺者，以手直心若背，直痛所，一刺前，一刺后，**以治心痹**。刺此者，傍针之也		
报刺	报刺者，刺痛无常处也。上下行者，直内无拔针，以左手随病所按之，乃出针复刺之也		病在皮肤无常处者，取以镵针于病所
短刺	短刺者，刺骨痹，稍摇而深之，致针骨所，以上下摩骨也		病痹气暴发者，取以员利针。病痹气痛而不去者，取以毫针

2. 需要参考切诊的经络病

《灵枢·刺节真邪》以痈、大、小、寒、热为一脉五邪，属于《内经》时代的广义经脉切诊范畴，且论及"官针奈何"，故宜与本篇参证玩味，却又不必拘泥于绝对对应。

刺法	操作	脉法、针法补叙（疑似后人注）	《刺节真邪论》的参证
齐刺	齐刺者，直入一，傍入二，以治寒气小深者	脉之所居，深不见者，刺之微内针而久留之，以致其空脉气也	刺小者，用员利针。（按：宜从《灵枢·官针》作员针）刺分肉间（按：寒气小深，除以员针治脉大外，还需要重视毫针治寒。三刺明显变通脱胎于齐刺，侧重点有所不同）
	或曰三刺，三刺者，治痹气小深者也	所谓三刺则谷气出，先浅刺绝皮，以出阳邪；再刺则阴邪出者，少益深绝皮，致肌肉，未入分肉间也；已入分肉之间，则谷气出	

（续　表）

刺法	操作	脉法、针法补叙（疑似后人注）	《刺节真邪论》的参证
扬刺	扬刺者，正内一，傍内四，而浮之，以治寒气之博大者也		刺大者，用锋针刺诸阳分肉间（按：寒气搏大，常规以锋针治脉大外，更需要重视毫针治寒）
直针刺	直针刺者，引皮乃刺之，以治寒气之浅者也	脉浅者，勿刺，按绝其脉乃刺之，无令精出，独出其邪气耳	刺寒者，用毫针也
浮刺	浮刺者，傍入而浮之，以治肌急而寒者也		
阴刺	阴刺者，左右率刺之，以治寒厥；**中寒厥，取足踝后少阴**也（按：此处有注文混入正文，特加粗标出）		
输刺	输刺者，直入直出，稀发针而深之，以治气盛而热者也		刺大（盛）者，用锋针……刺热者，用镵针；刺寒者，用毫针也
赞刺	赞刺者，直入直出，数发针而浅之，出血是谓治痈肿也		诸阴阳过痈者，取之其输泻之刺痈者，用铍针

三、凡刺有五

凡刺有五，以应五脏。

《素问·痹论》曰："以冬遇此者为骨痹，以春遇此者为筋痹，以夏遇此者为脉痹，以至阴遇此者为肌痹，以秋遇此者为皮痹。"此处五刺治痹，应四时五行五体五脏，病从天时来，与前九刺、十二节刺在针具刺法方面或有相通，而病理诊断的语境又不同。

层次	刺法	操作	参考针具
肺——皮	半刺	半刺者，浅内而疾发针，无针伤肉，如拔毛状，以取皮气，此肺之应也	病在皮肤无常处者，取以镵针于病所
心——脉	豹文刺	豹文刺者，左右前后针之，中脉为故，以取经络之血者，此心之应也	病在经络痼痹者，取以锋针。病痹气痛而不去者，取以毫针
肝——筋	关刺	关刺者，直刺左右尽筋上，以取筋痹，慎无出血，此肝之应也；或曰渊刺；一曰岂刺	病痹气暴发者，取以员利针。病痹气痛而不去者，取以毫针。（可用焠刺法）
肾——骨	输刺	输刺者，直入直出，深内之至骨，以取骨痹，此肾之应也	
脾——肉	合谷刺	合谷刺者，左右鸡足，针于分肉之间，以取肌痹，此脾之应也	病在分肉间，取以员针于病所

讨论

1. "故用针者，不知年之所加，气之盛衰，虚实之所起，不可以为工也。"系本篇总结，提及天之四时视角下的人体（年之所加）、十二经气视角下的人体（气之盛衰）、因地制宜隐喻视角下的人体（虚实之所起），暗合天地人三才，当移至篇末，总收全文。

九刺、十二节刺、五刺视角虽然分立，但是在同一患者身上，随着病程阶段不同，呈现的主要矛盾不同，可以次第为用。

2. 开篇九针功效与九刺分为两段，实则内容有统一处。笔者不揣冒昧，将两者列入同一表格，依靠文字印证与排除法，进行"连连看"的对应尝试，发现许多有趣之处。如传统上只知道大针刺水肿，但水肿往往面积极大，不知具体入针位置与方法，在对应"经刺"后，方知是"刺大经之结络经分"。又如员利针对应焠刺，合情合理，且引出后文短刺法的一种构想。笔者曾见中日友好医院白玉兰主任采用火针贴骨深刺矫正脊柱，效果极佳，或与"短刺"原理一致。再如"巨刺"对应鍉针补脉，则《素问·缪刺论》言巨刺治疗对侧脉盛的原理一目了然，并非邪在对侧，而是病侧脉气不足，相比之下对侧脉显得更强，兼之对侧脉搏会有一定程度的代偿性亢盛，故见"邪客于经，左盛则右病，右盛则左病，亦有移易者，左痛未已而右脉先病"。治疗上，除用锋针简单平复对侧的代偿性亢盛之外，也要在病侧分肉用鍉针行补法作为收尾。如果属左右移易的病证类型，本质上是左右脉均不足，在交替代偿对抗邪气，按照九针时代的古法，需要双侧交替使用鍉针。当代针灸师若把握其原理，可以双侧取穴，毫针补泻（参考书末"延伸讨论3：缪刺浅谈"，对缪刺、巨刺有新解）。

3. 十二节刺中，由上下文可知，傍针是相对施针的意思，而非一针旁边并排刺入一针。这样推演后文中类似的措辞，便免除了不少误会，也更贴近临床。笔者在诊治脑血管疾病与脊髓损伤患者的过程中，发现许多中医同行"以痛为腧"针刺肌肉疼痛，常常引起肌张力增高，为西医同行与患者诟病，且远期疗效不佳。试想古人，肯定也遇到过类似的问题，在几经教训后，顺从肌肉间的拮抗，发现了傍针的应用。如手腕部大陵穴一带疼痛，有一类需要恢刺，即仅在表里相对的三焦经阳池取一穴；有一类需要傍针刺，即大陵、阳池各一针；有一类需要扬刺，大陵扎一针后，在阳池扎四针形成刺激量落差，或阳池与董氏奇穴的火陵、火山、火串各扎一针以牵引肌肉；也有可能需要由齐刺变通而来的三刺，先点刺阳池皮部去阳经的邪气牵引，拔针再点刺大陵局部的皮肉之间去阴邪，之后拔针再刺大陵分肉而谷气至……不一而论。总之，"傍针"在原文中本意的挖掘，非常开拓临床思路。

4. "输刺者，直入直出，稀发针而深之，以治气盛而热者也。"《灵枢·刺节真邪》对脉气盛（大）、热提出了过度理想化的应对措施，即"刺大者，用锋针……刺热者，用镵针"。但是，锋针和镵针作用部位相对较浅，与输刺能够"深之"的说法格格不入，所以输刺当另择主要针具。本文"输刺"之名先见于十二节刺，后又见于五刺（输刺者，直入直出，深内之至骨，以取骨痹，此肾之应也）。两者未必无渊源，笔者推测前者即后者在骨节红肿热痛急性发作期的场景演绎，只是语言上省略了骨痹的背景。考虑十二节刺中，言寒、言痹者多，明确带"热"字者仅输刺一条，或许本篇作者接触的疾病谱确以寒、痹为主，偶遇有热象者，亦因治寒痹手法而活用移植（寒、热表象背后的病机仍要结合具体临床情况而定，不可一概而论）。上述两种输刺，都是"直入直出"，且都说到深刺，可见病位之深。十二节刺中的输刺，在"直入直出"后有一句补充说明，即"稀发针而深之"，"稀"字在古代可用于形容节奏散漫不紧凑，如《论语》"鼓瑟希（通稀），铿尔"。用于针刺，意谓治疗"气盛而热"的骨痹，直入深刺、直出发针的节奏不宜太过紧锣密鼓，需要适当的歇止与观望。这是非常符合临床现实的，因为白虎历节、鹤膝风等骨痹可见关节局部红肿热痛乃至变形，拒按不可忍，每次局部切诊与针刺都会带来雪上加霜的剧痛。日本医家坂井丰作在《针术秘要》中就临床经验说："刺白虎痛法，其病处必痛不可触，故医者按穴，切忌重手，施针亦当见机而行。先令医者指下轻缓，与病处皮肉相适，即可刺。进针勿令病家有知，依此法试入二三针……言白虎痛、鹤膝风刺法，盖医者匠心所在，可意会不可言传，病家终非无情草木，医者尤当如履薄冰。"可谓得输刺"稀"字之精要。由于急性期疼痛不耐刺激，工具用毫针为宜，缓解期可以酌情加入镵针、锋针之类。

本神第八

提要

本篇论神，第一部分先讨论神的解构层次，第二部分讨论神乱在不同疾病语境下的意义。针刺所据，一明终始，一本于神，用以甄别针法最基础的适用情况与不适用情况。如《灵枢·终始》十二经终，针不可为；本篇所述神离于脏，亦在不治之列。古人编书，将本篇与《灵枢·终始》先后排列，未必是随机的。

一、神的三个层次

1. 潜在神明系统：人类的生命潜规则。

天——德（运行法则）⎤
　　　　　　　　　⎬ 德流气薄而生
地——气（物质基础）⎦

2. 生理神机系统：与生存环境相互反馈的机制。

两精相搏谓之神，随神往来者谓之魂，并精而出入者谓之魄。

《灵枢·营卫生会》阐述"血之与气，异名同类"时，曰："营卫者，精气也；血者，神气也"，堪为本段"两精相搏谓之神"的注脚。

精有两体，并魄出入：营气随呼吸脉动而行；卫气司皮腠合开亦因于呼吸。

神有两重，随魂往来：昼夜之夙兴夜寐、四时之生长化收藏；肢体感觉，如《灵枢·周痹》篇之"神"。

3. 思维神智系统：人的社会主观能动性。

第一，低级主观能动性（心理反射弧）：所以任物者谓之心（面对事情），心有所忆谓之意（省察经验），意之所存谓之志（确定动向）。

第二，高级主观能动性（心智处理器）：因志而存变谓之思（生成计划），因思而远慕谓之虑（多方检测），因虑而处物谓之智（高效实践）。

按：大多数人都逡巡在第一和第二之间的步骤，然而心意如果不能顺利演变为"智"，就会持续耗能，以致伤神。

二、神与发病

1. 神乱作为潜在基础病因

是故五脏主藏精者也，不可伤，伤则失守而阴虚，阴虚则无气，无气则死矣。

心理因素	生理效应
怵惕思虑者	则伤神，神伤则恐惧，流淫不止
悲哀动中者	竭绝而失生
喜乐者	神惮散而不藏
愁忧者	气闭塞而不行
盛怒者	迷惑而不治
恐惧者	神荡惮而不收
恐惧而不解者	则伤精，精伤则骨酸痿厥，精时自下

应用方面，参考《素问·疏五过论》所曰"凡未诊病者，必问尝贵后贱，虽不中邪，病从内生，名曰脱营。尝富后贫，名曰失精，五气留连，病有所并。医工诊之，不在脏腑，不变躯形，诊之而疑，不知病名，身体日减，气虚无精，病深无气，洒洒然时惊。病深

者，以其外耗于卫，内夺于荣。良工所失，不知病情，此亦治之一过也。"

贵贱贫富变化，属于极端情况。其实，凡曾有重大人生经历带来长期心理影响者，都会出现"诊之而疑，不知病名，身体日减，气虚无精，病深无气"的问题。不把上边表格里的心理症结挖掘出来并解决，阴魂不散的基础病态常常让治疗无从下手、寸步难行。《素问·移精变气论》也指出："闭户塞牖，系之病者，数问其情，以从其意，得神者昌，失神者亡。"

2. 神乱作为五脏病的诱导加强因素

是故用针者，察观病人之态，以知精、神、魂、魄之存亡，得失之意。五者以伤，针不可以治之也。

五脏	症状	死期
心，怵惕思虑则伤神	神伤则恐惧自失，破䐃脱肉	毛悴色夭，死于冬
脾，愁忧而不解则伤意	意伤则悗乱，四肢不举	毛悴色夭，死于春
肝，悲哀动中则伤魂	魂伤则狂妄不精，不精则不正当，人阴缩而挛筋，两胁骨不举	毛悴色夭，死于秋
肺，喜乐无极则伤魄	魄伤则狂，狂者意不存人，皮革焦	毛悴色夭，死于夏
肾，盛怒而不止则伤志	志伤则喜忘其前言，腰脊不可以俯仰屈伸	毛悴色夭，死于季夏

应用方面，参考《素问·疏五过论》所曰"凡欲诊病者，必问饮食居处，暴乐暴苦，始乐后苦，皆伤精气。精气竭绝，形体毁沮。暴怒伤阴，暴喜伤阳。厥气上行，满脉去形。愚医治之，不知补泻，不知病情，精华日脱，邪气乃并，此治之二过也。"

基础疾病未愈，再逢短期内的精神扰动，会将病气引入相应脏腑，加重病情，甚至出现死症。《素问·玉机真脏论》就有外感病未愈、情志催生五脏变证的论述，虽然细节上与本篇不同，但原理无异。

3. 神乱作为五脏发病的表现症状

必审五脏之病形，以知其气之虚实，谨而调之也。

五脏所藏	精神所舍	脏气虚	脏气实
肝藏血	血舍魂	恐	怒
脾藏营	营舍意	四肢不用，五脏不安	腹胀，泾溲不利
心藏脉	脉舍神	悲	笑不休
肺藏气	气舍魄	鼻塞不利少气	喘喝胸盈仰息
肾藏精	精舍志	厥（《灵枢·官针》阴刺相关文字本于此）	胀，五脏不安

应用方面，参考《素问·调经论》五脏有余不足的症状，描述基本与本篇相合，且针灸治法非常详细。汤药方面，神为五脏所藏，故治神虚亏耗，不仅要补，还需要加入镇、涩之品。很多医家常嫌镇潜药、涩味药阻碍气机，但盲目流通气机也是一种弊病。安宫牛黄丸、紫雪丹、至宝丹镇潜与透发同用，方得开窍醒神；古人用五倍子、乌梅、牡蛎、桑螵蛸、赤石脂等涩敛药，治一类神散不驻或精败为痰的疝瘕痈肿，也别有深意。

综上，神乱可以以长期原因、短期诱因、衍生症状三种身份出现在临床中，用这种分类思路，可以看到本篇存在错简。"恐惧而不解则伤精，精伤则骨酸痿厥，精时自下。是故五脏主藏精者也，不可伤，伤则失守而阴虚，阴虚则无气，无气则死矣"一句移至"恐惧者，神荡惮而不收"后，段落条理更明朗。

⌐讨论⌐

"所以任物"一段，是非常值得讨论的，因为其隐隐将思维次第、心理结构链接到具体脏器功能，让治疗有了细化的可能。类似的话题，还见于《素问·灵兰秘典论》和《素问·刺法论》，后者对十二官进行了重新叙事，以"十二脏之相使，神失位，使神彩之不圆"发问，明确将十二官定义为精神方面的心理结构隐喻。因此，我们有必要结合相关篇章，作一次综合推演，不求得到学界的绝对肯定，但求有所启发。

"所以任物者谓之心，心有所忆谓之意。"脾藏意，这毫无疑问，但是"所忆"的能力，却独立于脾乃至心之外。所忆，即盘点个人经历的库存。《素问·刺法论》曰："胃者，仓廪之官。"隐喻意义上，胃与该能力关系较直接。临床上无论胃中火盛上扰神明，还是胃弱中虚不养清窍，都会引起记忆能力减退，不能佐心化意而藏于脾。

"意之所存谓之志。"众所周知，肾藏志，但是将意进行"所存"，却需要小肠功能的加入。"小肠者，受盛之官"，受盛即接应、存放之意。另外，小肠"化物出焉"，生理层面可进一步消化饮食，神识层面可将"所忆为意"的经验熔炼提纯为"志"的动向，逐渐巩固成型于肾。临床上，沉溺过往，对未来消沉无志的情志病者，固然有一部分属于肾虚类型，但也有相当一部分可见小肠痰癖结聚，病在"所存"，意不成志。

"因志而存变谓之思。"肾藏志，思与意皆属脾，而"存变"之力归于大肠，"大肠者，传道之官，变化出焉"，能将含糊的动向，变通细化为目标和计划，最终感脾成思。试想，心理隐喻层面，大肠系统的太过不及，未必不是方案策划能力的先决条件。

"因思而远慕谓之虑。""肝者，将军之官，谋虑出焉"，所以虑归于肝，而思必据当下，虑必由久远。由脾思到肝虑之间的"远慕"，则需责之于肺。这里要强调一点，"慕"在古汉语里为追念之意，指向过去，而非如上文的"思"一般指向未来。远慕，即追溯世代、宗族、社会的过往，范畴较"心有所忆"的个人过往更为宏大。我们在《左传》《史记》《汉书》等著作中常能看到，个人作重大决策，除了考虑个人因素，还需考虑是否合于先王之旧典、能否受到祖先道统的支持，体现了传统中国人对长远过去的极度在意。"肺者，相傅之官"，相傅主司家国典章旧制，故肺脏康泰，则远慕往古，周审惯例，个人最终不会有名不正言不顺的违逆感。而后通肝成虑，则勘检来今，得失并察，个人不会有指向未来的盲目感。《曹刿论战》开篇问答即还原了这样一个过程。

　　"因虑而处物谓之智。"《素问·痿论》以"思想无穷，所愿不得，意淫于外"这类不能真正落实的"虑"为伤肝，可见"虑"的能量也只有循序流动，才不会成为致病因素。虑必"处物"才能生智，"处物"是一种基于谋虑、面对现实的决断执行，当责之于胆。"胆者，中正之官，决断出焉。"若因虑不能处物，则易胆瘅口苦。《素问·奇病论》曰："夫肝者，中之将也，取决于胆，咽为之使，此人者数谋虑不决，故胆虚，气上溢而口为之苦。治之以胆募俞，治在阴阳十二官相使中。"若因虑处物而能断，则智方得生成于肾水。

　　以上所论，均属中医思维演习性质，也许牵强，也许不牵强，读者也不必盲目相信或否定，宜自行结合所学，再作演习，或许可以另得一份属于自己的主见。

　　笔者近年参与学术交流发现，许多临床工作者读到《灵枢·本神》原文，都会不自主地联系现代认知科学，试图找到联系。笔者认为，在可实证度与精细度方面，《内经》确实不如认知科学。"所以任物"一段，只是秦汉时人基于自己经验总结的一个模型，没有必要强行与现代新学科进行似是而非的融会贯通。该模型的优点在于能将每一个认知步骤联系到具体脏腑，为临床家提供中医层面的切入角度，这一点我们需要客观看待。

终始第九

提要

本篇先讨论人迎寸口脉法诊三阴三阳之"始"（参考书末"延伸讨论2：人迎寸口解疑"），主要针对表里同病、同治的"厥"；而后列举三阴三阳死证的"终"。合在一起，便是"终始"二字的由来。本文穿插大量经验类文字，虽然散碎，但值得关注。

一、六经诊治

1. 诊断学视野下的平人

平人者不病：①不病者，脉口人迎应四时也，上下相应而俱往来也。②六经之脉不结动也，本末之寒温之相守司也。③形肉血气必相称也。

2. 人迎寸口诊法

此诊法之纯虚类型：少气者，脉口人迎俱少，而不称尺寸也。如是者，则阴阳俱不足，补阳则阴竭，泻阴则阳脱。如是者，可将以甘药，不可饮以至剂，如此者弗灸。不已者因而泻之，则五脏气坏矣。

此诊法之非纯虚类型（见下表）。

脉象定病位	刺法	特殊情况	
人迎一盛，病在足少阳，一盛而躁，病在手少阳	泻足少阳而补足厥阴，二泻一补，日一取之，必切而验之，疏取之，上气和乃止	人迎四盛，且大且数，名曰溢阳，溢阳为外格	人迎与太阴脉口俱盛四倍以上，名曰关格。关格者，与之短期

脉象定病位	刺法	特殊情况	
人迎二盛，病在足太阳，二盛而躁，病在手太阳	泻足太阳补足少阴，二泻一补，二日一取之，必切而验之，疏取之，上气和乃止	人迎四盛，且大且数，名曰溢阳，溢阳为外格	人迎与太阴脉口俱盛四倍以上，名曰关格。关格者，与之短期
人迎三盛，病在足阳明，三盛而躁，病在手阳明	泻足阳明而补足太阴，二泻一补，日二取之，必切而验之，疏取之，上气和乃止		
脉口一盛，病在足厥阴；厥阴一盛而躁，在手心主	泻足厥阴而补足少阳，二补一泻，日一取之，必切而验之，疏取之，上气和乃止	脉口四盛，且大且数者，名曰溢阴。溢阴为内关，内关不通，死不治	
脉口二盛，病在足少阴；二盛而躁，在手少阴	泻足少阴而补足太阳，二补一泻，二日一取之，必切而验之，疏取之，上气和乃止		
脉口三盛，病在足太阴；三盛而躁，在手太阴	泻足太阴而补足阳明，二补一泻，日二取之，必切而验之，疏取之，上气和乃止		

二、人迎寸口诊法的补泻操作

1. 气至标准

第一，泻则益虚，虚者，脉大如其故而不坚也；坚如其故者，适虽言故，病未去也。第二，补则益实，实者，脉大如其故而益坚也；夫如其故而不坚者，适虽言快，病未去也。第三，阴阳不相移，虚实不相倾，取之其经。

2. 令"气至"的手法

不盛不虚之脉，三刺至谷气（可参见《灵枢·官针》），故一刺则阳邪出，再刺则阴邪出，三刺则谷气至，谷气至而止。所谓谷气至者，已补而实，已泻而虚，故以知谷气至也。邪气来也紧而疾，谷气来也徐而和。

补泻：脉实者深刺之，以泄其气；脉虚者，浅刺之，使精气无泻出，以养其脉，独出其邪气。邪气独去者，阴与阳未能调而病知愈也。

3. 气至补泻手法的凭脉操作

①阴盛而阳虚，先补其阳，后泻其阴而和之。阴虚而阳盛，先补其阴，后泻其阳而和之。②补须一方实，深取之，稀按其痏，以极出其邪气。一方虚，浅刺之，以养其脉，疾按其痏，无使邪气得入。③刺热厥者，留针反为寒；刺寒厥者，留针反为热。刺热厥者，二阴一阳；刺寒厥者，二阳一阴。所谓二阴者，二刺阴也；一阳者，一刺阳也。

三、人迎寸口诊法的操作补遗

1. 正虚邪盛时的得气操作

形肉未脱，少气而脉又躁，躁厥者，必为缪刺之，散气可收，聚气可布。深居静处，占神往来，闭户塞牖，魂魄不散，专意一神，精气之分，毋闻人声，以收其精，必一其神，令志在针。浅而留之，微而浮之，以移其神，气至乃休。男内女外，坚拒勿出，谨守勿内，是谓得气。

2. 不问诊疗前干扰因素的失气情况

新内勿刺，新刺勿内；已醉勿刺，已刺勿醉；新怒勿刺，已刺勿怒；新劳勿刺，已刺勿劳；已饱勿刺，已刺勿饱；已饥勿刺，已刺勿饥；已渴勿刺，已刺勿渴；大惊大恐，必定其气乃刺之。乘车来者，卧而休之，如食顷乃刺之。出行来者，坐而休之，如行千里顷乃刺之。凡此十二禁者，其脉乱气散，逆其营卫，经气不次，因而刺之，则阳病入于阴，阴病出为阳，则邪气复生。粗工勿察……是谓失气也。

四、六经之终

太阳之脉，其终也。戴眼，反折，瘛疭，其色白，绝皮乃绝汗，绝汗则终矣。

少阳终者，耳聋，百节尽纵，目系绝，目系绝一日半则死矣。其死也，色青白，乃死。

阳明终者，口目动作，喜惊、妄言、色黄；其上下之经盛而不行，则终矣。

少阴终者，面黑，齿长而垢，腹胀闭塞，上下不通而终矣。

厥阴终者，中热溢干，喜溺，心烦，甚则舌卷，卵上缩而终矣。

太阴终者，腹胀闭，不得息，气噫，善呕，呕则逆，逆则面赤，不逆则上下不通，上下不通则面黑，皮毛憔而终矣。

五、刺法经验举例

1. 三脉之刺

三脉动于足大趾之间，必审其实虚，虚而泻之，是谓重虚。重虚病益甚。凡刺此者，以指按之，脉动而实且疾者疾泻之，虚而徐者则补之。反此者，病益甚。其动也，阳明在上，厥阴在中，少阴在下。

2. 局部取穴举例

膺俞中膺，背俞中背，肩膊虚者，取之上。重舌，刺舌柱以铍针也。手屈而不伸者，其病在筋，伸而不屈者，其病在骨，在骨守骨，在筋守筋。

3. 远道取穴举例

病在上者下取之，病在下者高取之，病在头者取之足，病在腰者取之腘。病生于头者，头重；生于手者，臂重；生于足者，足重。治病者，先刺其病所从生者也。

4. 四时取象比类刺肥瘦

春气在毛，夏气在皮肤，秋气在分肉，冬气在筋骨。刺此病者，各以其时为齐。故刺肥人者，以秋冬之齐，刺瘦人者，以春夏之齐。

5. 刺久病

久病者，邪气入深。刺此病者，深内而久留之，间日而复刺之，必先调其左右，去其血脉，刺道毕矣。

討論

1. "刺热厥者，留针反为寒；刺寒厥者，留针反为热。"厥证留针过程中，针下发冷是阴气来复，针下发热是阳气来复。非厥证情况下，若针刺与取穴辨证合适，针下发冷是寒邪散，针下发热是热邪散。若针刺与取穴辨证不合适，针下发冷也许是阳气耗减，针下发热也许是邪毒痰火瘀滞局部（易成感染，红肿热痛）。宜灵活甄别，不可一概而论。此外，用今日流行的悬灸法艾灸，患者也易出现冷、热体感。悬灸后发冷，未必全是排寒，可能是排湿，可能是瘀血欲通未通，可能是郁热更郁，可能是痰凝得火而结，可能是寒气或湿热流窜入更深层的经络，也可能是用穴不慎而引起气血虚耗，不荣局部。悬灸后觉热，也未必全是阳气得到补充的表现，可能是瘀血乍畅，可能是气郁痰凝得通，可能是毒热流入经络，也可能是经脉亏空而易为灸感左右，热感来得快去得也快。因此，一定要在辨证分析下解读治疗感受，草率对应极易造成迷惑。

2. "深居静处，占神往来，闭户塞牖，魂魄不散，专意一神，精气之分，毋闻人声，以收其精，必一其神，令志在针。"此段重在缪刺静摄，若仍然无效，当继以《素问·移精变气论》"闭户塞牖，系之病者，数问其情，以从其意，得神者昌，失神者亡"。此处"缪刺"操作与后世针灸界异化的缪刺不同，可见缪刺当有《素问·缪刺论》字面之外的渊源，参见书末"延伸讨论3：缪刺浅谈"。

经脉第十

提要

本篇的主体内容，一是十二经脉的循行、使动病、所生病、五阴经死证；二是十五络脉的循行、虚实主病。是以只就这大两部分，予以列表整理。

按：开篇黄帝提问，着重在"营气"二字，为本篇内容划定了讨论范围。

一、经脉

1. 经脉循行

脏腑经脉联合体	主干循行	是动病	所生病
肺手太阴之脉	手三阴从胸走手，手三阳从手走头，足三阳从头走足，足三阴从足走腹	肺胀满，膨胀而喘咳，缺盆中痛，甚则交两手而瞀，此为臂厥	是主肺所生病者，咳上气，喘渴，烦心，胸满，臑臂内前廉痛厥，掌中热。气盛有余，则**肩背痛**，风寒汗出中风，**小便数而欠**。气虚则**肩背痛**，寒，少气不足以息，**溺色变**
大肠手阳明之脉		齿痛，颈肿	是主津所生病者，**目黄**，口干，鼽衄，喉痹，肩前臑痛，大指次指痛不用，气有余则当脉所过者热肿，虚则寒栗不复
胃足阳明之脉		洒洒振寒，善呻，数欠，颜黑，病至则恶人与火，闻木声则惕然而惊，心欲动，独闭户塞牖而处。甚则欲上高而歌，弃衣而走，贲向腹胀，是为骭厥	是主血所生病者，狂疟温淫，汗出，鼽衄，口㖞，唇胗，颈肿，喉痹，大腹水肿，膝膑肿痛，循膺乳、气冲、股、伏兔、骭外廉、足跗上皆痛，**中趾不用**，气盛则**身以前皆热**，其有余于胃，则消谷善饥，溺色黄；气不足则**身以前皆寒栗**，胃中寒则胀满

（续　表）

脏腑经脉联合体	主干循行	是动病	所生病
脾足太阴之脉	手三阴从胸走手，手三阳从手走头，足三阳从头走足，足三阴从足走腹	舌本强，食则呕，胃脘痛，腹胀，善噫，得后与气，则快然如衰，身体皆重	是主脾所生病者，**舌本痛，体不能动摇**，食不下，烦心，**心下急痛**，溏瘕泄，水闭，黄疸，**不能卧**，强立，**股膝内肿**，厥，足大趾不用
心手少阴之脉		嗌干，心痛，渴而欲饮，是为臂厥	是主心所生病者，**目黄，胁痛**，臑臂内后廉痛厥，掌中热痛
小肠手太阳之脉		嗌痛，颔肿，不可以顾，肩似拔，臑似折	是主液所生病者，**耳聋、目黄**，颊肿，颈、颔、肩、臑、肘、臂外后廉痛
膀胱足太阳之脉		冲头痛，目似脱，项如拔，脊痛，腰似折，髀不可以曲，腘如结，腨如裂，是为踝厥	是主筋所生病者，痔、疟、**狂、癫疾**、头囟项痛，**目黄、泪出**，鼽衄，项、背、腰、尻、腘、腨、脚皆痛，小趾不用
肾足少阴之脉		饥不欲食，面如漆柴，咳唾则有血，喝喝而喘，坐而欲起，目𥉂𥉂如无所见，心如悬若饥状。气不足则善恐，心惕惕如人将捕之，是为骨厥	是主肾所生病者，口热，舌干，咽肿，上气，**嗌干及痛，烦心，心痛**，黄疸，肠澼，脊股内后廉痛，痿厥，嗜卧，**足下热而痛**
心包手厥阴之脉		手心热，臂肘挛急，腋肿，甚则胸胁支满，心中憺憺大动，面赤，目黄，喜笑不休	是主脉所生病者，烦心，心痛，掌中热
三焦手少阳之脉		耳聋浑浑焞焞，嗌肿，喉痹	是主气所生病者，汗出，目锐眦痛，颊痛，耳后、肩、臑、肘、臂外皆痛，小指次指不用

（续　表）

脏腑经脉联合体	主干循行	是动病	所生病
胆足少阳之脉	手三阴从胸走手，手三阳从手走头，	口苦，善太息，心胁痛，不能转侧，甚则面微有尘，体无膏泽，足外反热，是为阳厥	是主骨所生病者，头痛，颔痛，目锐眦痛，缺盆中肿痛，**腋下肿，马刀侠瘿**，汗出振寒，疟，胸、胁、肋、髀、膝外至胫、绝骨、外踝前及诸节皆痛，小趾次趾不用
肝足厥阴之脉	足三阳从头走足，足三阴从足走腹	腰痛不可以俯仰，丈夫㿉疝，妇人少腹肿，甚则嗌干，面尘，脱色	是主肝所生病者，**胸满，呕逆，飧泄，狐疝，遗溺，闭癃**

经脉循行里运用了三套诊法，即"是动"与"所生"、人迎寸口。

（1）"是动"病，即诊邪气之见于各经脉口，诱发内外疾病者。脉之卒然动者，皆邪气居之，留于本末，不动则热，不坚则陷且空，不与众同，是以知其何脉之动也。其所列病候往往并见。

对应治疗：虚则补之，实则泻之，不盛不虚，以经取之。

（2）"所生"病，为脏腑病、气血津液病在经脉上的体现。

对应治疗：①荥输治外经，合治内府。②本经处理之外，适当配合《灵枢·四时气》《灵枢·五邪》的脏腑针刺处方套路。③缪刺（《素问·调经论》曰：身有痛而脉不病者缪刺之）。

（3）人迎寸口脉法：本篇三倍二倍一倍云云，源自作者对《灵枢·禁服》《灵枢·终始》等篇的自行理解与转抄。

2. 五阴经死证

阴经之绝	所合五体	五体气绝之象	与之死期
手太阴气绝	皮毛	太阴者，行气温于皮毛者也。故气不荣，则皮毛焦；皮毛焦，则津液去皮节；津液去皮节者，则爪枯毛折；毛折者，则毛先死	两笃丁死，火胜金也

阴经之绝	所合五体	五体气绝之象	与之死期
手少阴气绝	脉	脉不通，则血不流；血不流，则发色不泽，故其面黑如漆柴者，血先死	壬笃癸死，水胜火也
足太阴气绝者	肉	唇舌者，肌肉之本也。脉不荣，则肌肉软；肌肉软，则舌萎人中满；人中满，则唇反；唇反者，肉先死	甲笃乙死，木胜土也
足少阴气绝	骨	少阴者，冬脉也，伏行而濡骨髓者也，故骨不濡，则肉不能着也；骨肉不相亲，则肉软却；肉软却，故齿长而垢，发无泽；发无泽者，骨先死	戊笃己死，土胜水也
足厥阴气绝	筋	厥阴者，肝脉也，肝者，筋之合也，筋者，聚于阴气，而脉络于舌本也。故脉弗荣，则筋急；筋急则引舌与卵，故唇青舌卷卵缩，则筋先死	庚笃辛死，金胜木也

注："五阴气绝"已非《灵枢·终始》六经死证，可见其重视五脏神机；"六阳气绝"仅仅被简略提及

二、络脉

1. 诊法

凡诊络脉，脉色青，则寒，且痛；赤则有热。胃中寒，手鱼之络多青矣；胃中有热，鱼际络赤。其暴黑者，留久痹也。其有赤、有黑、有青者，寒热气也。其青短者，少气也。

2. 十五络脉

十五络脉	名称	别走	主病
手太阴	列缺	手阳明	实则手锐掌热；虚则欠㰦，小便遗数
手少阴	通里	手太阳	实则支膈，虚则不能言
手厥阴	内关	手少阳	实则心痛，**虚则为头强**

（续 表）

十五络脉	名称	别走	主病
手太阳	支正	手少阴	实则节弛肘废，虚则生疣，小者如指痂疥
手阳明	偏历	手太阴	实则龋、聋，虚则齿寒、痹、隔
手少阳	外关	手厥阴	实则肘挛，虚则不收
足太阳	飞扬	足少阴	实则鼽室，头背痛；虚则鼽衄
足少阳	光明	足厥阴	实则厥；虚则痿躄，坐不能起
足阳明	丰隆	足太阴	气逆则喉痹猝喑；实则狂癫；虚则足不收，胫枯
足少阴	大钟	足太阳	气逆则烦闷，实则闭癃，虚则腰痛
足厥阴	蠡沟	足少阳	气逆则睾肿卒疝，实则挺长，虚则暴痒
足太阴	公孙	足阳明	厥气上逆则霍乱，实则肠中切痛，虚则鼓胀
任脉	尾翳		实则腹皮痛，虚则痒搔
督脉	长强		实则脊强，虚则头重
脾之大络	大包		实则身尽痛，虚则百节皆纵

讨论

1. 本篇指出，手厥阴之别的内关，虚则为头强。以前笔者对此无太多认知，只知道情志类火郁头痛刺内关效果很好，后来发现劳宫更佳，便不再使用内关。某次，笔者一擅长手法的师兄为同事调理颈椎，但该同事头项僵硬紧张，反复放松局部肌肉并旋扳数次，小关节错位处竟然难动半分。笔者在场围观，忽忆《灵枢·经脉》有内关"虚则为头强"之语，于是协助用力点按同事双侧内关穴，同时再令师兄整复颈椎，这次居然毫不费力，顺利复位。这次经历让笔者对经典中简洁的文字有了新的体会。

然而，文献名家如刘衡如等前辈，更倾向于根据《针灸甲乙经》《脉经》《千金方》

等将"头强"校改为"烦心"。这种少数服从多数的校勘方式是值得反思的。它并未解释《灵枢》独异于其他文献而作"头强"的缘由,却利用话语权优势将"头强"抹杀。

空谈多聚讼,实践出真知。

2. 足阳明的循行中,有三条歧路非常有意思

其支者,起于胃口,下循腹里,下至气街中而合。以下髀关,抵伏兔,下膝髌中,下循胫外廉,下足跗,入中指内间。

其支者,下膝三寸而别,下入中指外间。

其支者,别跗上,入大指间,出其端。

三者的末端分别出于足第三趾内间、外间和足大趾端,这引发了笔者两方面思考:第一,其中第二条歧路,势必经过三、四跖趾关节,这是传统十二正经体系里不设腧穴的区域。日本吉田流于此设"肝脾穴",董氏奇穴于此设置了木留穴、木斗穴。20世纪40年代,日本医家长滨善夫、丸山昌朗发现的两条新经络膈俞经、八俞经中,后者即通过三、四跖趾关节,但循行上已明确不再受制于《灵枢·经脉》的胃经范畴,更于胰脏和第八胸椎系统建立关联。可见,传统经络循行路线及其设穴需要学习,而不可执着。

第二,20世纪90年代,上海针灸界前辈盛善本与潘守纶继日本人的研究之后,另行测出了大杼经、风门经、督俞经、气海经、关元经、中膂经,关联相应背俞穴(参见《上海针灸杂志》"新经脉探讨"一文)。但是这六条新经脉在手足指部的循行,更加近似地证实了一个现象:手足指内甲角与外甲角各有一条气血运行路线,这让我们不能再满足于含糊的经络循行认知水平,否则很容易在临床中辨经失误,差之毫厘而谬以千里。《灵枢·经脉》作者在胃经循行中开示了第三趾内间、外间的不同,远胜《天回医简》中"足阳明脉,系中指"的笼统,明显已经拥有了朴素的近似路径甄别意识。这种意识非常宝贵,也为当代针灸临床工作者细化辨证经络循行树立了典范。

经别第十一

提要

本文以黄帝问十二经脉"离合出入"开篇，岐伯答语重点扣在四字中的"合"。阴经在循行中必于某处别走合阳经，称之为"经别"。

十二经之所合	阳脉属络脏腑	阴脉合阳脉处
一合	足太阳属于膀胱，散之肾	足少阴至腘中，别走太阳而合
二合	足少阳属胆，散之上肝	足厥阴别跗上，上至毛际，合于少阳
三合	足阳明属胃，散之脾	足太阴上至髀，合于阳明
四合	手太阳入腋走心，系小肠也	手少阴出于面，合目内眦
五合	手少阳下走三焦，散于胸中	手厥阴合少阳完骨之下
六合	手阳明下走大肠，属于肺	手太阴上出缺盆，循喉咙，复合阳明

讨论

经别无主病，仅完成表里脏腑沟通，体现了阳主阴从的格局。不过这种格局给针灸工作者一个提示，阳经部位的疾病，有阴经取穴治疗的可能。如临床中常见一类刺阳明经穴无效的"阳明牙痛"，反而需要刺肺经的鱼际、太渊等穴才能缓解。

经水第十二

提要

本文以十二经脉类比十二水,配阴阳,起度量,施灸刺。与《素问·灵兰秘典论》"恍惚之数,生于毫厘。毫厘之数,起于度量。千之万之,可以益大。推之大之,其形乃制",旨趣暗合。

故天为阳,地为阴,腰以上为天,腰以下为地。故海以北者为阴,湖以北者为阴中之阴;漳以南者为阳,河以北至漳者为阳中之阴;漯以南至江者,为阳中之太阳,此一隅之阴阳也,所以人与天地相参也。

经脉	内属之脏腑	外合之经水	刺灸所宜
手太阴之脉	肺	河水	手之阴阳,其受气之道近,其气之来疾,其刺深者,皆无过二分,其留,皆无过一呼
手阳明之脉	大肠	江水	
手少阴之脉	心	济水	
手太阳之脉	小肠	淮水	
手心主之脉	心包	漳水	
手少阳之脉	三焦	漯水	
足阳明之脉	胃	海水	足阳明刺深六分,留十呼
足太阴之脉	脾	湖水	足太阴深三分,留四呼
足太阳之脉	膀胱	清水	足太阳深五分,留七呼
足少阴之脉	肾	汝水	足少阴深二分,留三呼

（续　表）

经脉	内属之脏腑	外合之经水	刺灸所宜
足少阳之脉	胆	渭水	足少阳深四分，留五呼
足厥阴之脉	肝	渑水	足厥阴深一分，留二呼

刺灸考量具体患者体质之原则：其可为度量者，取其中度也。不甚脱肉，而血气不衰也。若失度之人，消瘦而形肉脱者，恶可以度量刺乎。审、切、循、扪、按，视其寒温盛衰而调之，是谓因适而为之真也。

讨论

本篇与《素问·灵兰秘典论》文字有契合处，似乎原为一篇，后被拆开。中国中医科学院文献所的周琦师兄，曾撰博士论文称《素问·灵兰秘典论》属于古文《尚书》一脉的脏腑方位系统。其后若干年，笔者师弟任恺天医师私下撰文考证《灵枢·经水》，作水域脏腑图示，竟然合乎解剖学部位，亦与古文《尚书》的五行脏腑方位隐隐相契。今与任医师沟通，附其文于后。

十二经水考

经水一篇，以十二经脉外合当时中国土地上的十二条水脉，由于时间流逝，水土变异，十二水中有的可能已经改道甚至消失，历代注家注解此篇时往往不甚明晰。欲作研究，则对其名字、历史、位置的考证之功断不可少。

"足太阳，外合于清水，内属于膀胱。"《水经》曰："清水出河内。修武县之北黑山。东北过获嘉县北。又东过汲县北。又东入于河。"修武县位于今河南省西北部，与山西省接壤，属于焦作市。清水为汉代前古名，后经改道，参与演变成为今之卫河，而清河之原河道已不可寻，只能由《水经》等文献描述大致知道位置。《太素》杨上善注："清水，出魏郡内黄县南、经清泉县、东北流入河也。"实误也，当魏晋时清水于大约汲县以北称为白沟，白沟过内黄县之南，非出于彼，而仍发源于修武县也。另，多纪元简言："今考水经无清水，王冰注离合真邪论，引本节，作泾水，盖古本有如此者。"水经有清水自不待言，而古本或有作泾水者，姑留备一格，而可能性不大。

"足少阳，外合于渭水，内属于胆。"渭水，即今之渭河，黄河第一大支流，其地理位置比较确定。

"足阳明，外合于海水，内属于胃。"考海水非指河流之水，因《水经》中并无有河流名海水者，而系指东海之水。《太素·四海合》杨上善注："十二经水者，皆注东海，东海周环，遂为四海。十二经脉，皆归胃海，水谷胃气环流，遂为气血髓骨之海故也。水谷之海，比于东海也。"

"足太阴，外合于湖水，内属于脾。"本条疑义较多。杨上善注："湖当为雩，雩陁水出代郡阜城县，东流过郡九，行千三百卌里，为并州川；一解云湖当为沽，沽水出渔阳郡，东南入海，行七百五十里，此二水并得为合也。""雩陁"盖为《太素》日本古抄本之俗字，正作虖池，为今日之滹沱河。该河历史悠久，《礼记》称"恶池"或"霍池"，《周礼》称"厚池"，战国时称"呼沦水"，秦称"厚池河"，《史记》称"滹沱"，也称"亚沦"，东汉称"滹沱河"，《水经注》称"滹沱"，曹魏称"呼沱河"，西晋称"滹沱河"，北魏曾一度改称"清宁河"。沽水即今之潮白河，战国时名湖灌水，其后屡名沽水、沽河、潞水、潞河、淑水、白屿河。河多沙，沙洁白，故名白河；河性悍，迁徙无常，俗称自在河。两条河流在战国时名中均有"乎"音，均可能与"湖"互易，湖水究竟孰是，不易定论，有待详考。另一种看法，为明清诸注家所广持，即湖水系指五湖之水，然五湖水土各不相同，难以为"一"，合则为十六经水矣，且古时又无一湖之水特称湖水，似江河之于长江黄河者，故从杨说为是。

"足少阴，外合于汝水，内属于肾。"汝河上游即今河南之北汝河，自郾城以下，故道南流至西平县东今洪河，又南经上蔡县西至遂平县东会涤水（今沙河），此下即今南汝河及新蔡以下的洪河。元至正间于郾城堨断南流，上游遂改道东出今沙河入颍河，称北汝，下游改以澧水为源，名南汝。明嘉靖末澧水又改道东出注澺水称为洪河，南汝遂改以瀙水为源，如今势，注入淮河。

"足厥阴，外合于沔水，内属于肝。"《太素》作"汚"，王冰次注作"沔"，汚为沔俗字。沔水为汉江古名，又名襄河，初名漾水，亦名漾川，早见于《尚书·禹贡》所载"嶓冢导漾，东流为汉"，是长江的最大支流，在今武汉市汇入长江。"沔"，《灵枢》作"渑"，渑水为今山东临淄地区一条不大的河流，早在春秋时期就有，和沔水没有关系。应从《太素》、王冰次注作"沔"为是。

"手太阳，外合于淮水，内属于小肠，而通水道焉。"淮水即淮河，发源于今河南省桐柏山老鸦叉，东流经河南、安徽、江苏三省而入海。

"手少阳，外合于漯水，内属于三焦。"漯水，亦名"漯川""漯河"，古黄河下游主要支流之一，其故道自河南武陟县妥支行今黄河之北，经河北至山东，改行今黄河之南，东注于海。今几无残迹。

"手阳明，外合于江水，内属于大肠。"江系指长江。

"手太阴，外合于河水，内属于肺。"河系指黄河。

"手少阴，外合于济水，内属于心。"济水发源于河南省济源市王屋山上的太乙池，流经河南、山东两省入海。

"手心主，外合于漳水，内属于心包。"漳水有南北两条，一条源出山西，流经河北、河南之间。有清漳水与浊漳水两源，两源在今河北西南合漳村汇合后称漳水，流入黄河。另一条在湖北境内，发源于南漳县三景庄，流经远安、荆门，于当阳市两河口与沮河汇流为今之漳河再经枝江、荆州区于沙市注入长江。后者历代注家均不提及，故此处漳水应为前者。

综上所述，可以基本敲定十二经水的所指和位置，据此作示意图如下。

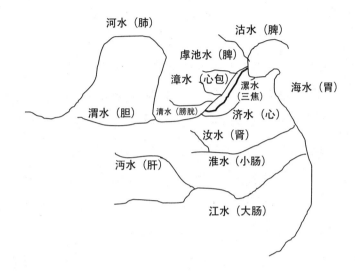

从上图可以作出如下归纳。

1.《尔雅》中所谓的"四渎"，即河、济、淮、江四水，分别与肺、心、小肠、大肠相合，走向相从的四水从北到南依次排列，与人体的解剖位置一致。

2. 沔、渭二水分别与肝、胆相合，位于西方；沽水或滹池水、海水分别与脾、胃相合，位于东方；汝水与肾相合，位于济（心）、淮（小肠）之间。若在1所确立的基础上加上本组五水所相合的脏腑，正像一个巨人仰卧在中国大地上，上述脏腑皆得其所。

3. 从诸水连系上看：十一水最终连于海水，和于"经水者受水而行之，五脏者合神气魂魄而藏之，六腑者受谷而行之、受气而扬之，经脉者受血而营之"而"五谷与胃为大海"、胃为气血生化之源的大旨。

上述为明确的信息，其实该图能提供的启示还有很多，如胆、肺相连主魄，与气的肃降有关；肝、大肠相连与疏泄有关；肾、小肠相连与精华的吸收和秘藏有关等。

限于学力，一时只能就经水的名称沿革与地理位置展开不完全的讨论。实际上经水值得关注的地方很多，如河水的质地、河道的形态等，有待通于史地的学者研究。

日本江户时期医家涉江抽斋在《灵枢讲义·经水》中说："窃谓以地之十二水，合人之十二经，固荒宕乖违，其义迂阔，虽经文所载，概读而可耳，而注家一一以理推究，悉出臆揣，今姑存大略焉。夫恣夸己意不曾顾他者，西土人之常也，故妄以人身之经络，强合其国之水脉，则天下各国之人亦可以各国之水脉合之乎？譬犹以天之二十八宿强配己国之分野，则举天下诸国，可以何星配之乎？决无其理，可不待言而知矣。西土人之自古至今，褊见执强，自负忘他，不堪一笑者，比比而存，岂特此乎？"

古中医的理念与信念，最核心的是天人相应。在医学理论的建构过程中，我想先贤是始终持有"验诸外必能验诸身"之观念的，《灵枢·经水》篇正是在这种观念引导下探索天地与人体的结果。正如八卦成而龙马隐，四海定而神龟没，十二经水如今亦多改道甚至消失，到底都只是天地一时之垂象而已，古人自是没有执着。但是黄帝经脉之学，与伏羲大禹的功绩一起，至今都在贡献人间。

经筋第十三

提要

本篇按四季时令列举十二经筋走向、主病，并点出寒热分治的理念。经筋不强调脏腑络属，其在体表的部分大致与经脉分布区域一致，唯些许循行细节值得关注，反复玩味后会碰撞出一些临床思想火花。下表中，只将笔者所关注的分支循行列出，以黑体标记者尤当在意。

经筋	对应时令	值得注意的循行	病候
足少阳	孟春	其支者，别起外辅骨，上走髀，前者结于伏兔之上，后者结于尻	小趾次趾支转筋，引膝外转筋，膝不可屈伸，腘筋急，前引髀，后引尻，即上乘䏚季胁痛，上引缺盆、膺乳、颈维筋急。**从左之右**，右目不开，上过右角，并跷脉而行，左络于右，故伤左角，右足不用，命曰维筋相交
足太阳	仲春	其支者，为目上网，下结于頄；其支者，从腋后外廉结于肩髃；其支者，入腋下，上出缺盆，上结于完骨；其支者，出缺盆，邪上出于頄	其病小趾支跟肿痛，腘挛，脊反折，项筋急，肩不举，腋支缺盆中纽痛，不可左右摇
足阳明	季春	直上结于髀枢，**上循胁属脊**；太阳为目上网，阳明为目下网；其支者，从颊结于耳前	其病足中趾支胫转筋，脚跳坚，伏兔转筋，髀前踵，㿉疝，腹筋急，引缺盆及颊，卒口僻；急者，目不合，热则筋纵，目不开，颊筋有寒，则急，引颊移口，有热则筋弛纵，缓不胜收，故僻

经筋	对应时令	值得注意的循行	病候
手阳明	孟夏	其支者，绕肩胛，**挟脊** 直者，上出手太阳之前，上左角，络头，下右颔	其病当所过者，支痛及转筋，肩不举，颈不可左右视
手太阳	仲夏	其支者，入耳中	其病小指支肘内锐骨后廉痛，循臂阴，入腋下，腋下痛，腋后廉痛，绕肩胛引颈而痛，应耳中鸣痛引颔，目瞑良久乃得视，颈筋急，则为筋瘘颈肿，寒热在颈者。本支者，上曲牙，循耳前属目外眦，上颔结于角，其痛当所过者支转筋
手少阳	季夏	其支者，当曲颊入系**舌本**	其病当所过者，即支转筋，舌卷
足太阴	孟秋	聚于阴器，上腹**结于脐**，循腹里，结于肋，散于胸中；其内者，**着于脊**	其病足大趾支内踝痛，转筋痛，膝内辅骨痛，阴股引髀而痛，阴器纽痛，上引脐两胁痛，引膺中脊内痛
足少阴	仲秋	起于小趾之下	其病足下转筋，及所过而结者皆痛及转筋。病在此者，主痫瘛及痉，在外者不能俯，在内者不能仰。故阳病者，腰反折不能俯，阴病者，不能仰
足厥阴	季秋	络诸筋	其病足大趾支内踝之前痛，内辅痛，阴股痛转筋；阴器不用，伤于内则不起，伤于寒则阴缩入，伤于热则纵挺不收
手厥阴	孟冬	结腋下，下散前后**挟胁**；其支者，入腋，散胸中，**结于贲**	其病当所过者，支转筋前及胸痛息贲
手太阴	仲冬	结肩前髃，上结缺盆，下结胸里，**散贯贲，合贲下抵季胁**	其病当所过者，支转筋，痛甚成息贲，胁急吐血

（续　表）

经筋	对应时令	值得注意的循行	病候
手少阴	季冬	挟乳里，结于胸中，**循贲下系于脐**	其病内急，心承伏梁，下为肘网。其病当所过者，支转筋，筋痛。其成伏梁唾血脓者，死不治

注：①颃、耳角、眼、脊、缺盆、乳、肋、肩、髀、膝皆经筋所结，当注意望诊和触诊；②经脉分布，按照"两阳合明，两阴交尽"的格式排列

1. 治疗总诀

经筋之病，寒则筋急，热则筋弛纵不收，阴痿不用。

阳急则反折，阴急则俯不伸。

焠刺者，刺寒急也，热则筋纵不收，无用燔针。

2. 治疗经验举例

足阳明、足少阴两经筋病可用熨法。

足厥阴经筋伤热而阴痿，治在行水清阴气。

足之阳明，手之太阳，筋急则口目为僻，眦急不能卒视，火针治疗。

[讨论]

《经筋》以"燔针焠刺"治疗经筋寒痹，极具特色，常见医师引述本篇文字，讨论火针治疗运动系统痛证。但本篇又严谨地指出："焠刺者，刺寒急也，热则筋纵不收，无用燔针。"可见，在经筋的热证范畴内，火针又是不该被滥用的。经筋热证，原文未能分十二经逐一讨论，仅举一示例，即"行水清阴器（原作'气'，当据《针灸甲乙经》校改为'器'，与原文上下文合）"治疗足厥阴筋热导致的阳痿。"行水"，即《灵枢·邪客》所载"以流水千里以外者八升，扬之万遍"，后世称为百劳水、甘澜水，历代本

草著作记载其性虽平，却可散热通浊，荡涤邪结。"行水清阴器"，意谓用这种流动属性强的水浸洗生殖器局部，堪称经筋热证外浴法典范。因生殖器属敏感部位，用药意在解热，又不可太过寒凉，只需点到为止；若其他非敏感部位的经筋热证，则不妨在气机通畅的前提下，外浴寒凉。

寒凉类材料外浴，早已广泛用于处理火毒类皮肤病，却少见用于经筋类热病，思路值得拓展研究。笔者曾遇到若干例火毒型腱鞘炎患者，或腕部筋挛肿痛，或痿废无法用力。其人大多自述，曾网购温通类草药如桂枝、羌活、藿香、千年健等，煮汤泡洗，疼痛莫名加重。笔者以大量连翘为主，佐以白芍、忍冬藤、紫荆皮等，令其泡洗，往往很快收功。此外，笔者曾以大量菊花泡浴治疗风火型下肢经筋拘挛痛，疗效颇佳。阅读本草、医案、伤科类古籍，先贤不乏清热治疗痹、痿、挛等经筋问题的经验，值得我们重视，而古书中内服方剂能否直接改为外用，又全在医者权宜。

这里多说一句，经筋疾病，除寒、热维度外，又有虚、实维度。补虚与泻实，使用汤药外洗，也有奇效。笔者在治疗脑外伤患者的过程中，完全不依赖针灸和内服药，单纯用滋阴益气类方剂外洗，修复虚损型经筋痿痹不用等，疗程短、见效快，十分喜人，且实际验证了阴柔药物也可以煮汤被表皮吸收，迅速发挥定向功用。又曾用温胆汤之类纯化痰方药，泡洗治疗痰湿久结型上肢关节肌肉转动不利，不但主诉迅速缓解，而且患者常反馈睡眠会顺带得到明显改善。

话说回来，由"行水清阴器"发端的经筋热证泡浴疗法，属于水载体的外治法，而笔者又见外科古方中有燃烧清热解毒类药物外用的方法。如《儒门事亲》载："紫花地丁，上取根晒干，用四个半头砖，垒成炉子，烧着地丁，用络垼砖一枚盖了，使令砖眼内烟出，熏恶疮，出黄水自愈。"又见《医宗金鉴》所载治疗痈疽初起的"神灯照"，即朱砂、雄黄、血竭、没药、麝香用纸捻制成药线，在病患处隔空焚烧，即"将神灯照麻油浸透，用火点着，离疮半寸许，自外而内，周围徐徐照之，火头向上，药气入内，毒气随火解散，自不致内侵脏腑。初用三根，渐加至四五根，候疮势渐消时，仍照之。"受到上述启发，笔者思考并总结：药物燃烧与泡洗当是两种并行的外用疗法，古代皆有成熟经验，各具所长，均可移植借用于经筋热证治疗。前者侧重取药之气，善"透"；后者侧重取药之味，善"浸"。笔者曾将清热类药物如连翘、龙胆草、升麻、冰片等打粉，按最大可燃比例混入陈年艾绒中，制作艾条，熏灸一类夹杂郁热的经筋问题，临床效如桴鼓。

以上仅为抛砖引玉，望中医同道外治经筋勿拘泥于火针温通，若能八纲辨证，十剂兼举，放胆用之，临床自有别开生面之气象。

骨度第十四

提要

本篇假设标准人体长七尺五寸，从宏观到细节，讲述周身骨度。《灵枢》解剖学思想中，衡量脉度需以衡量骨度为基础，故末尾言："此众人骨之度也，所以立经脉之长短也。是故视其经脉之在于身也，其见浮而坚，其见明而大者，多血，细而沉者，多气也。"但是，数据上又与《灵枢·脉度》篇没有明确的吻合度，故不宜盲目参看。

一、横向度量

大体部位	环围尺寸	细节度量
头	头之大骨围，二尺六寸	耳后当完骨者，广九寸 耳前当耳门者，广一尺三寸 两颧之间，相去七寸
胸	胸围四尺五寸	两乳之间，广九寸半（注：今作八寸）
腰腹	腰围四尺二寸	横骨，长六寸半 两髀之间，广六寸半

二、纵向度量

1. 正面

发所覆者，颅至项，尺二寸。

发以下至颐，长一尺。（按："颐"怀疑是"额"。此外，纵向骨度，抛开"发所覆者"

合计七尺五寸，说明"发以下"的"发"是颅顶生发处，而非发际。）

结喉以下至缺盆中，长四寸。

缺盆以下至𩩲骬，长九寸，过则肺大，不满则肺小。

𩩲骬以下至天枢，长八寸，过则胃大，不及则胃小。

天枢以下至横骨，长六寸半，过则回肠广长，不满则狭短。

横骨上廉以下至内辅之上廉，长一尺八寸。

内辅之上廉以下至下廉，长三寸半。

内辅下廉，下至内踝，长一尺三寸。

内踝以下至地，长三寸。

2. 背面

项发以下至背骨，长二寸半。

背骨以下至尾骶二十一节，长三尺，上节长一寸四分分之一，奇分在下，故上七节至于膂骨，九寸八分分之七。

膝腘以下至跗属，长一尺六寸。

跗属以下至地，长三寸。

3. 侧面

角以下至柱骨，长一尺。

行腋中不见者，长四寸。

腋以下至季胁，长一尺二寸。

季胁以下至髀枢，长六寸。

髀枢以下至膝中，长一尺九寸。

膝以下至外踝，长一尺六寸。

外踝以下至京骨，长三寸。

京骨以下至地，长一寸。

4.度量细节补充

足长一尺二寸，广四寸半。

肩至肘，长一尺七寸。

肘至腕，长一尺二寸半。

腕至中指本节，长四寸。

本节至其末，长四寸半。

五十营第十五

提要

本篇讲人的营气在呼吸动力作用下，一日一夜循环于全身经脉五十周。但本文提及"气行交通"，结合《灵枢·脉度》我们知道，一周于身的十六丈二尺，是营气左右皆行之后的数据。每个单位的营气是否会在单侧运行后还能自动运行对侧，任、督、双侧跷脉又该如何穿插在这个过程中，本文的模型都未予以明示。

一、以天度人之日行格局

天周二十八宿，宿三十六分。人气行一周，千八分，日行二十八宿。

注："日行"当作每天运行讲，二十八宿与十二星座一样，是黄道坐标，

若言太阳运行二十八宿，则一年已过，故不取此意。此处讲一天内，当为观测地平线处二十八宿运行一周，类似西方古典占星学所谓"上升星座"次第周行的概念。

二、以人应天之脉行格局

人经脉上下左右前后二十八脉，周身十六丈二尺，以应二十八宿，漏水下百刻，以分昼夜。

脉：息数决定气行长度	天：漏刻标注日行刻度
十息，气行六尺	日行二分
二百七十息，气行十六丈二尺，气行交通（所谓交通者，并行一数也）于中，一周于身	下水二刻，日行二十分有奇
五百四十息，气行再周于身	下水四刻，日行四十分有奇
二千七百息，气行十周于身	下水二十刻，日行五宿二十分
一万三千五百息，气行五十营于身	水下百刻，日行二十八宿，漏水皆尽，脉终矣

注：人一呼脉再动，气行三寸，呼吸定息，气行六寸，五十营，凡行八百一十丈也

营气第十六

提要

本篇无岐黄问答，而是黄帝自述，讲述了营气的十二经运行次第，明确涉及督脉，未明确涉及《灵枢·五十营》《灵枢·脉度》系统所说的任脉、跷脉。不知是否为理论迭代后的简洁化呈现。毕竟《灵枢·营气》与上述两篇中的主体文字不是同一时代的产物。

谷入于胃，气传于肺。

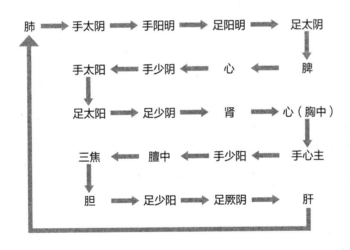

肝系统对肺系统的回归：①直接回归。从肝上注肺，上循喉咙，入颃颡之窍，究于畜门。②循行督脉与任脉（阳降阴升）之后的再回归。其支别者，上额，循巅，下项中，循脊，入骶，是督脉也；络阴器，上过毛中，入脐中，上循腹里，入缺盆，下注肺中，复出太阴。

讨论

1. 本篇五脏全部被明确提及，六腑只提到三焦、胆，而胃、大肠、小肠、膀胱字眼隐匿不见。与《灵枢·脉度》"黄帝曰：气独行五脏，不荣六腑，何也？岐伯答曰：气之不得无行也，如水之流，如日月之行不休，故阴脉荣其脏，阳脉荣其腑，如环之无端，莫知其纪，终而复始，其流溢之气，内溉脏腑，外濡腠理"一节内容相呼应。或可将《灵枢·脉度》的岐伯、黄帝问答改为黄帝、雷公问答，并移入本篇。

2. 肝经对肺的回归是两条路，一为"从肝上注肺"，一为"循腹里，入缺盆，下注肺"，可见肝气犯肺的咳喘、鼻炎等问题，一类宜降逆平肝，一类宜通腹散肝。明清医家的医案中均可见到相应的临床意识，如笔者家藏抄本《养氏医案》，针对江南柔脆体质木火刑金的劳咳，有用蛤壳、海浮石、竹茹、甘草等，咸降、甘缓法，即属前者；有用金铃子散之类苦泄、辛散法，即属后者。这仅是肝热犯肺的情况举例，至于肝寒扰肺、肝虚及肺，用药宜参考仲景、东垣、丹溪诸法，结合叶天士、张聿青等人的医案，另为归纳。

3. 足厥阴肝经回归肺部的第一条路径里，包括"上循喉咙，入颃颡之窍，究于畜门"，开从肝论治鼻咽类问题之先河。笔者曾见民间老师在肝募期门穴、肝经大趾节段刮痧，用于治疗某些顽固性鼻炎，深受启示，归而读《灵枢·营气》知肝与颃颡强相关，又见《灵枢·忧恚无言》所言"人之鼻洞涕出不收者，颃颡不开，分气失也"，益发感叹经典之博大精深。只不过，外治法对于寒热的辨别，有时不需过分细致，若用方药治疗则必须将寒热理清。肝寒型鼻炎，经方家论述较多，当代一般医学生都已掌握，兹不赘论。肝热生风型鼻炎，所谓"木热流脂"者，都市内劳心力、食肥甘之人较多见，甚至可见于小儿。临床上后者类型的鼻炎多兼过敏，似寒似热，似实似虚。其方剂谱系，十分值得整理总结。

以下方剂，不按年代罗列，只遵循由实热至虚热的顺序，希望能带来一些启发。同时，细心的读者会发现，它们与单纯狭义的"胆移热于脑"系列鼻渊方剂谱（如胆系的丝瓜藤散、侯氏黑散、黄连通圣散，又如脑系的参茸地黄丸、《临证指南》加减虎潜丸等），有着脏腑证候的本质区别。必须指出的是，古人为将切实的临床经验附在"胆移热于脑"名下，偶有指鹿为马的言论（如下文取渊汤），不可避免地制造了误会和限制。我们一方面需辨别肝热与胆热各自的方证取向，另一方面要考虑肝胆同病时的鼻炎在用药上的权重。以上，我们只有处处留心，才不至于读罢方书后带着含混回归临床。

张锡纯在治疗某些鼻炎时会用到龙胆草，笔者延续该专药经验，使用中成药龙胆泻肝丸加小儿至宝丸，治疗痰热闭阻肝络型的鼻炎。无论成人、儿童，只要对证且不夹虚损，反馈均很好。

清代费伯雄《医醇賸义》中将脑漏分风、火、寒三种，并在论述火伤脑漏时指出"肝火内燔，鼻窍半通，时流黄水"，化用《临证指南》鼻病门中羚角、夏枯法，制清肝透顶汤，遣药工稳有致，于此可窥费氏的临证经验与读书修养。又，其针对风伤脑漏所制的桑菊御风汤，在祛风之外，兼顾胆络、脑精。若肝火伤窍，胆热移脑同病的鼻炎，可酌情考虑二方合用。

明末陈士铎作取渊汤，虽然措辞从胆、脑立论，但用药极重肝血（《辨证录》言"大用当归以补脑填精"属于牵强附会，不如直接言当归二两为君药入肝，反而道理通畅）。需要注意的是，这类肝虚热溢夹风的鼻炎，也可见到清涕、畏风等似虚寒的症状，只是舌、脉以木火之象为主要矛盾，医师诊视时当明察秋毫。

现代方剂"过敏煎"，酸甘化阴为主，治疗肝液初亏，木虚不敛型的过敏性鼻炎，常有神效，唯于鼻窍无靶点专药，临床个别时候需额外加味兼顾。但通过过敏煎的实践效果，我们似乎也能领会《本草经集注》里山萸肉治疗的那一类鼻病，原理何在。

《汤头歌诀》第一章中，秦艽扶羸汤、秦艽鳖甲散、黄芪鳖甲散这三张方，可按肝热扰肺、肝热伤阴、肝热伤及肺肾气阴的次第，由轻到重构成序列。本来此三方为治疗肺痨咳嗽所设，但笔者用此治疗相同病机的青少年过敏性鼻炎，屡试屡验，效果极佳。可见中医的辨证论治，不该把方剂的使用范畴锁死。当然，肝热和肺燥往往并见，秦艽鳖甲散合桑杏汤也是笔者常用取效的方剂。

三甲复脉汤是《温病条辨》用于治疗阴虚生风的名方，笔者曾用于治疗肝阴大亏、虚风开泄、流涕不止的鼻炎患者，脉可见尺部厥厥动摇不稳，即《医醇賸义》所谓"（动脉）在尺为阴动，乃阴虚热极"。此类鼻炎患者，多有基础病，鼻炎仅是阴虚风动体质的冰山一角。他们也许会以时令鼻炎的主诉来就诊，初诊时医师为病名误导，以为只有肺气不利，患者服肺系药后往往病情加重。此时只有息肝风以固阴，潜肝阳以敛液，才能缓解症状。这是笔者的经验之谈。又曾见清末江南何氏医家治重证鼻渊经验，令患者多服地黄丸，想必与此类似。到了这个阶段的用药，已经略微接近"胆移热于脑"的脑系方剂，不过传统补脑髓止鼻渊的名方里会用到鹿茸、虎骨、羊肉等咸热益髓之品，又非肝风内动的肝系鼻渊所宜。

以上方剂谱也许还不够全面，但是希望笔者凭记忆拈出的一点赘言，能够引发读者对《灵枢·营气》肝经细节进行更多的思考。肝经一方面涉及鼻咽，另一方面"下项中，循脊，入骶"，临床有肝经阴血大亏、风动开泄，导致颈背腰痛兼见鼻渊、恶风者，最迷惑人。若不参合舌、脉、他症，极易被初学者粗暴地归入太阳中风证，肆用桂枝汤而久服不愈，反增心悸、失眠、口疮等症状。笔者曾用上述方剂谱中的方剂治愈这类先服桂枝汤无效的假太阳证若干例，在此建议经方学习者，"方证对应"不该与辨证论治背道而驰。

本来讨论该到此结束，然而帮忙审稿的一位同行郑重告知：许多中医读者喜欢把阅读经验直接应用，无效后归咎于作者能力或技术不高。在此，笔者特作声明：并不是所有的鼻炎都应归于肝系，也不是所有的肝系鼻炎都属于热证，读者勿将上述方剂盲目扩大适用范围。

脉度第十七

提要

本篇可看作是《灵枢·五十营》的补充。先对《灵枢·五十营》中一周于身十六丈二尺的数据作出计算解析；而后从向心经脉格局连接经脉诊治、关格机制，可以与《灵枢·终始》《灵枢·根结》的相关文字互参；最后讨论跷脉分左右阴阳，如何适应"二十八脉"的数字美感。而"气独行五脏，不荣六腑"一节问答，与本文内容联系不密切，却更符合《灵枢·营气》篇气息，或可移入彼篇。

一、"十六丈二尺"背后的脉度运算

经脉	走向	单计长度	共计	
手三阳	从手至头	五尺	三丈	
手三阴	从手至胸中	三尺五寸	二丈一尺	
足三阳	从足上至头	八尺	四丈八尺	凡都合一十六丈二尺，此气之大经隧也
足三阴	从足至胸中	六尺五寸	三丈九尺	
跷脉	从足至目	七尺五寸	一丈五尺	
督脉、任脉		各四尺五寸	九尺	

二、阴阳经脉格局演绎出的相关诊疗经验

1. 病在经脉之诊疗

经脉为里，支而横者为络，络之别者为孙，盛而血者疾诛之，盛者泻之，虚者饮药

以补之。

2.病入脏腑之诊疗

五脏诊疗：五脏不和，则七窍不通。

五脏	五官	所用
肝	目	肝和则目能辨五色矣
心	舌	心和则舌能知五味矣
脾	口	脾和则口能知五谷矣
肺	鼻	肺和则鼻能知臭香矣
肾	耳	肾和则耳能闻五音矣

六腑诊疗：六腑不和则留为痈。

机制：故邪在腑则阳脉不和，阳脉不和则气留之，气留之则阳气盛矣。阳气太盛，则阴不利，阴脉不利则血留之，血留之则阴气盛矣。阴气太盛则阳气不能荣也，故曰关。阳气太盛，则阴气弗能荣也，故曰格。阴阳俱盛，不得相荣，故曰关格。关格者，不得尽期而死也。

根据本段逻辑，《灵枢·终始》等篇亦曾提及的关格，当与急腹症类似。病根在六腑，表现为脉阴阳俱盛（《灵枢·终始》曰："人迎与太阴脉口俱盛四倍以上"），且病性系"留为痈"。

三、"二十八脉"中的跷脉说明

1.跷脉循行

跷脉者，少阴之别，起于然骨之后。上内踝之上，直上循阴股，入阴，上循胸里入缺盆，上出人迎之前，入顷属目内眦，合于太阳、阳跷而上行，气并相还则为濡目，气不荣则目不合。

2.双侧跷脉（共四条）合于二十八脉而应数

男子数其阳，女子数其阴，当数者为经，其不当数者为络也。

讨论

《灵枢·五十营》与《灵枢·脉度》两篇内容相关度高，大可合为一篇，所讨论的问题有呼吸脉行、周身尺寸等计算，也有阴阳偏盛、关格死证的内容。但是缺乏呼吸脉行与阴阳偏盛相关性的细致论述。而《脉经卷四·诊损至脉第五》借扁鹊之口给出了这种细致论述，兹并宋臣新校正，引用如下。

扁鹊曰：脉一出一入曰平，再出一入少阴，三出一入太阴，四出一入厥阴。再入一出少阳，三入一出阳明，四入一出太阳。脉出者为阳，入者为阴。

故人一呼而脉再动，气行三寸；一吸而脉再动，气行三寸。呼吸定息，脉五动。一呼一吸为一息，气行六寸。人十息，脉五十动，气行六尺。二十息，脉百动，为一备之气，以应四时。天有三百六十五日，人有三百六十五节。昼夜漏下水百刻。一备之气，脉行丈二尺。一日一夜行于十二辰，气行尽则周遍于身，与天道相合，故曰平，平者，无病也，一阴一阳是也。脉再动为一至，再至而紧即夺气。一刻百三十五息，十刻千三百五十息，百刻万三千五百息，二刻为一度，一度气行一周身，昼夜五十度。

脉三至者离经。一呼而脉三动，气行四寸半。人一息脉七动，气行九寸。十息脉七十动，气行九尺。一备之气。脉百四十动，气行一丈八尺。一周于身，气过百八十度，故曰离经。离经者病，一阴二阳是也。三至而紧则夺血。

脉四至则夺精。一呼而脉四动，气行六寸。人一息脉九动，气行尺二寸。人十息脉九十动，气行一丈二尺。一备之气，脉百八十动，气行二丈四尺。一周于身，气过三百六十度，再遍于身，不及五节，一时之气而重至。诸脉浮涩者，五脏无精，难治，一阴三阳是也。四至而紧则夺形。

脉五至者,死。一呼而脉五动,气行六寸半(新校正云:当行七寸半)。人一息脉十一动,气行尺三寸(新校正云:当行尺五寸)。人十息脉百一十动,气行丈三尺(新校正云:当行丈五尺)。一备之气,脉二百二十动,气行二丈六尺(新校正云:当行三丈)。一周于身三百六十五节,气行过五百四十度。再周于身,过百七十度。一节之气而至此。气浮涩,经行血气竭尽,不守于中,五脏痿,精神散亡。脉五至而紧则死,三阴(新校正云:三,一作二)三阳是也,虽五犹末,如之何也。

脉一损一乘者,人一呼而脉一动,人一息而脉再动,气行三寸。十息脉二十动,气行三尺。一备之气,脉四十动,气行六尺,不及周身百八十节。气短不能周遍于身,苦少气,身体懈堕矣。

脉再损者,人一息而脉一动,气行一寸五分。人十息脉十动,气行尺五寸。一备之气,脉二十动,气行三尺,不及周身二百节。疑气血尽,经中不能及,故曰离经。血去不在其处,小大便皆血也。

脉三损者,人一息复一呼而脉一动。十息脉七动,气行尺五寸(新校正云:当行尺五分)。一备之气,脉十四动,气行三尺一寸(新校正云:当行二尺一寸)。不及周身二百九十七节,故曰争,气行血留,不能相与俱微。气闭实则胸满脏枯,而争于中,其气不朝,血凝于中,死矣。

脉四损者,再息而脉一动。人十息脉五动,气行七寸半。一备之气,脉十动。气行尺五寸。不及周身三百一十五节,故曰亡血,亡血者,忘失其度,身羸疲,皮裹骨。故气血俱尽,五脏失神,其死明矣。

脉五损者,人再息复一呼而脉一动。人十息脉四动,气行六寸。一备之气,脉八动,气行尺二寸。不及周身三百二十四节,故曰绝。绝者,气急,不下床,口气寒,脉俱绝,死矣。

以上可见，呼吸脉行尺寸、周身息数等基础数据计算，与《灵枢·五十营》完全相同，而开头又以迟数出入作为三阴三阳归经的诊断纲领（当然，这部分内容还不能草率地链接《灵枢·终始》《灵枢·禁服》的三阴三阳脉法）。其中"脉五至"的非常规情况被扁鹊定为"三阴三阳"，又与《灵枢·脉度》"关格"的描述"阴阳俱盛"相合。

另外，《天回医简·脉书·上经》也将脉数损至的内容列入开篇提纲中，似乎有这么一个时代极度细化的脉数诊断是脉诊核心技法之一，不像后世只笼统分迟、数。我们能否借助简单的仪器或软件计算单位时间内心率除以呼吸的数值，与《灵枢·脉经》中的记载相互印证呢？笔者对此尚无经验，但认为这是一个可以研究的方向。

营卫生会第十八

提要

本文先叙述营卫基础运行原理，再从三焦格局下讨论营卫的相关问题。

一、营卫运行

营卫	运行方式	起始经脉	共同化源	临床现象举隅
营气	营周不休，五十度而复大会，阴阳相贯，如环无端	太阴主内	人受气于谷，谷入于胃，以传与肺，五脏六腑，皆以受气，其清者为营，浊者为卫，营在脉中，卫在脉外	壮者之气血盛，其肌肉滑，气道通，营卫之行不失其常，故昼精而夜瞑。老者之气血衰，其肌肉枯，气道涩，五脏之气相搏，其营气衰少而卫气内伐，故昼不精，夜不瞑
卫气	卫气行于阴二十五度，行于阳二十五度，分为昼夜，故气至阳而起，至阴而止	太阳主外		

二、营卫所本，三焦所出

三焦	水谷所化	内在循行	临床现象与问题举隅
上焦	营出中焦，卫出上焦	上焦出于胃上口，并咽以上；贯膈而布胸中，走腋，循太阴之分而行，还至阳明，上至舌，下足阳明，常与营俱行于阳二十五度，**行于阴亦二十五度，一周也。故五十度而复大会于手太阴矣**（加粗文字《病源》卷十五引无，且"与营"作"与营卫"）	人有热，饮食下胃，其气未定，汗则出，或出于面，或出于背，或出于身半，其不循卫气之道而出，何也？此外伤于风（按：邪风中于上，清湿中于下），内开腠理，毛蒸理泄，卫气走之，固不得循其道，此气慓悍滑疾，见开而出，故不得从其道，故命曰漏泄

（续　表）

三焦	水谷所化	内在循行	临床现象与问题举隅
中焦	营出中焦，卫出上焦	此所受气者，泌糟粕，蒸津液，化其精微，上注于肺脉乃化而为血，以奉生身，莫贵于此，故独得行于经隧，命曰营气	营卫者，精气也，血者，神气也，故血之与气，异名同类焉。故夺血者无汗，夺汗者无血
下焦	下焦涉及大肠、膀胱二腑，间接影响卫气	下焦者，别回肠，注于膀胱，而渗入焉。故水谷者，常并居于胃中，成糟粕，而俱下于大肠而成下焦，渗而俱下。济泌别汁，循下焦而渗入膀胱焉	酒者，熟谷之液也。其气悍以清，故后谷而入，先谷而液出焉

讨论

卫气出上焦、出下焦，因传本不同，历来有争议。笔者以为当综合看待这个问题。

上焦一段文字，需要厘定。"太阳主外，太阴主内"一句暗示此篇的卫气理论承袭《灵枢·卫气行》，彼篇内，卫气行足太阳而始，从头面循三阳而下布，从无与营气同行于手太阴、复上阳明之说。笔者认为，"与营"宜从《病源》改为"与营卫"；"于阳二十五度，行于阴亦二十五度，一周也。故五十度而复大会于手太阴矣"宜从《病源》删去。删改后，文字晓畅，层次顿见分明。

显然，上焦并行营卫二气，故上焦一段文字需分两路看："出于胃上口，并咽以上"是在描述卫气，省去走头、分行三阳的赘述；"贯膈，而布胸中，走腋，循太阴之分而行"是在描述营气。因上焦营卫俱行，故曰宗气。

无论《灵枢·卫气行》之明示、《灵枢·动输》之暗示，卫气均由胃而直上，悍气冲头，从无先入下焦的明确文字。反而是营气起始，有"下络大肠，还循胃口"（《灵枢·经脉》）的下部周流。因此，"出"若承营卫视角讲，"营出中焦，卫出上焦"义更胜，且必作互文修辞看待始无漏洞，意谓营卫并自中焦出生，而又在某个阶段并在上焦出行。"出"若承医者斡旋调治视角讲，方可取"营出中焦，卫出下焦"之文，意谓营气不和，血脉枯涩，则需疏浚中焦，故仲景大黄䗪虫丸有缓中补虚之效。下焦为"下于大肠而成"，大肠所连之手阳明，为卫气行阳终尽地界；下焦归宿在膀胱，膀胱所连之足太阳，为卫气行阳初始地界（《灵枢·卫气行》）。故每有治卫病汗多（或无汗）者，转机在承气汤、五苓散等。

四时气第十九

提要

本篇给出外伤气机与内伤六腑的基本针灸处方，经验宝贵，同时对《灵枢·九针十二原》一个语段进行注释，强调针刺前的诊断能力。

一、外伤气机

1. 四时刺法总诀

与《灵枢·本输》大体同而略有变化。春取经、血脉、分肉之间，甚者，深刺之，间者，浅刺之；夏取盛经孙络，取分间绝皮肤；秋取经俞，邪在腑，取之合；冬取井荥，必深以留之。

2. 具体疾病刺法示例

①温疟汗不出，为五十九痏。②风水肤胀，为五十痏。取皮肤之血者，尽取之。③飧泄补三阴之上，补阴陵泉，皆久留之，热行乃止。④转筋于阳，治其阳；转筋于阴，治其阴。皆卒刺之。⑤徒水，先取环谷下三寸，以铍针针之，已刺而筩之，引而内之，入而复出，以尽其水，必坚。来缓则烦悗，来急则安静，间日一刺之，水尽乃止。饮闭药，方刺之时徒饮之，方饮无食，方食无饮，无食他食，百三十五日。⑥着痹不去，久寒不已，焠取其三里。骨为骭痹，肠中不便，取三里，盛泻之，虚补之。⑦疬风者，素刺其肿上。已刺，以锐针针其处，按出其恶气，肿尽乃止。常食方食，无食他食。

二、六腑病候诊疗

邪在六腑	病候与机制	基本针灸处方
大肠	腹中常鸣，气上冲胸，喘不能久立	刺肓之原，巨虚上廉、三里
小肠	小腹控睾，引腰脊，上冲心，邪在小肠者，连睾系，属于脊，贯肝肺，络心系。气盛则厥逆，上冲肠胃，熏肝，散于肓，结于脐	取之肓原以散之，刺太阴以予之，取厥阴以下之，取巨虚下廉以去之，按其所过之经以调之
胆	善呕，呕有苦，长太息，心中憺憺，恐人将捕之，邪在胆，逆在胃，胆液泄，则口苦，胃气逆，则呕苦，故曰呕胆	取三里以下，胃气逆，刺少阳血络以闭胆逆，却调其虚实，以去其邪
胃	饮食不下，膈塞不通	在上脘，则刺抑而下之，在下脘，则散而去之
三焦、膀胱	小腹痛肿，不得小便	取之太阳大络，视其络脉与厥阴小络结而血者，肿上及胃脘，取三里

三、《灵枢·九针十二原》语段注解

经文	注解
睹其色，察其目，知其散复	视其目色，以知病之存亡也
一其形，听其动静	持气口、人迎以视其脉（气口候阴，人迎候阳也）：坚且盛且滑者，病日进，脉软者，病将下，诸经实者，病三日已

五邪第二十

提要

此篇接上篇，示范邪在五脏的基本针灸处方。所举证治，可参考《灵枢·邪气脏腑病形》"阴阳俱感，邪乃得往"的五脏邪伤病理。

五脏	症状	基本针灸处方	病因（据《灵枢·邪气脏腑病形》补）
肺	病皮肤痛，寒热，上气喘，汗出，欬动肩背	取之膺中外腧，背三节五脏之傍，以手疾按之，快然，乃刺之，取之缺盆中以越之	形寒寒饮则伤肺，以其两寒相感，中外皆伤，故气逆而上行
肝	两胁中痛，寒中，恶血在内，行善掣节，时脚肿	取之行间，以引胁下，补三里以温胃中，取血脉以散恶血，取耳间青脉，以去其掣	有所堕坠，恶血留内；若有所大怒，气上而不下，积于胁下，则伤肝
脾胃	病肌肉痛，阳气有余，阴气不足，则热中善饥；阳气不足，阴气有余，则寒中肠鸣、腹痛；阴阳俱有余，若俱不足，则有寒有热	皆调于三里	有所击仆，若醉入房，汗出当风，则伤脾
肾	病骨痛，阴痹。阴痹者，按之而不得，腹胀，腰痛，大便难，肩背颈项痛，时眩	取之涌泉、昆仑。视有血者，尽取之	有所用力举重，若入房过度，汗出浴水，则伤肾
心	病心痛，喜悲，时眩仆	视有余不足而调之其输也	愁忧恐惧则伤心

寒热病第二十一

提要

　　本篇文字看似凌乱，实则不乱，当抓住"寒热"二字一以贯之，自然读出头绪。本篇第一部分可看作最初的经文，列举三种原发寒热和两种继发寒热，分型穷举与诊断鉴别；第二部分，可看作甲、乙、丙、丁四位后学的注文。甲后学将"皮寒热"提到的"三阳之络""手太阴"注出；乙后学将"厥痹"寒热默默引向疟病方面来解读，并扩展解说刺法；丙后学干脆将"厥痹"寒热对应秋疟，将"骨寒热"对应冬疾，与春之皮寒热、夏之肌寒热并为四时，各举治则；丁后学在经文五种寒热之外，又纳入痈疽型寒热，扩充寒热认知体系。

一、最初经文的寒热诊治

寒热情况		分析	治疗	补充说明
原发寒热	层次一：皮	不可附席，毛发焦，鼻槁腊，不得汗	取三阳之络，以补手太阴	
	层次二：肌	肌痛，毛发焦而唇槁腊，不得汗	取三阳于下，以去其血者，补足太阴，以出其汗	
	层次三：骨	病无所安，汗注不休	**齿未槁，取其少阴于阴股之络；齿已槁，死不治。骨厥亦然**	类比：骨痹，举节不用而痛，汗注、烦心。取三阴之经，补之

（续　表）

寒热情况		分析	治疗	补充说明
他病兼见寒热	体惰虚性之寒热	身有所伤，血出多及中风寒，若有所堕坠，四肢懈惰不收，名曰体惰	取其小腹脐下三结交	三结交者，阳明太阴也，脐下三寸关元也
	厥逆不通之寒热	厥痹者，厥气上及腹	取阴阳之络，视主病者，泻阳补阴经也	

1.此段并非将皮、肌、骨三层寒热与体惰和厥痹简单罗列。实则五者当皆有寒热症状，可以相互对比，后两者系他病继发寒热者。关元主治虚损体惰之寒热，而非只治体惰（临床常有用灸关元治疗虚性发热感冒者）。而所谓"厥痹"也必兼寒热，一句"泻阳补阴"暴露了此句在讨论厥痹导致的恶寒发热症状。

2.上表中原发寒热（恶寒发热）分三层，根据后文当系四时寒热中之三，并非皮肉筋脉骨五层缺其二。

3.上表中加粗者，或有疑义，当按错简重新厘定。

骨痹《内经》各篇散见刺法，如《灵枢·官针》《素问·痹论》，从无取三阴经穴行补法者。根据前后文，原文当调整作"骨寒热者，病无所安，汗注不休。齿未槁，取其少阴于阴股之络，取三阴之经补之。齿已槁，死不治。骨厥、骨痹亦然，举节不用而痛，汗注、烦心。"与上文皮、肌寒热刺法泻补兼用风格统一。

骨厥、骨痹负责提供症状上的对比，与骨寒热都有心烦不安和汗出不止两个相同症状，需要鉴别诊断。从行文风格看，骨厥、骨痹又似为后人小注窜入正文者。

"骨寒热者，齿未槁，取少阴于阴股之络。"这里给我们一个提示，大腿少阴部分的血络通畅可以拔除很深层次的疾病。除三棱针点刺外，刮痧与梅花针、火针等也可以作为备选工具。

4.上表中皮寒热刺法以三阳之络加手太阴，后文天牖五部等即诠释"三阳之络"及其主症，呼应上文，以作为寒热发于皮的补充说明。而"热厥取足太阴……刺其来也"一段则系上文厥痹寒热之补充说明，然而此处之寒热颇似疟之寒热往来，大约古人最初见患疟者通身而热，通身而寒，后期又见血络曲张，故以为系厥病之继发。这属于朴素原始的疟病机制认知，后文对此有"振寒洒洒鼓颔"的描述，颇似《素问·疟论》"疟之始发也，先起于毫毛，伸欠乃作，寒栗鼓颔"。厥之寒热分经论治，言"刺其来""刺其去"，而《素问·刺疟》刺疟病寒热亦分经论治，亦对发作与歇止分而论之。可见，本文的"厥痹"称谓与疟病之间，不无发展演变关系，值得注意。

二、后学的补注

1. 三阳之络（附手太阴之天府）

穴位	位置	主治	补充说明
人迎	足阳明也，在婴筋之前	阳迎头痛，胸满不得息	
扶突	婴筋之后，手阳明也	暴喑气硬，取扶突与舌本出血	
天牖	次脉，足少阳脉也	暴聋气蒙，耳目不明	此为天牖五部
天柱	次脉，足太阳也	暴挛痫眩，足不任身	
天府	腋下动脉，臂太阴也	暴痹内逆，肝肺相搏，血溢鼻口	
大迎	臂阳明，有入顺遍齿者	下齿龋取之臂，恶寒补之，不恶寒泻之	
角孙	足（一作手）太阳有入顺遍齿者	上齿龋取之，在鼻与顺前，方病之时，其脉盛，盛则泻之，虚则补之。一曰取之出鼻外	按：位置与经脉描述奇怪，或有错简
悬颅	足阳明有挟鼻入于面者	属口，对入系目本，头痛引颔取之，视有过者取之，损有余，益不足，反者益甚	按：黄龙祥考证，此悬颅系耳前动脉名，宋以前古籍归属足阳明，后归入少阳

穴位	位置	主治	补充说明
眼系 （风池）	足太阳有通项入于脑者，正属目本。入脑乃别阴跷、阳跷，阴阳相交，阳入阴，阴出阳，交于目锐眦，阳气盛则瞋目，阴气盛则瞑目	头目苦痛，取之在项中两筋间	

2. 厥之寒热取穴

热厥取足太阴、少阳，皆留之；寒厥取足阳明、少阴于足，皆留之。舌纵涎下，烦悗，取足少阴。振寒洒洒鼓颔，不得汗出，腹胀烦悗，取手太阴。刺虚者，刺其去也；刺实者，刺其来也。

3. 四时寒热的刺法

将本篇第一段三个层次的原发寒热与厥痹继发寒热（后演变为疟的概念），共同划归为四时寒热，讨论其刺法。

层次	刺法	季节	对应前文
皮	络脉	春	**皮**寒热者，不可附席，毛发焦，鼻槁腊。不得汗，取**三阳之络**，以补手太阴
肌肉	分腠	夏	**肌**寒热者，**肌痛**，毛发焦而唇槁腊。不得汗，**取三阳于下**，以去其血者，补足太阴，以出其汗
筋脉	气口	秋	热厥取**足太阴、少阳**，皆留之；寒厥取**足阳明、少阴于足**，皆留之。舌纵涎下，烦悗，取**足少阴**。振寒洒洒鼓颔，不得汗出，腹胀烦悗，取**手太阴**，刺虚者，刺其去也；刺实者，刺其来也
骨髓	经输	冬	骨寒热者，病无所安，汗注不休。齿未槁，取其少阴于阴股之络，**取三阴之经补之**。齿已槁，死不治。骨厥、骨痹亦然，举节不用而痛，汗注、烦心

按：春取络脉"治皮肤"，皮寒热言取三阳之络；夏取分腠明言"治肌肉"，肌寒热主要取三阳于下，当为分腠部，放血仅为辅助；秋日多生疟疾寒热，言气口治筋脉，而前文厥痹寒热刺法，实则皆取气口部；冬日经输治骨髓，与前边调整后的经文相合。故本段或为上文一小总结，直接呼应，非凭空一段插入。

4. 鉴别诊断

痈疽寒热，寒热而作痈疽者当与普通寒热作分别。

（1）五脏身有五部：伏兔一；腓二，腓者腨也；背（按：似当作"脊"，与"五脏之腧"别）三；五脏之腧四；项五。此五部有痈疽者死。

（2）痈疽初期治法：病始手臂者，先取手阳明、太阴而汗出；病始头首者，先取项太阳而汗出；病始足胫者，先取足阳明而汗出。臂太阴可汗出，足阳明可汗出，故取阴而汗出甚者，止之于阳，取阳而汗出甚者，止之于阴。（**注：本段"病"字当作痈疽初期的肢体症状来解释，而此段明显被《素问·刺热》作为经验而断章取义引用，与其他经验混合列举，参见《素问·刺热》。**）

（3）刺法禁忌：凡刺之害，中而不去则精泄；不中而去则致气。精泄则病甚而恇，致气则生为痈疽也。（**背景是讨论痈疽，本节虽言刺禁，重点还是落实在"致气则生为痈疽"七字，呼应主体。**）

癫狂第二十二

提要

本篇第一部分讲述癫病的诊疗，第二部分讲述狂病的诊疗，第三部分是一些散碎的治疗经验，可移入《灵枢·杂病》篇。刘衡如前辈指出：本篇"目眦外决于面者，为锐眦；在内近鼻者，为内眦；上为外眦，下为内眦"可移动到《灵枢·热病》"目中赤痛，从内眦始，取之阴跷"后，文意更佳。

一、癫病诊疗

1.治疗总原则

治癫疾者，常与之居，察其所当取之处。病至，视之有过者泻之，置其血于瓠壶之中，至其发时，血独动矣，不动，灸穷骨二十壮。穷骨者，骶骨也。

按：一些注家皆以为发病时会引起瓠壶中血的波动，遂理解为不可解。然而，"置其血于瓠壶之中"并非本段重点，只是出于卫生需求偶尔提及，与上下文并无因果关系。试问，泻血放入容器，只是为了验证会"发时血独动"，而疾病照常会一次次发作，一次次让"血独动"，那么泻血入壶的治疗意义何在？且到下次发作期间，这些血会不会早已在空气中干涸，无法以液体的形式"独动"？

这一段因为语序不符合一般读者的心理设定，故不可解，如果把"血独动"的血理解为血脉搏动，则易懂：治疗癫病，要陪伴观察，观察每次发病忽然异常搏动的血脉，每次发作必然有"独动"的经脉诊察点，那么这个时候此间放血，把血放入医疗器皿中，防止卫生污染；没有独动血脉者（疾病未发作时），灸长强。

是以原文语序可调整为：治癫疾者，常与之居，察其所当取之处，病至，至其发时，血（脉）独动矣，视之有过者泻之，置其血于瓠壶之中；不动，灸穷骨二十壮。穷骨者，骶骨也。

2. 分期治疗

（1）癫病初期：癫疾始生，先不乐，头重痛，直视，举目赤，甚作极已而烦心，候之于颜，取手太阳、阳明、太阴，血变为止。

（2）癫病发作期：①只有上焦症状者。癫疾始作，而引口啼呼喘悸者，候之手阳明、太阳。左强者，攻其右；右强者，攻其左，血变为止。②上下症状皆见者。癫疾始作，先反僵，因而脊痛，候之足太阳、阳明、太阴、手太阳，血变为止。

（3）癫病重症及其预后：①骨癫疾者，顑、齿诸腧、分肉皆满而骨居，汗出、烦悗，呕多沃沫，气下泄，不治。②筋癫疾者，身倦挛急，脉大，刺项大经之大杼脉；呕多沃沫，气下泄，不治。③脉癫疾者，暴仆，四肢之脉皆胀而纵。脉满，尽刺之出血；不满，灸之项太阳，又灸带脉于腰相去三寸、诸分肉本输。呕吐沃沫，气下泄，不治。④癫疾者，疾发如狂者，死不治。

二、狂病诊疗

1. 狂病始生与"癫疾始生"的鉴别

狂始生，先自悲也，喜忘、苦怒、善恐者，得之忧饥，治之取手太阳、阳明，血变而止，及取足太阴、阳明。

2. 狂病始发与"癫疾始作"的鉴别

狂始发，少卧不饥，自高贤也，自辩智也，自尊贵也，善骂詈，日夜不休，治之取手阳明、太阳、太阴、舌下少阴。视之盛者，皆取之；不盛，释之也。

按：张介宾以为"舌下、少阴"当分读，少阴为神门穴，但本篇情志病调节从无取心与心包者，都以手太阳为主，与《千金方》所载古法思维相合。故"舌下少阴"当为廉泉部，足少阴之结。

3. 狂病见证分型

狂病见症	病因	治疗
狂始生，先自悲也，喜忘、苦怒、善恐者（**按**：此条与"狂始生"一条，措辞有与癫相较之意。而此条载病因、证治具全，故再录于本表格中）	得之忧饥	治之取手太阳、阳明，血变而止，及取足太阴、阳明
狂言，惊，善笑，好歌乐，妄行不休者	得之大恐	治之取手阳明、太阳、太阴
狂，目妄见，耳妄闻，善呼者	少气之所生也	治之取手太阳、太阴、阳明，足太阴、头两颥
狂者多食，善见鬼神，善笑而不发于外者	得之有所大喜	治之取足太阴、太阳、阳明，后取手太阴、太阳、阳明
狂而新发未应（**按**：前人以"未应如此"连读，不知所云。若作"新发未应"，则可解为忽然发作，来不及慢慢观察问诊，让人措手不及。紧接下文应急处理，则顺理成章）	未应（来不及分析）	如此者，先取曲泉左右动脉，及盛者见血，有顷已，不已，以法取之，灸骨骶二十壮

三、《灵枢·杂病》诊疗经验错简混入段落

1. 宜并入《灵枢·杂病》论厥一段者

风逆，暴四肢肿，身漯漯，唏然时寒，饥则烦，饱则善变，取手太阴表里，足少阴、阳明之经，肉清取荥，骨清取井、经也。（肉清、骨清当为问诊内容，即患者自觉症状，是从里到外的冷，还是表层冷。）

按：风逆，《素问·评热病论》有风厥病，不知是否同一病。"帝曰：有病身热汗出烦满，烦满不为汗解，此为何病？岐伯曰：汗出而身热者风也，汗出而烦满不解者厥也，病名

曰风厥。帝曰：愿卒闻之。岐伯曰：巨阳主气，故先受邪，少阴与其为表里也，得热则上从之，从之则厥也。帝曰：治之奈何？岐伯曰：表里刺之，饮之服汤。"

厥逆为病也，足暴清，胸若将裂，肠若将以刀切之，烦而不能食，脉大小皆涩。暖取足少阴，清取足阳明，清则补之，温则泻之。

厥逆腹胀满，肠鸣，胸满不得息，取之下胸二肋咳而动手者，与背输以手按之，立快者是也。（按：下胸二肋，即章门、京门处。）

2. 宜并入《灵枢·杂病》下焦腹部诸病一段者

内闭不得溲，刺足少阴、太阳，与骶上以长针。

3. 宜并入《灵枢·杂病》"气逆上，刺膺中陷者，与下胸动脉"一段者

气逆，则取其太阴、阳明、厥阴，甚取少阴、阳明动者之经也。

少气，身漯漯也，言吸吸也，骨酸体重，懈惰不能动，补足少阴。

短气，息短不属，动作气索，补足少阴，去血络也。

热病第二十三

提要

本篇核心是热病三日、热病七八日两大病程关口的当机处理，还记载了一些死证特点与技法经验，可与《伤寒论》等书合参。本篇有些散碎的诊疗经验条文，或可移于《灵枢·杂病》。

一、宜并入《灵枢·杂病》者

偏枯，身偏不用而痛，言不变，志不乱，病在分腠之间，巨针取之，益其不足，损其有余，乃可复也。

痱之为病也，身无痛者，四肢不收；智乱不甚，其言微知，可治；甚则不能言，不可治也。病先起于阳，复入于阴者，先取其阳，后取其阴，浮而取之。

按：偏枯与痱的鉴别点为：①偏枯半身不用，痱四肢不收；②偏枯言语、神智不乱，痱则有相关问题；③偏枯身痛，痱不痛。

二、热病两大关卡及诊治经验

1. 第一关口

热病三日时，《素问·热论》曰：其未满三日者，可汗而已。

（1）而气口静、人迎躁者，取之诸阳，五十九刺，以泻其热而出其汗，实其阴以补其不足者。

（2）身热甚，阴阳皆静者，勿刺也。所谓勿刺者，有死征也。

具体操作：其可刺者，急取之，不汗出则泄。

刺法	热病层次	症状	针具	变证
五十九刺：两手外内侧各三，凡十二痏。五指间各一，凡八痏，足亦如是。头入发一寸旁三分各三，凡六痏。更入发三寸边五，凡十痏。耳前后口下者各一，项中一，凡六痏。巅上一，囟会一，发际一，廉泉一，风池二，天柱二	肺—皮	热病先肤痛，窒鼻充面，取之皮	第一针（镵针）	苛轸鼻，索皮于肺，不得，索之火，火者，心也
	心—皮（皮部络脉）	热病先身涩，倚而热，烦悗，干唇口溢，取之皮	第一针（镵针）	肤胀口干，寒汗出，索脉于心，不得，索之水，水者，肾也
	脾—肤肉	热病溢干多饮，善惊，卧不能起，取之肤肉	第六针（员利针）	目眦青，索肉于脾，不得，索之木，木者，肝也
	肝—筋	热病面青，脑痛，手足躁，取之筋间	第四针（锋针）	筋躄目浸，索筋于肝，不得，索之金，金者，肺也
	心—脉	热病数惊，瘛疭而狂，取之脉	第四针（锋针），急泻有余者	癫疾毛发去，索血于心，不得，索之水，水者，肾也
	肾—骨	热病身重骨痛，耳聋而好瞑，取之骨	第四针（锋针），刺骨	索骨于肾，不得，索之土，土者，脾也

注："心"出现两次，疑一为心，一为心包。索之某某，即五十九刺时，针刺所在的深度层次，皮肉筋脉骨。这里引入了五体层次的五行相克，与后世跨脏跨经的五行相克不同

2. 第二关口

热病七八日时，《素问·热论》曰：其不两感于寒者，七日巨阳病衰，头痛少愈，八日阳明病衰，身热少愈。即热病转机渐愈时。

（1）热病七日八日，脉口动喘而短者，急刺之，汗且自出，浅刺手大指间。

（2）热病七日八日，脉微小，病者溲血，口中干，一日半而死。脉代者，一日死。

（3）热病已得汗出，而脉尚躁，喘且复热，勿刺肤，喘甚者死。

（4）热病七日八日，脉不躁喘，不散数，后三日中有汗；三日不汗，四日死。未曾汗者，勿腠刺之。

3. 热病临床实战指导

（1）汗法细节讨论：①助汗法。热病，而汗且出，及脉顺可汗者，取之鱼际、太渊、大都、太白。泻之则热去，补之则汗出，汗出大甚，取内踝上横脉以止之。②汗效评估。热病已得汗而脉尚躁盛，此阴脉之极也，死；其得汗而脉静者，生。热病者，脉尚盛躁而不得汗者，此阳脉之极也，死；脉盛躁得汗静者，生。

（2）热病诊疗举例：①热病头痛，颞颥、目、瘛脉痛，善衄，厥热病也，取之以第三针（锃针），视有余不足、寒热等。②热病，体重，肠中热，取之以第四针（锋针），于其腧及下诸趾间，索气于胃络得气也。③热病挟脐急痛，胸胁满，取之涌泉与阴陵泉，以第四针（锋针）针嗌里。

（3）热病兼证、变证处理举例：①气满胸中，喘息，取足太阴大趾之端，去爪甲如薤叶，寒则留之，热则疾之，气下乃止。（参考方剂：桂枝加厚朴杏子汤或桂枝去芍药加附子汤。）②心疝暴痛，取足太阴厥阴，尽刺去其血络。（参考方剂：黄连汤。）③喉痹舌卷，口中干，烦心，心痛，臂内廉痛，不可及头，取手小指次指爪甲下，去端如韭叶。（参考方剂：苦酒汤。）④目中赤痛，从内眦始，取之阴跷。（参考方剂：赤小豆当归散。）⑤风痉身反折，先取足太阳及腘中及血络出血，中有寒，取三里。（参考方剂：葛根汤。）⑥癃，取之阴跷及三毛上及血络出血。（参考方剂：瓜蒌瞿麦丸或猪苓汤。）⑦男子如蛊，女子如怚，身体腰脊如解，不欲饮食，先取涌泉（按：古人或以之通便）见血，视跗上盛者，尽见血也。（参考方剂：硝石矾石散。）

4. 热病死证

热病不可刺者有九：一曰汗不出，大颧发赤哕者死；二曰泄而腹满甚者死；三曰目不明，热不已者死；四曰老人婴儿热而腹满者死；五曰汗不出，呕下血者死；六曰舌本烂，热不已者死；七曰咳而衄，汗不出，出不至足者死；八曰髓热者死（热病不知所痛，耳聋，不能自收，口干，阳热甚，阴颇有寒者，热在髓，死不可治）；九曰热而痉者死。热而痉者，腰折，瘛疭，齿噤齘也。

讨论

"热病七日八日，脉口动喘而短者，急刺之，汗且自出，浅刺手大指间。"《黄帝内经太素》作："热病七八日，脉口动喘而眩者，急刺之，汗且自出，浅刺手指间。"杨上善注："七日太阳病衰，八日阳明病衰，二阳病衰，气口之脉则可渐和，而脉喘动头眩者，热犹未去。汗若出，急刺手小指外侧前谷之穴，浅而取之；汗不出，可深刺之。"

杨上善是临床家出身，他在所据文本极为宽泛、仅仅描述为"浅刺手指间"的情况下，仍然明确将这类眩晕证的取穴定为前谷，而且给出自汗、无汗两种情况的针刺要点，显然是有过相关治疗经验，自信满满。

《温病条辨》转录这一句经文，采用且引且注的风格，作："热病七八日，动喘而弦，喘为肺气实，弦为风火鼓荡，故浅刺手大指间，以泄肺气，肺之热痹开则汗出。大指间，肺之少商穴也。"

吴鞠通"动喘而弦"一句，通行本《灵枢》作"脉口动喘而短"，《针灸甲乙经》《脉经》《太素》皆作"脉口动喘而眩"，《类经》作"脉口动喘而弦"。吴鞠通将"脉口"二字蔽去，必定是事先知道"动喘"在《内经》中作脉象解后故意为之。同时，吴不用"短""眩"，唯取"弦"字，并将全句释为：热病后，肺中风火鼓荡的患者，症见动辄喘息，脉见弦象，取少商通表治喘。吴鞠通如此刻意删改经文，显然也是有过相关治疗经验，欲为人知，不吐不快。

上述两条经验，都可以在患者处得到检验。尤其是少商穴，传统首选放血治疗喉痹，实则退热后一类余热未清，喘憋乏力，大实似虚的问题，取少商效果立竿见影。

在传统风格的文献工作者看来，"短"字、"眩"字、"弦"字是一段公案；"喘"为脉、为症是一段公案；杨上善注文夹带私货，当鞭笞；吴鞠通删改曲解经文，当凌迟。但是临床家读罢，会恍然大悟，拍案叫绝。热病后期的眩晕、喘憋两大问题，都有了先贤经验可以继承。

杰罗姆·布鲁纳说："人类的精神生活中有一件最独特的事情是，人们会不断地超越所给的信息。"杨上善、吴鞠通做到了，我们呢？

厥病第二十四

提要

本篇先对厥逆引起的头痛、心痛，进行常规情况列举，并附带记录一些死证、相似证和疑难证的鉴别诊断。最后记载了一些与厥主题似相关似不相关的针刺经验，也可以酌情移入《灵枢·杂病》篇中，其中耳部问题的处理很灵活，值得学习研究。

一、厥逆之头痛及其鉴别诊断

按并发症分型的厥头痛	治疗方法	备注
厥头痛，面若肿起而烦心	取之足阳明、太阴	刺法大多本于先取标部，后取本部，唯第一条未明示。而《灵枢·寒热病》曰："阳逆头痛，胸满不得息，取之人迎。"疑此"足阳明"为人迎穴，方合于此段体例
厥头痛，头脉痛，心悲，善泣	视头动脉反盛者，刺尽去血，后调足厥阴	
厥头痛，贞贞头重而痛	泻头上五行，行五，先取手少阴，后取足少阴	
厥头痛，意善忘，按之不得	取头面左右动脉，后取足太阴	
厥头痛，项先痛，腰脊为应	先取天柱，后取足太阳	
厥头痛，头痛甚，耳前后脉涌有热	耳前后脉涌有热，泻出其血，后取足少阳	

鉴别诊断

1. 必死者：真头痛，头痛甚，脑尽痛，手足寒至节，死不治。

2. 不按厥法治者：头痛不可取于腧者，有所击堕，恶血在于内，若肉伤，痛未已，可即刺，不可远取也。

3. 只可缓解症状者：头痛不可刺者，大痹为恶，日作者，可令少愈，不可已。

4. 非单经为病者：头半寒痛，先取手少阳阳明，后取足少阳阳明。

二、厥逆之心痛（胃痛）及其鉴别诊断

厥心痛分类	症状	治疗
肾心痛	厥心痛，与背相控，善瘈，如从后触其心，伛偻者	先取京骨、昆仑，发狂不已，取然谷
胃心痛	厥心痛，腹胀胸满，心尤痛甚	取之大都、大白
脾心痛	厥心痛，痛如以锥针刺其心，心痛甚者	取之然谷、太溪
肝心痛	厥心痛，色苍苍如死状，终日不得太息	取之行间、太冲
肺心痛	厥心痛，卧若徒居，心痛间；动作，痛益甚色不变	取之鱼际、太渊

鉴别诊断

1. 必死者：真心痛，手足清至节，心痛甚，日发夕死，夕发旦死。

2. 不可按厥痛治者：心痛不可刺者，中有盛聚，不可取于腧。肠中有虫瘕及蛟蛕，皆不可取以小针；心腹痛，忱发作，肿聚，往来上下行，痛有休止，腹热喜渴，涎出者，是蛟蛕也。以手聚按而坚持之，无令得移，以大针刺之，久持之，虫不动，乃出针也。

三、杂病诊疗经验

1. 耳部疾病

耳聋无闻，取耳中；耳鸣，取耳前动脉；耳痛不可刺者，耳中有脓，若有干耵聍，耳无闻也；耳聋，取手足小指次指爪甲上与肉交者，先取手，后取足；耳鸣，取手中指爪甲上，左取右，右取左，先取手，后取足。

2. 其他

（1）足髀不可举，侧而取之，在枢合中（环跳穴），以员利针，大针不可刺。

（2）病泄下血，取曲泉。

（3）风痹淫泺，病不可已者，足如履冰，时如入汤中，股胫淫泺，烦心头痛，时呕时悗，眩已汗出，久则目眩，悲以喜恐，短气，不乐，不出三年死也。（按：笔者曾接诊一脊髓损伤患者，自述症状与"足如履冰，时如入汤中"如出一辙，但测量体温一切正常。临床中的寒、热捕捉，需要医师对患者的自主感觉和客观的体温波动加以甄别留意。）

病本第二十五

提要

本篇讨论了疑难症诊疗中，医师面对多种问题并见时的权重先后与治疗思路。

一、总则

1. 审查疾病新久：有客气，有固气（原作"同"，据《针灸甲乙经》校改，固通痼）。

2. 审查脉候：病发而有余，本而标之，先治其本，后治其标；病发而不足，标而本之，先治其标，后治其本。谨详察间甚，以意调之，间者并行，甚者独行。

二、应用举例

古代常见的重症体征，不外神志昏迷（厥逆），体表温度明显变化（寒、热），六腑是否通畅（中满、泄、大小便利与不利）。重症以这些体征为发点衡量患者其他自述（或代述）症状，而后决定治疗原则，是必要的裁决。文段中"病"字当指十二经经脉病候之类症状。

厥逆、寒、热、泄等客观体征，与其他患者自觉症状先后而见者，皆取本输。

中满、大小便不利的症状需谨慎对待，因为在古代中满与大小便不利的症状往往系关格的先兆，在古代医疗条件下必需第一时间解除。

先病而后中满者，治其标；先中满而后烦心者，治其本。

大小便不利，治其标；大小便利，治其本。

先小大便不利而后生他病者，治其本也。

讨论

　　本文之标、本，当系十二经具体标、本部位，并非指后世所谓的"基本病理与衍生病情"。但本文内容又确实涉及"基本病理与衍生病情"的讨论，作者为此特意提出了"有客气有固气"的概念，"客、固"用词与"标、本"完全不同，应注意。同时也不能否认，本文中某些情况下"刺标"与"治疗衍生症状"是同步的。

杂病第二十六

提要

本篇内容皆系针灸治疗经验，涉及全身，当属某派常见病治疗备忘录。作为针灸经验合集，本篇包含大量鉴别诊断内容，较《天回医简·刺数》之类的早期同类文献更加细腻和全面。笔者谨依从头到脚的顺序重新归纳原文，这种条分缕析的针灸经验文本，若出自明清医家，必以歌诀形式写作。此外，由于《内经》其他篇章中也有许多散碎的针灸治疗经验，笔者建议，若有朝一日重编《内经》，可以将它们全部移入本篇。

一、头面部

嗌干，口中热如胶，取足少阴。

喉痹不能言，取足阳明；能言，取手阳明。齿痛，不恶清饮，取足阳明；恶清饮，取手阳明。

哕，以草刺鼻，嚏，嚏而已；无息，而疾迎引之，立已；大惊之，亦可已。聋而不痛者，取足少阳；聋而痛者，取手阳明。

衄而不止，衃血流，取足太阳；衃血，取手太阳。不已，刺腕骨下；不已，刺腘中出血。

颟痛，刺手阳明与颟之盛脉出血。

颟痛，刺足阳明曲周动脉，见血，立已；不已，按人迎于经，立已。

项痛不可俯仰，刺足太阳；不可以顾，刺手太阳也。

二、心胸部

心痛引腰脊，欲呕，取足少阴。

心痛，腹胀，墙墙然，大便不利，取足太阴。

心痛，引背不得息，刺足少阴；不已，取手少阳。

心痛，引小腹满，上下无常处，便溲难，刺足厥阴。

心痛，但短气不足以息，刺手太阴。

心痛，当九节刺之，按，已刺按之，立已；不已，上下求之，得之立已。

气逆上，刺膺中陷者，与下胸动脉。

三、腹部

小腹满大，上走胃，至心，淅淅身时寒热，小便不利，取足厥阴。

腹满，大便不利，腹大，亦上走胸嗌，喘息喝喝然，取足少阴。

腹满食不化，腹向向然，不能大便，取足太阴。

腹痛，刺脐左右动脉，已刺按之，立已；不已，刺气街，已刺按之，立已。

四、腰部及下肢

腰痛，痛上寒，取足太阳阳明；痛上热，取足厥阴；不可以俯仰，取足太阳。中热而喘，取足少阴、腘中血络。

膝中痛，取犊鼻，以员利针，发而间之。针大如牦，刺膝无疑。

痿厥为四末束悗，乃疾解之，日二；不仁者，十日而知，无休，病已止。

五、厥病兼证（涉及头面五官、腹部）

厥挟脊而痛者，至顶，头沉沉然，目眈眈然，腰脊强，取足太阳腘中血络。

厥胸满面肿，唇漯漯然，暴言难，甚则不能言，取足阳明。

厥气走喉而不能言，手足清，大便不利，取足少阴。

厥而腹向向然，多寒气，腹中谷谷，便溲难，取足太阴。

六、杂项经验

疟，不渴，间日而作，取足阳明；渴而日作，取手阳明。

喜怒而不欲食，言益少，刺足太阴；怒而多言，刺足少阳。

讨论

1. "痿厥为四末束悗，乃疾解之，日二；不仁者，十日而知，无休，病已止。"捆扎四肢末梢，感到烦闷憋闷，忽然解开，此法于本篇用于治痿厥，后为《素问·疟论》略作修改而用于治疗疟病，即"疟之且发也，阴阳之且移也，必从四末始也。阳已伤，阴从之，故先其时紧束其处，令邪气不得入，阴气不得出，审候见之在孙络盛坚而血者，皆取之，此真往而未得并者也。"今时针灸界亦有用手指、脚趾短暂捆扎治疗脏腑病的经验，其源头当出自《内经》。

2. "嗌干，口中热如胶，取足少阴。"笔者治疗老人肾虚型舌燥口黏者，每以胶布固定黑豆贴太溪穴，疗效颇佳，即化裁自此法。

3. 提要中提到歌诀写作，程门雪等前辈极其在意私人经验的歌诀撰写与记忆，并指出这是一种非常好的学习方法。

因本篇经文取穴颇简，尚需读者在实践中体会。笔者谨按照自己学习本篇经文、化裁取验于临床的经验，将第一部分增删内容撰为歌诀，抛砖引玉。因其他部分没有严格意义上的同类经验，故笔者不予编写。

嗌干口中热如焦，太溪行针照海摇。

喉痹不言丰隆取，能言曲池合谷朝。

齿痛欲冷胃荥刺，恶冷宜从偏历知。

耳聋兼痛商阳血，无痛风市引风池。

落枕项僵难俯仰，昆仑行针拿腨肠。

肩胛牵颈失转顾，腕骨后溪鱼际良。

嚏惊从来能治哕，不已急刺涌泉穴。

手足太阳解衄蛔，腕骨养老腘络掘。

颥痛先向合谷行，颊络放血自分明。

针补太溪八风泻，推热下散在人迎。

周痹第二十七

提要

本篇对比众痹谈周痹，并给出相关疼痛机制阐释、治疗原则，与《灵枢·官针》中的一些内容关系密切。

一、周痹概念辨析

黄帝开篇混淆了概念，岐伯令其明确了行痹（不定时不定位发作的痹痛）概念下分两类，即众痹与周痹，需要鉴别诊断。

众痹左右互见，不行上下；周痹上下行移，不见左右。

分类	特性	基本刺法
众痹	各在其处，更发更止，更居更起，以右应左，以左应右，非能周也，更发更休也	刺此者，痛虽已止，必刺其处，勿令复起
周痹	在于血脉之中，随脉以上，随脉以下，不能左右，各当其所	痛从上下者，先刺其下以过之，后刺其上以脱之。痛从下上者，先刺其上以过之，后刺其下以脱之

二、周痹的疼痛机制

风寒湿气，客于外分肉之间，迫切而为沫，沫得寒则聚，聚则排分肉而分裂也，分裂则痛，痛则神归之，神归之则热，热则痛解，痛解则厥，厥则他痹发，发则如是。

按：此处"痛解则厥"的"厥"指循经上下的另一处出现发冷感，机制是神趋旧处解痛，寒沫移聚新处作冷而酝酿新痛。

三、周痹诊疗原则

故刺痹者，必先切循其下之六经，视其虚实，及大络之血结而不通，及虚而脉陷空者而调之，熨而通之，其瘀坚转引而行之。

讨论

本篇某种意义上可以看作是《灵枢·官针》的举例应用讨论。

众痹"以右应左，以左应右"，句法结构让人想起《灵枢·官针》巨刺的"左取右，右取左"。但众痹此句是在描摹"更发更止，更居更起"的交替感。从这个角度看，巨刺（乃至缪刺）的左、右字眼，似乎也不宜教条机械地对应翻译为："左侧生病需要针刺右侧，右侧生病需要针刺左侧"，而应该灵活地理解为左右交替取穴刺激。详细讨论见书末"延伸讨论3：缪刺浅谈"。

周痹上下行，刺法于义中已有讨论："痛从上下者，先刺其下以过之，后刺其上以脱之。痛从下上者，先刺其上以过之，后刺其下以脱之。"《灵枢·官针》曰："报刺者，刺痛无常处也。上下行者，直内无拔针，以左手随病所按之，乃出针复刺之也。"与周痹病理、刺法相类。可以推测，报刺"随病所"当指沿着疼痛传变方向找到起点的最佳入针处。讨论至此，我们很容易想到《灵枢·九针十二原》开篇，若将"粗守关，上守机"的背景按狭义理解为髋部疼痛变成膝部疼痛，那么先刺关、后刺机或许也是某种意义上的一种"周痹报刺"。只不过在机部"随病所"的具体揣穴，需要医师持有"清净而微"的手感。

口问第二十八

提要

本篇第一部分讲十二奇邪的对症治疗，第二部分论奇邪背后深层的虚损本质，第三部分重新裒辑十二奇邪刺法。关于第三部分，刘衡如先生考证：当系后人整理总结便于记忆而加入。其中"善太息"和"三部气不足"前后文刺法略有出入，当系后人新增经验。

一、局部显现的奇邪

奇邪	机制	刺法
欠	卫气昼日行于阳，夜半则行于阴，阴者主夜，夜者卧；阳者主上，阴者主下；故阴气积于下，阳气未尽，阳引而上，阴引而下，阴阳相引，故数欠。阳气尽，阴气盛，则目瞑；阴气尽而阳气盛，则寤矣	泻足少阴，补足太阳
哕	谷入于胃，胃气上注于肺。今有故寒气与新谷气，俱还入于胃，新故相乱，真邪相攻，气并相逆，复出于胃，故为哕	补手太阴，泻足少阴
唏	此阴气盛而阳气虚，阴气疾而阳气徐，阴气盛而阳气绝，故为唏	补足太阳，泻足少阴
振寒	寒气客于皮肤，阴气盛，阳气虚，故为振寒寒栗	补诸阳
噫	寒气客于胃，厥逆从下上散，复出于胃，故为噫	补足太阴、阳明，一日补眉本
嚏	阳气和利，满于心，出于鼻，故为嚏	补足太阳荥、眉本

（续　表）

奇邪	机制	刺法
哕	胃不实则诸脉虚，诸脉虚则筋脉懈惰，筋脉懈惰则行阴用力，气不能复，故为哕	因其所在，补分肉间
哀而泣涕出	心者，五脏六腑之主也；目者，宗脉之所聚也，上液之道也；口鼻者，气之门户也。故悲哀愁忧则心动，心动则五脏六腑皆摇，摇则宗脉感，宗脉感则液道开，液道开故泣涕出焉。液者，所以灌精濡空窍者也，故上液之道开则泣，泣不止则液竭；液竭则精不灌，精不灌则目无所见矣，故命曰夺精	补天柱经侠颈，侠颈者，头中分也
太息	忧思则心系急，心系急则气道约，约则不利，故太息以伸出之	补手少阴心主，足少阳留之
涎下	饮食者，皆入于胃，胃中有热则虫动，虫动则胃缓，胃缓则廉泉开，故涎下	补足少阴
耳中鸣	耳者，宗脉之所聚也，故胃中空则宗脉虚，虚则下溜，脉有所竭者，故耳鸣	补客主人，手大指爪甲上与肉交者
自啮舌	此厥逆走上，脉气皆至也。少阴气至则啮舌，少阳气至则啮颊，阳明气至则啮唇矣	视主病者，则补之

二、奇邪幕后的"气不足"

以上十二者仅为阳气不足的随证衍生，本段所论方为幕后主体，上、中、下气不足虽分开论述，实则发作时每每合病并见，刺法用阳跷补法一以贯之。

"邪之所在，皆为不足"提示了补阳跷与治十二邪的体用关系。读至此处，笔者也忽然理解了李东垣各种芩连、升柴、羌防、地芍、麦味、苍柏等诸多寒热补泻药法，常以参、术、芪益气生中为底，进行处方。这类配伍所治疾病的种类，当与本篇有相通处。

气不足	症状	刺法
上气不足	脑为之不满，耳为之苦鸣，头为之苦倾，目为之眩	补足外踝下留之
中气不足	溲便为之变，肠为之苦鸣	
下气不足	痿厥心悗	

讨论

1.《内经》以三部而分病，大多指卫气系统中的气街，如《灵枢·动输》《灵枢·卫气》所论。刺足外踝下为申脉穴（阳跷），依《灵枢·卫气行》之理，可振奋整个卫气系统。

2.络脉杂病，《内经》每以"奇邪"称之，本篇所谓"奇邪之走空窍者"（补多泻少）、《素问·缪刺论》所谓"今邪……流溢于大络，而生奇病也"（左刺右，右刺左）、《血络论》所谓"奇邪之不在经者"（刺血），宏观上均属于《灵枢·根结》所谓"奇邪离经，不可胜数"的络脉诊疗范畴。

《灵枢·根结》的络脉诊疗在思想上重阳，形式上独取阳络，以放血为主，还处于很原始的认知阶段。本篇思想承袭《灵枢·根结》，亦重阳，形式上悉以大补阳跷为体，以补泻十二奇邪为用，当属一类《灵枢·根结》所处理不了的络脉问题。

本篇十二奇邪，治疗所取阴阳经脉，仅为权宜，用意非在刺经，系由本治末，由经引络。

师传第二十九

提要

本篇对问诊、望诊作出了一些讨论。本篇提及《灵枢·本脏》与《灵枢·五阅五使》，写作当在两篇之后。

一、临病人问所便

	热	寒	治疗
单一情况	夫中热消瘅，则便寒	寒中之属，则便热	春夏先治其标，后治其本；秋冬先治其本，后治其标
复合情况	脐以上皮热，胃中热，则消谷，令人悬心善饥；肠中热，则出黄如糜	脐以下皮寒，胃中寒，则腹胀；肠中寒，则肠鸣飧泄	
交杂情况	胃中寒，肠中热，则胀而且泄；胃中热，肠中寒，则疾饮，小腹痛胀		

1. 王公大人，血食之君，骄恣从欲轻人，而无能禁之。

解决方法：人之情，莫不恶死而喜生，告之以其败，语之以其善，导之以其所便，开之以其所苦。

2. 交杂情况的寒热护理。

解决方法：食饮衣服……寒温中适。

二、望诊代替系统查体

	脏腑	诊候
五脏	肺	肺为之盖，巨肩陷咽，候见其外
	心	心为之主，缺盆为之道，骺骨有余，以候髑骬
	肝	肝者，主为将，使之候外，欲知坚固，视目小大
	脾	脾者，主为卫，使之迎粮，视唇舌好恶，以知吉凶
	肾	肾者，主为外，使之远听，视耳好恶，以知其性
六腑	胃	胃为之海，庞骸、大颈、张胸，五谷乃容
	大肠	鼻隧以长，以候大肠
	小肠	唇厚、人中长，以候小肠
	胆	目下果大，其胆乃横
	膀胱	鼻孔在外，膀胱漏泄
	三焦	鼻柱中央起，三焦乃约

决气第三十

本篇先论精、气、津、液、血、脉的生理与病候，重点落实在最后"各有部主"的表象治疗，以及"五谷与胃为大海"的本质追究。本篇写作格局很像《灵枢·口问》，也是利于我们理解一类东垣方的篇章。

	概念	病候
精	两神相搏，合而成形，常先身生，是谓精	精脱者，耳聋
气	上焦开发，宣五谷味，熏肤、充身、泽毛，若雾露之溉，是谓气	气脱者，目不明
津	腠理发泄，汗出溱溱，是谓津	津脱者，腠理开，汗大泄
液	谷入气满，淖泽注于骨，骨属屈伸，泄泽补益脑髓，皮肤润泽，是谓液	液脱者，骨属屈伸不利，色天，脑髓消，胫酸，耳数鸣
血	中焦受气，取汁变化而赤，是谓血	血脱者，色白，天然不泽，其脉空虚
脉	壅遏营气，令无所避，是谓脉	

讨论

1."六气者，各有部主也，其贵贱善恶，可为常主，然五谷与胃为大海也。"所谓"各有部主"，即指可落实的治疗部位，今以本文文意结合《灵枢·海论》《灵枢·经脉》，尝试对应如下：

精之部主在髓海（人始生，先成精，精成而脑髓生）："上在于其盖，下在风府"

气之部主在膻中、三焦经："上在于柱骨之上下，前在于人迎""三焦手少阳之脉……是主气所生病者……"

津之部主在大肠经："大肠手阳明之脉……是主津所生病者……"

液之部主在小肠经："小肠手太阳之脉……是主液所生病者……"

血之部主在冲脉、胃经："上在于大杼，下出于巨虚之上下廉""胃足阳明之脉……是主血所生病者……"

脉之部主在心包经："心主手厥阴心包络之脉……是主脉所生病者……"

2.《灵枢·本神》有五脏藏血、脉、营、气、精，而舍魂、神、意、魄、志的记载。可以看出，在"脏 - 藏 - 舍"这个轴线上有三个变量，每个变量出现病变都能影响整个系统。"脏""舍"的病变在《灵枢·本神》中已有记载。"藏"的病变，应该参考本篇。按，本篇有"津""液"，《灵枢·本神》未提。《灵枢·本神》"脾藏营"，本篇未直接提及"营"。但是《灵枢·邪客》曰："营气者，泌其津液"，所以本篇的津脱、液脱证未必不对"脾藏营，营舍意"有着直接或间接的影响。

3. 脉与血虽然不同，但病变方面通常意义上是同步的。如本篇的血脱、脉脱即并为一条，不过，血、脉也偶尔有不同步的时候。如《素问·刺志论》曰："脉实血实，脉虚血虚，此其常也，反此者病……脉小血多者，饮中热也；脉大血少者，脉有风气，水浆不入，此之谓也。"印证本篇，可以推知，脉虚、脉实指直观的切诊，"血多""血少"则指面色泽、夭。

肠胃第三十一

提要

本篇叙述消化系统，体现了早期的标准人体解剖知识。

讨论

"小肠后附脊""广肠传脊"两句提示，有一类腰脊痛源于消化系统病变引起的张力牵拉。笔者曾从肠胃入手，治疗若干例此类患者，其都有如下三个特点。

1. 长期嗜食肥甘厚味，逐渐形成痰湿累积；或长期工作紧张，吃饭急速；或平素饮食搭配均衡，发病前一二日暴食难消化的食物，造成人体不适；或喜欢在冷饮之后骤然摄入热食，即《灵枢·口问》所谓"故寒气与新谷气……气并相逆"，向上易生哕逆，向下则传肠引脊。

2. 局部正骨、腰脊相关肌肉按摩、敷贴活血止痛类膏药、服用补肾通络类药物，均无效。

3. 脉呈滑大、缓滑或弦滑之象。

上述情况，针刺大肠、小肠、胃等相关的腧穴，疗效颇佳。针刺局部往往皮肤极易发红，或细针浅刺而拔针即见出血，均为结气外散之象。

平人绝谷第三十二

提要

本文延续上篇的解剖学视角，提出"常留水谷"的概念，更计算讨论"肠胃之中，当留谷二斗，水一斗五升；故平人日再后，后二升半，一日中五升，七日五七三斗五升，而留水谷尽矣；故平人不食饮七日而死者，水谷精气津液皆尽故也。"

讨论

许多患者经过重大疾病消耗，恢复正常饮食后几日不大便，却无腹部胀满、天枢穴压痛等情况。依本篇理论，不可妄用攻下药。此或为人体重新缓慢蓄积"常留水谷"的过程。适当导引吐纳，促进代谢吸收，待储备充足，排便功能自然恢复。

海论第三十三

提要

本篇继《素问·灵兰秘典论》论十二官、《灵枢·经水》论十二经水后，讨论四海。以上三者，当属同一体系。从该体系我们更容易看清经脉的三重依托，"十二经脉者，内属于腑脏，外络于肢节"，最终合之于四海。

四海	其输	有余	不足	刺法
胃者水谷之海	上在气街，下至三里	水谷之海有余，则腹满	水谷之海不足，则饥不受谷食	审守其俞，而调其虚实，无犯其害，顺者得复，逆者必败
冲脉者为十二经之海	上在于大杼，下出于巨虚之上下廉	血海有余，则常想其身大，怫然不知其所病	血海不足，则常想其身小，狭然不知其所病	
膻中者为气之海	上在于柱骨之上下，前在于人迎	气海有余者，气满胸中，悗息面赤	气海不足，则气少不足以言	
脑为髓之海	上在于其盖，下在风府	髓海有余，则轻劲多力，自过其度	髓海不足，则脑转耳鸣，胫酸眩冒，目无所见，懈怠安卧	

讨论

1. 四海的提出，仿拟地理与水域概念，解决气血源头、归宿问题（即循环的首尾端问题），即每日蓄积的营卫气血，从哪里来，最后又去了哪里？气血源于水谷之海、气海，而归于髓海、血海，完成由生产到蓄积的过程。在评估全身经脉状态的时起到总摄作用。然而不得不说，真实的河流并不是发源于大海、最后流向其他大海，所以拿"四海"作十二经水首尾所在的喻体，并不完美。

2. 后世针灸家常"气街四海"并称。《灵枢》中卫气气街的最终版本（头、胸、腹、胫），与本篇的四海部位时见重合，但意义不同。两者并无彼此演变关系，当为并存于躯干的关系。本篇水谷之海提到的气街，当为足阳明胃经气冲穴的别名，即《素问·气府论》所谓"气街动脉各一"是也。

3. 《灵枢·卫气失常》开篇有本篇气海的刺法处方，可参证。

4. 血海"常想其身小""常想其身大"或为一类神经心理疾病中"视物显小性幻视""视物显大性幻视"。其相似度极高，有待进一步考察求证。

五乱第三十四

提要

本篇讨论"清浊相干"的乱气为病，凡五种。这五种病的针刺手法皆为"补泻无形，谓之同精"，或即《灵枢·五禁》"余闻刺有五过……补泻无过其度"所指。《灵枢·五禁》于"五过""九宜"两话题，均点到为止。"九宜"因另有《灵枢·九针论》发明，故不详述。"五过"因有本篇发明，故亦不详述。

一、五乱机制

顺：经脉十二者，以应十二月。十二月者，分为四时。四时者，春秋冬夏，其气各异，营卫相随，阴阳已知，清浊不相干，如是则顺之而治。

逆：清气在阴，浊气在阳，营气顺脉，卫气逆行，清浊相干。

此段提及阴阳清浊相干，又提及营顺卫逆，与《灵枢·阴阳清浊》篇大有渊源；"清气""浊气"如果对应同句的"营气""卫气"，又似乎在提示本篇的营卫模型比较原始，或异于《灵枢·营卫生会》《灵枢·五十营》《灵枢·卫气行》等篇。参见《灵枢·动输》篇的相关讨论。

二、乱气诊治

乱气所扰	症状	取穴	手法
心	烦心密嘿，俛首静伏	取之手少阴、心主之俞	徐入徐出，谓之导气。补泻无形，谓之同精
肺	俯仰喘喝，接手以呼	取之手太阴荥，足少阴俞	
肠胃	是为霍乱	取之足太阴、阳明，不下者，取之三里	
臂胫	为四厥	取之先去血脉，后取其阳明、少阳之荥、俞	
头	为厥逆，头重眩仆	取之天柱、大杼，不知，取足太阳荥、俞	

注：乱于心、乱于肺，为"乱于胸中，是谓大悗"的分述

讨论

1. 本篇所论疾病，烦躁郁闷、喘息气短、胃肠激惹、四肢冰冷、晕厥，相当于节气、特殊时日发病，或气候忽然波动时无故发病。从手法反推诊断，上述问题只有伴随某些类型的心律失常才可归入本篇范畴。所谓"五乱"，机制上是乱气伤脏，表征上当见乱脉不稳、非迟非数，证候非单一虚实，因此治疗上"补泻无形，是为同精"，手法需要一直做到脉搏稳定，才可以结束。否则，若无脉象指征，空谈机制，则无法落实于诊断，也无法与其他同症状疾病鉴别，本篇特殊针刺手法更没有了用武之地。

无来由急性发作的疾病，临床极为常见，《内经》也不止一篇在讨论。如《灵枢·九宫八风》所说的八节风作而发，《素问·八正神明论》所说的日寒月空而发，《灵枢·贼风》所说的伏气因志而发，《灵枢·大惑论》所说的心喜神恶而发，以及本篇所说的清浊相干而发等。各篇的理论背景、侧重点完全不同，但均有明确的病因追溯和诊断指征可捕捉。例如，重大节气，八风暴作，则可归入《灵枢·九宫八风》模型；降温月亏，冲冒虚风，则归于《素问·八正神明论》模型；眉间冲浊（《灵枢·五色》论清湿下受），

幽居病起，则归入《灵枢·贼风》模型；病由境生，离境自愈，则归入《灵枢·大惑论》模型；脉乱无常，五证可候，则归入《灵枢·五乱》模型……

2. 若抛开《灵枢·五乱》的特定疾病背景来讲，"取之先去血脉，后取其阳明、少阳之荥、俞"一句，暗合《素问·血气形志》"凡治病必先去其血，乃去其所苦，伺之所欲，然后泻有余，补不足"的精神，先刺血，再用毫针，次第井然。这种次第感也可灵活迁移于一些非"五乱"的情况。

笔者曾诊某男性患者，从高凳上跳下致右侧下肢挫伤，随即右侧全足出现明显水肿，伴有足少阳、足阳明区域的剧烈疼痛。因右侧足趾及脚踝部活动还算正常，且无开放性创口，并未就医，自行外敷、外喷活血疗伤类药物，足部肿胀逐渐消除。但三周以来右侧足背部近足趾处疼痛始终不缓解，影响正常行走，甚则因跛行而出现右侧牵带腰痛，需平躺休息方可减轻。笔者诊察发现，患者右侧足背部及足底颜色正常，皮温正常，双侧足趾及关节活动正常，无青紫、无瘀斑；右侧足趾至外踝部皮肤高于他处，触诊皮肤质软，只有轻度的压痛。给予少阳、阳明循经取穴留针，电烤灯治疗数日，无明显缓解。于是笔者思及《灵枢·五乱》有瘀络放血再针腧穴的先例，但患者伤处已无瘀青贲络可取，当参《灵枢·五乱》之法而不死守其术，乃取伤痛区域所涉及的脚趾末梢放血，而后复用常规循经取穴留针。施术次日，症状居然大减。接下来每日 1 次放血加常规针刺，2 日后彻底收功。笔者此案有效，来自对经文的借用，严格意义上确有断章取义、自由联想的嫌疑，但是读书入脑者，自不会拒绝这种"入乎书中，出乎书外"的状态。

3. 用穴方面，笔者觉得其他四乱在今天看来略显朴素，唯"气乱于肺"鱼际、太溪的配穴，简明高古，惊才绝艳。哪怕不在"五乱"语境下，不用"徐入徐出"的手法，这两穴也可以作为固定处方，治疗上焦气郁而不降的情况，取验于临床。

笔者治发热后胸闷气喘的麻杏石甘汤证，宗吴鞠通改写《灵枢·热病》条文的方法，刺少商每有效，然而临床总有例外时。曾诊一老年女性患者，肺炎热退后遗留喘憋，动则乏力、气促，脉搏稳定，略见弦滑。予以少商放血，当下缓解程度不大。于是借用《灵枢·五乱》鱼际、太溪的思路，深刺留针。患者反馈，针下胀麻异常，半小时后明显呼吸顺畅，动则喘促的势头大减，自觉胸口这几天的紧缩感一下子开了。

胀论第三十五

提要

本篇先阐述胀病的病机，再分述脏腑胀病的见症，最后提出了刺三里治标、另寻根源治本的治疗方案。

一、胀病机制

1. 胀脉：其脉大坚以涩者，胀也。阴为脏，阳为腑。

2. 胀理：卫气主导作病。

卫气之在身也	常然并脉	营气循脉，卫气逆为脉胀
	循分肉	卫气并脉循分为肤胀

3. 胀因：厥气在下，营卫留止，寒气逆上，真邪相攻，两气相搏，乃合为胀也。

二、胀病分型

夫胀者，皆在于脏腑之外，排脏腑而郭胸胁，胀皮肤，故命曰胀。

脏腑	胀形
心	烦心短气，**卧不安**
肺	虚满而喘咳
肝	胁下满而痛引小腹

脏腑	胀形
脾	善哕，四肢烦悗，体重不能胜衣，**卧不安**
肾	腹满引背央央然，腰髀痛
胃	腹满，胃脘痛，鼻闻焦臭，妨于食，大便难
大肠	肠鸣而痛濯濯，冬日重感于寒，则飧泄不化
小肠	少腹䐜胀，引腰而痛
膀胱	少腹满而气癃
三焦	气满于皮肤中，轻轻然而不坚
胆	胁下痛胀，口中苦，善太息

三、胀病治疗

1. 理论刺法：三里而泻，近者一下，远者三下，无问虚实，工在疾泻。

2. 实际操作：①力求准确，（取足三里）陷于肉肓，而中气穴。②反复校正，三而不下，必更其道，气下乃止，不下复始。③知标求本，（顾及脏腑）必审其诊，当泻则泻，当补则补。

3. 无效原因：不中气穴，则气内闭，针不陷肓，则气不行，上越中肉，则卫气相乱，阴阳相逐。

☐ 讨论

1. 本文宜与《灵枢·卫气失常》的第一节互参阅读。《灵枢·卫气失常》所言"卫气之留于脉中，搐积不行"，原理上可归入本文"营气循脉，卫气逆为脉胀"的范畴。

《灵枢·卫气失常》治腹胀满"泻三里与气街"，其中"三里"，文也有讨论，且对刺法极尽细究。"气街"涉及脏腑的背俞、胸膺、脐左右动脉等。本文也列举了胀满波及具体薄弱脏腑的病形，待三里穴解除胀满压力后，不排除需再从气街入手，对受累脏腑气机作进一步的巩固修复。

《灵枢·卫气失常》的胀满诊疗，属于"先病而后中满者，治其标"的处置，"标"背后的"先病"之"本"究竟还涉及哪处经络并未言及。而本文则强调，治胀的最后一步要追究引发疾病的"第一因"，将其拔除 ——"必审其诊，当泻则泻，当补则补"。笔者在临床上常见一类胆囊炎患者，每逢下肢脾经受寒传入躯干，即牵扯整个腹部胀满，伴胁痛不舒、心烦喜呕，此时刺三里令针感传至脚踝，往往胀满可以缓解大半，再于右侧后背胆俞行泻法，胁肋症状与烦、呕又会得到明显缓解，然而总是还有症状未能除尽，此时若触诊得脾经皮部僵冷，可于太白、公孙一带找到最为虚软凹陷的点，针刺后行补法或烤红外线灯，也可以用醒脾散寒药泡浴下肢，往往能够进一步触动病根，得气者常见出汗、呃逆、矢气、腹泻等排病反应，霍然而愈。这也印证了《灵枢·胀论》三里除胀满、气街调脏腑、诊察拔根源三步走的次第，有极其贴近临床的实用性与逻辑感。此时再读《灵枢·九针十二原》"阴有阳疾者，取之下陵三里"一句中"阴有阳疾"四字，会隐隐有所感悟。

不难看出，本篇从理论结构到操作细节，都已较《灵枢·卫气失常》更完备。

2. 本文谈及"何以解惑"，当系就胀病而言，讨论《刺节真邪论》的"刺卫言解惑"该如何具体应用。岐伯答语秉承了《灵枢·官针》"三刺则谷气出"的精神，即"合之于真，三合而得。"真，即前文"真邪相攻"之真，指卫气，属谷气所化。经本文串联，我们可以知道，包括刺胀在内的"解惑"针法，都应遵从《灵枢·官针》"始刺浅之，以逐邪气，而来血气，后刺深之，以致阴气之邪，最后刺极深之，以下谷气。"《灵枢·刺节真邪》那一段迷离宽泛的"解惑"论述，也有了实操落脚处。

3. "不中气穴，则气内闭，针不陷肓，则气不行。"

这一句很容易让人想起《灵枢·邪气脏腑病形》"中气穴,则针游于巷"。但是《灵枢·胀论》此句又为鉴别针刺是否已"中气穴"提出了新的补充描述,即"陷肓",这非常可贵。何谓"陷肓"?

笔者曾治疗一患者,食指朝中指一侧侧面疼痛,笔者观其最痛的点,大概在大肠经与三焦经之间的线路上,遂不执拗于传统经络腧穴,在该线路上揣穴并得到几个可以针刺的点(参见《灵枢·邪气脏腑病形》讨论部分),针刺后留针少时,针感渐见,患者说:"有肉噘着针的感觉,又紧又胀。"同时,笔者发现,针令局部皮腠下陷成小凹,而周边皮肉略呈紧张,类似一张小嘴在裹吸毫针,或即古人所谓"陷肓"之象。且针刺一次后,症状即大大缓解,符合"陷肓"后"气行"的效果。笔者因患者"噘着针"的老北京式口语描述,非常贴切,利于辅助理解"陷肓"一词的语义感觉,故记录于此,与读者分享。

4. "厥气在下,营卫留止,寒气逆上,真邪相攻,两气相搏,乃合为胀也。"联系上下文我们知道,这一句侧重说卫气,但作者仍使用"营卫留止"的措辞,或是因为临床中常常遇到腹胀而兼见络脉显现的情况,所以不得不提及"营"。

原文中还有一个段落,"黄帝曰:夫气之令人胀也,在于血脉之中耶,脏腑之内乎?岐伯曰:三者皆存焉,然非胀之舍也。黄帝曰:愿闻胀之舍。岐伯曰:夫胀者,皆在于脏腑之外,排脏腑而郭胸胁,胀皮肤,故命曰胀。"可见胀是寒气对五脏、六腑、血脉进行外在挤压,三者虽然受病,但不是内部受病。其中的血脉受压凸显于皮表,一般情况下也未必该被刺血治疗,更应该先撤去胀的压力。只有胀病暴骤或日久,真的形成严格意义上的瘀络,且病变的出路转机恰好在某处络脉,刺血才是必要的。本篇提及营、脉却不刻意说刺血,背后是客观的临床观察和稳妥的临床思辨。这也启发我们,治疗静脉曲张一类疾病是刺血要辨时机、懂取舍,不宜盲目。

五癃津液别第三十六

提要

本篇讲五种情景下的津液代谢状况，临床当本着"有者求之，无者求之，盛者责之，虚者责之"的视角印证经文，多方向看待具体症状。

一、津液总述

水谷皆入于口，其味有五，各注其海。津液各走其道，故三焦出气，以温肌肉，充皮肤，为其津，其流而不行者为液。

二、津液五别

津液代谢现象	机制
天寒衣薄，则为溺与气	天寒则腠理闭，气湿不行，水下留于膀胱，则为溺与气
天热衣厚则为汗	天暑衣厚则腠理开，故汗出，寒留于分肉之间，聚沫则为痛
悲哀气并则为泣	五脏六腑之津液，尽上渗于目，心悲气并，则心系急。心系急则肺举，肺举则液上溢。夫心系与肺，不能常举，乍上乍下，故欬而泣出矣
中热胃缓则为唾	中热则胃中消谷，消谷则虫上下作。肠胃充郭，故胃缓，胃缓则气逆，故唾出

（续 表）

津液代谢现象	机制
邪气内逆，则气为之闭塞而不行，不行则为水胀。（此证虽言水胀，当先有遗精或白带，涉及骨间髓液，本篇津液的讨论才完整）	五谷之津液，和合而为膏者，内渗入于骨空，补益脑髓，而下流于阴股。阴阳不和，则使液溢而下流于阴，髓液皆减而下，下过度则虚，虚故腰背痛而胫酸。阴阳气道不通，四海闭塞，三焦不泻，津液不化，水谷并行肠胃之中，别于回肠，留于下焦，不得渗膀胱，则下焦胀，水溢则为水胀

讨论

以上最后一类疾病为先有阴阳不和而带下或遗精，损伤久久不愈，命门火衰，三焦不气化，再忽然受邪，则极易发为水胀。故此为重症，要先有"髓液皆减"的基础才能发生，非如上述四种随时可以感而发病。

五阅五使第三十七

提要

本篇凡七组问答，主讲望诊，笔者以三个主题归纳内容，并在文末"讨论"部分依理路重构原文，便于阅读理解。

一、通过面部评估整体体质

1. 优良者

五官已辨，阙庭必张，乃立明堂，明堂广大，蕃蔽见外，方壁高基，骨取垂居外，五色乃治，平博广大，寿中百岁。见此者，刺之必已，如是之人者，血气有余，肌肉坚致，故可取以针。

2. 劣质者

五官不辨，阙庭不张，小其明堂，蕃蔽不见，又埤其墙，墙下无基，垂角去外。如是者，虽平常殆，况加疾哉？

二、以五官参证五脏

五脏	五官	五脏发病所候
肺	鼻（鼻孔）	肺病者，喘息鼻张
肝	目	肝病者，眦青
脾	唇	脾病者，唇黄

五脏	五官	五脏发病所候
心	舌	心病者，舌卷短，颧赤
肾	耳	肾病者，颧与颜黑

三、以五官之外的部分参证五脏

脏腑之在中也，各以次舍，左右上下，各如其度也。（详见《灵枢·五色》）

格 讨论

此篇语序错乱，当把段落重新调整，更有层层递进的逻辑美。笔者重新调整七组问答如下，粗体字构成一条小脉络，波浪线构成一条小脉络，下划线构成一条小脉络。

1.黄帝问于岐伯曰：余闻刺有五官五阅，以观五气。五气者，五脏之使也，五时之副也。愿闻其五使当安出？

岐伯曰：**五官**者，五脏之阅也。

2. 黄帝曰：愿闻**五官**。

岐伯曰：鼻者，肺之官也；目者，肝之官也；口唇者，脾之官也；舌者，心之官也；耳者，肾之官也。

3. 黄帝曰：以**官**何候？

岐伯曰：以候五脏。故肺病者，喘息鼻张；肝病者，眦青；脾病者，唇黄；心病者，舌卷短，颧赤；肾病者，颧与颜黑。

4. 黄帝曰：愿闻其所出，令可为常。

岐伯曰：脉出于气口，色见于明堂，五色更出，以应五时，各如其常，经气入脏，必当治理。

5. 帝曰：善。五色独决于明堂乎？

岐伯曰：五官已辨，阙庭必张，乃立明堂，明堂广大，蕃蔽见外，方壁高基，龈垂居外，五色乃治，平博广大，寿中百岁，见此者，刺之必已，如是之人者，血气有余，肌肉坚致，故可取以针。

6. 黄帝曰：五脉安出，五色安见，其常色殆者如何？岐伯曰：五官不辨，阙庭不张，小其明堂，蕃蔽不见，又埤其墙，墙下无基，垂角去外。如是者，虽平常殆，况加疾哉？

7. 黄帝曰：五色之见于明堂，以观五脏之气，左右高下，各有形乎？岐伯曰：脏腑之在中也，各以次舍，左右上下，各如其度也。

逆顺肥瘦第三十八

提要

本文"临深决水"和"循掘决冲"两种刺法是贯穿全篇的主线，其余体质、逆顺云云只是其参考系，阅读不可舍本逐末。

一、气之滑涩，血水清浊

分类	体质	刺法	刺理
白	其端正敦厚者，其血气和调	刺此者，无失常数也	临深决水：血清气滑，疾泻之则气竭焉 循掘决冲：血浊气涩，疾泻之，则经可通也
黑	广肩腋项，肉薄厚皮而黑色，唇临临然，其血黑以浊，其气涩以迟。其为人也，贪于取与	刺此者，深而留之，多益其数也	
肥	年质壮大，血气充盈，肤革坚固，因加以邪	刺此者，深而留之，此肥人也	
瘦	瘦人者，皮薄色少，肉廉廉然，薄唇轻言，其血清气滑，易脱于气，易损于血	刺此者，浅而疾之	
长	刺壮士真骨，坚肉缓节，监监然	此人重则气涩血浊，刺此者，深而留之，多益其数	
		劲则气滑血清，刺此者，浅而疾之	

（续　表）

分类	体质	刺法	刺理
少	婴儿者，其肉脆，血少气弱	刺此者，以毫针浅刺而疾拔针，日再可也	

注："广肩腋项，肉薄厚皮而黑色，唇临临然，其血黑以浊，其气涩以迟。其为人也，贪于取与。"一句为错简，当在"刺常人奈何"之后的答语里。不然不仅此句费解，且刺常人之法后的答语也是所答非所问

二、行之逆顺

经脉	循行
正经	手之三阴，从脏走手
	手之三阳，从手走头
	足之三阳，从头走足
	足之三阴，从足走腹
冲脉	其上者，出于颃颡，渗诸阳，灌诸精 其下者，注少阴之大络，出于气街，循阴股内廉入腘中，伏行骭骨内，下至内踝之后属而别 其下者，并于少阴之经，渗三阴 其前者，伏行出跗属，下循跗，入大趾间，渗诸络而温肌肉。故别络结则跗上不动，不动则厥，厥则寒矣。循而导之，切而验之，其非必动，然后仍可明逆顺之行也

討論

1. 本篇开篇黄帝问岐伯的语气是带着质疑的，但因对文言文古雅的印象，许多现代译者将开篇一段用恭敬语气翻译，一些措辞细节便很难自洽。其实，《内经》里有很多黄帝质疑辩驳岐伯的地方，这是学习探讨中的正常现象。我们做现代语译可以不必回避

语气上的冲突。

2."临深决水"和"循掘决冲"在原文里的讨论，篇头一处，篇尾一处，点到为止，令人似懂非懂。两者都用"决"字，可见都是以通畅为目的的治疗。但是，两"决"背后的模型不同，治疗侧重也不同。"临深决水"包含着河流隐喻，"循掘决冲"包含着道路隐喻。两种隐喻共同使用解析经脉，还见于《灵枢·刺节真邪》"寒则地冻水冰，人气在中，皮肤致，腠理闭，汗不出，血气强，肉坚涩。当是之时，善行水者，不能往冰，善穿地者，不能凿冻，善用针者，亦不能取四厥。血脉凝结，坚搏不往来者，亦未可即柔。故行水者，必待天温，冰释冻解，而水可行，地可穿也。人脉犹是也。"这是非常有意思的，足见先人对于疏通经络，有着不同层次的处理，绝非眉毛胡子一把抓。接下来，我们就需要还原，到底什么情况下该"决水"，什么情况下该"决冲"，而决水、决冲该如何操作，又是如何回应"自然奈何"的。

"临深决水，不用功力而水可竭也"。水势是有自然方向的，一如经络是有自然走向的。堤坝拦河，就地势低的地方引决河水，是顺自然之势而为。《灵枢·胀论》便给出了鲜活的例子："卫气之在身也，常然并脉，循分肉，……寒气逆上，真邪相攻，两气相搏，乃合为胀也。"卫气病处如河流下游，卫气堵塞，上游胸腹必似河水壅溢作胀，此时，循经取低洼堪决处，"三里而泻，近者一下，远者三下。无问虚实，工在疾泻"，便似临深决水。

"循掘决冲，而经可通也"。掘，即窟，有山洞意。冲，繁体字形为"衝"，有道路意。天然洞穴、溶洞，每多崎岖，贯通大山内部。欲开凿通道，顺洞势而为，即可免去许多工夫。比之经脉，皮肉鼓起处隐隐可见的崎岖血络，便如高山险阻中亟待疏凿拓宽的洞穴通道。《灵枢·刺节真邪》对此作了扩充阐述："一经上实下虚而不通者，此必有横络盛加于大经，令之不通，视而泻之，此所谓解结也。"在大经上寻络施刺，便是"循掘决冲，而经可通也"。

可见，无论"临深决水"还是"循掘决冲"，都是顺着经络循行的固有方向找到治疗点，施行泻法，试图四两拨千斤，借助卫气营血的自然运行力量，实现人体的调衡。前者主要作用于气的层次，后者主要作用于血的层次。但是，这都必须以理想情况为前提，即只有标准的血清气滑之人，"临深决水"才可以迅速操作、迅速起效。如果血不够清、气不够滑，便不易实现"疾泻之则气竭焉"的疗效，治疗反而可能需要"深以久留"以致气。至于"循堀决冲"起效的理想情况，则必须是"血浊气涩"。若换作血清气滑之人某条经脉上实下虚、横络明显，便不能轻易放血，否则很有可能出现《灵枢·血络论》"刺络而虚经，虚经之属于阴者，阴脱，故烦悗"的事故。此时的最佳刺法是浅刺而疾发针（稍有临床经验的中医人都知道，一类人的静脉曲张可以放血，而另一类只能梅花针叩刺治疗）。至此，我们已然参详出，篇末对决气、决冲的问答，需要读者举一反三来看。同时，我们理解了贯穿本篇的两个"决"，背景必须第一强调经脉顺逆，第二强调壮弱肥瘦、气血滑涩。只有明白了经脉顺逆，决水、决气才能借自然之势；只有明白了壮弱肥瘦、气血滑涩，才能面对具体患者，刺法权变，游刃有余。

3. 本篇言十二经之外别有冲脉，学者多重视其与现代解剖学之间的联系，而易忽略问答背景。冲脉循行作为"少阴之脉独下行何也？"的答语出现，黄帝为什么会在亲耳听见岐伯总结"足之三阴从足走腹"后，仍然执拗地讨论少阴的"下行"？黄帝究竟观察到了什么临床现象，会让岐伯不得不别申冲脉来进行答复？这是我们不能遗漏关注的细节。笔者以为，本节讨论的背景是静脉曲张相关疾病。临床上可以看到某些程度的静脉曲张，主要沿着少阴地界分布，且视觉上主干分出支脉的方向是向下发散而非向上发散，给黄帝造成了"少阴独下行"的直观感受。答语所述"冲脉"，循行部位有少阴地界者，也有非少阴地界者，基本涵盖了一些主要可见的静脉曲张高发区域。岐伯更需要向黄帝强调冲脉下行的独立存在，证明方法是"别络结则跗上不动"，意思是说在相当一部分病例中，作为上游的小腿，静脉曲张瘀结到一定程度下游的足背动脉就会如水流枯涸，摸不到跳动。这正好提示了此脉是从上行至下。假设此脉是从下向上运行的，小腿反而变成了下游，下游"别络结"会让上游的足背部脉搏如洪水壅积不泻，力量更盛才对，与事实不符，故言"其非必动"（如果理论不对，脉必搏动加剧）。这套说辞在现代解剖学与病理学看来，漏洞百出。但在当时人来看，就是"明于日月，微于毫厘"的"圣人之道"。有趣的是，中国古人常常能用错误的分析指向正确的方向。静脉曲张类问题从冲脉相论治，医界不乏效验案例，兹不赘述。此外，从当代人思维习惯来看，岐伯的逻辑美感并不好。如果想证明少阴上行而冲脉下行，需要将前者、后者的诊察验证并举，形成对比。岐伯一味强调后者，表述不够圆满。岐伯的语言表达风格，不仅让当代读者无法第一时间摸到头绪，《内经》里的黄帝也有时为此苦不堪言。如《灵枢·阴阳清浊》开篇的话题漂移，又如《灵枢·本脏》篇中黄帝尴尬的一句"善，然非余之所问也"。这些，都需要当代读者以客观、宽厚之心对待。

血络论第三十九

本篇讨论刺血后的反应，并推断原因。

放血结果	分析原因
刺血络而仆	脉气盛而血虚者，刺之则脱气，脱气则仆
血出而射	血气俱盛而阴气多者，其血滑，刺之则射
血少，黑而浊	阳气蓄积，久留而不泻者，其血黑以浊，故不能射
血出清而半为汁	新饮而液渗于络，而未合和于血也，故血出而汁别焉；其不新饮者，身中有水，久则为肿
拔针而肿	阴气积于阳，其气因于络，故刺之血未出而气先行，故肿
血出若多若少而面色苍苍	阴阳之气，其新相得而未和合，因而泻之，则阴阳俱脱，表里相离，故脱色而苍苍然
拔针而面色不变而烦悗	刺之血出多，色不变而烦悗者，刺络而虚经，虚经之属于阴者，阴脱，故烦悗
多出血而不动摇	阴阳相得而合为痹者，此为内溢于经，外注于络。如是者，阴阳俱有余，虽多出血而弗能虚也
针入而肉着	热气因于针，则针热，热则内着于针，故坚焉

讨论

篇首的问题部分并没有包括"针入肉着"，而"针入肉着"也没有出血现象，故最后一则问答当为后学补入。

继篇首八个问题后，岐伯总结血络可刺的特征。**"黄帝曰：相之奈何？岐伯曰：血脉盛者，坚横以赤，上下无处，小者如针，大者如箸，即而泻之万全也，故无失数，失数而反，各如其度。"** 即只有具备坚硬、充盈、色红、位置孤立的特点，才可以放血，所谓"失数""各如其度"，参见黄帝、岐伯之问答。

现代临床放血前也需先了解患者营养情况、就诊前是否进食，以及是否血小板低、是否有晕针晕血史、当下是否处于低血压低血糖状态等，防止医疗事故发生。

"拔针而肿"，很容易让我们想到针刺时的皮下血肿，会被指责为技术不娴熟。但是原文"阴气积于阳，其气因于络，故刺之血未出而气先行，故肿"，似乎并不是在普遍意义上解读皮下血肿，其背景有特定的限制。从措辞上推测，本处讨论的应该是《素问·厥论》理论背景下的"寒厥"，阴经之气乘阳经之位，形成阴阳气在局部挤聚，气结于络，针对这种络脉进行针刺易形成皮下的血肿。显然，古人有过与此相关的治愈经验，所以原文指出"气先行"，即纠结在一起的阴阳二气有了复行归位的向好趋势。

除了上述场景外，临床上还有许多疾病存在让疗效推进的皮下血肿。究其原理，不外久久自我僵持的气血忽然有了一丝大破大立的动力。笔者经验，在一类郁热消烁精气、局部略呈凹陷的穴位（正是《灵枢·禁服》"陷下者，脉血结于中，中有着血，血寒，故宜灸之"的反面，需从辨证上进行鉴别）留针，留针时若得剧烈针感，需浅刺者拔针多流血，需深刺者拔针后常可见瘀青血肿（亦有拔针一二日，肿始见者），待一段时间后肿消血尽，穴位也会凹陷消失、饱满起来。

笔者曾治一心脏不适的患者，脉数，手掌通红，间使穴触手凹陷，深刺间使酸胀无比，拔针后心脏症状缓解，然而当时并无血肿。次日，患者反馈间使穴瘀肿忽生。又曾治一眩晕患者，右侧太溪穴虚软凹陷，于是在该处留针，留针过程中局部酸胀，眩晕症状无变化。拔针时流出黑血一小滴，穴位皮下以肉眼可见的速度形成血肿，但是患者说：

"忽然一下子就感觉不晕了。"

笔者以为，这种现象类似淤泥阻塞已久的泉眼得到疏浚后，忽然涌水。起初水中也许会夹带污浊、泥垢，待逐渐恢复正常，必能清通秀润，滋养一方。当然，血肿严重者，必要时可辅以理血化瘀类喷雾剂、药酒外用处理。针刺前若得知患者凝血功能极差，也要慎用针法，避免不可控的出血。

阴阳清浊第四十

提要

本篇从脏腑的"受谷者浊""受气者清"讨论阴阳经脉，为《灵枢·五乱》作出了一定的背景铺垫。

一、岐、黄的沟通混乱

此篇最初的问题源自黄帝研究肌肤望诊原理，讨论人身上肌肤都是如环无端的十二经气血所流过，为何会不同部位色泽不一。可岐伯产生误会，险些岔开话题。经黄帝澄清后，问答才回归主线。

这种古人沟通不畅的忠实记录，亦见于《灵枢·本脏》《素问·移精变气论》等篇，一定程度上警示了现代医学教育工作者，打磨良好的教学语言与沟通模式，对于专业知识的传承非常必要。

二、人体气血不均匀分布的内在规律

气之所受	气之所注	气之大别	气之运行	气之质地	刺法
受气者清	清者注阴	肺	手太阴独受阴之清 其清者上走空窍 清而浊者，则下行肺之浊气，下注于经，内积于海	清者其气滑	刺阴者，深而留之；刺阳者，浅而疾之；清浊相干者，以数调之也。（数，见于《灵枢·五乱》）

（续　表）

气之所受	气之所注	气之大别	气之运行	气之质地	刺法
受谷者浊	浊者注阳	胃	手太阳独受阳之浊其浊者下行诸经 浊而清者，上出于咽胃之清气，上出于口 诸阴皆清，足太阴独受其浊	浊者其气涩	刺阴者，深而留之；刺阳者，浅而疾之；清浊相干者，以数调之也。（数，见于《灵枢·五乱》）

讨论

此篇为《灵枢·经水》之后续衍伸，论不同经脉气血情况决定刺法不同。但讨论气之清浊，则开始重视脏器对经脉的影响，而不是像《灵枢·经脉》一样强调经脉对脏器的影响。

经脉的清浊，只取决于所属脏器的"受谷"与"受气"，如"手太阳独受其浊"，显然因胃需要成为"浊之清"和"浊之浊"的共同源头。其"浊之清"的部分可"上出于口"，而胃腐熟水谷下行入受盛之官小肠，小肠受谷不受气则为浊中之浊，是以远在上肢的手太阳经反被所属脏器小肠影响，因此"独受其浊"。又如"诸阴皆清，足太阴独受其浊"，因脾为胃行津液，反而受谷而浊，于是足太阴被脾影响，成为阴经中"浊"的特例。回归最初的问题，为什么人体气血如环无端，而色泽不一，甚至患者身上可以五色并见？皆是脏器对经脉部位的影响所致。"清浊相干者，以数调之也"一句提示此篇宜下接《灵枢·五乱》。

阴阳系日月第四十一

提要

本篇试图用阴阳主导五行，甚至替代五行。文中五脏分阴阳延续了《素问》，身半上下之阴阳再依日月而分手足经脉阴阳，则大多攒合改造自《灵枢·终始》《灵枢·经筋》等篇的样式，只以理论精美为目的。

一、足之十二经脉以应十二月

地支月份	经脉	《灵枢·经筋》配月		刺法
寅者，正月之生阳也	左足之少阳	足之少阳		正月二月三月，人气在左，无刺左足之阳
卯者，二月	左足之太阳	足之太阳		
辰者，三月	左足之阳明	足之阳明	两阳合明	
巳者，四月	右足之阳明	手之阳明		四月五月六月，人气在右，无刺右足之阳
午者，五月	右足之太阳	手之太阳		
未者，六月	右足之少阳	手之少阳		
申者，七月之生阴也	右足之少阴	足之少阴		七月八月九月，人气在右，无刺右足之阴
酉者，八月	右足之太阴	足之太阴		
戌者，九月	右足之厥阴	足之厥阴	两阴交尽	
亥者，十月，	左足之厥阴	手之厥阴		十月十一月十二月，人气在左，无刺左足之阴
子者，十一月	左足之太阴	手之太阴		
丑者，十二月	左足之少阴	手之少阴		

二、手之十指以应十日

天干日期	经脉	备注	刺法
甲	左手之少阳		
乙	左手之太阳		
丙	左手之阳明	两阳合明	
丁	右手之阳明		
戊	右手之太阳		无
己	右手之少阳		
庚	右手之少阴		
辛	右手之太阴		
壬	左手之太阴		
癸	左手之少阴		

讨论

　　"十日"与"十二月"是将一年进行分割的两种方法，前者可追溯到《夏小正》乃至彝族十月历（参见陈久金等前辈的论著）这一系统，后者则以三阴三阳立论。

　　《内经》把经脉按三阴三阳与月份进行配对，这种写作经历了一个漫长的发展过程。

三阴三阳配月份（《素问·脉解》）

手足三阴三阳配月份（《灵枢·经筋》）

手足左右三阴三阳配月份（《灵枢·阴阳系日月》）

　　其中，《灵枢·经筋》为了让手、足取得同样地位，又为了照顾阳明与厥阴的哲学意义，不惜勉强将手经放入冬季与夏季（其实并无显著普遍的临床意义）。

而本篇，有以下四点值得注意：第一，明显受《素问·脉解》等篇影响，令一年内完成一个阴阳经脉连续，更利于体现经脉在其所主时令显象；第二，放不下《灵枢·经筋》的十二月阴阳（两篇内春、秋季经络阴阳次第完全相同）与"两阳合明""两阴交尽"格局；第三，着重关注左右经脉之不同；第四，以足经为主体，以手经为附属，这一点与《灵枢·终始》《灵枢·禁服》等篇相同。

故而本篇的设计理念可以看作是在《灵枢·经筋》的大格局下，以足经之左右换掉《灵枢·经筋》的手经；以足经配十二月，以手经放入十天干循环，更在笔墨上侧重足经，营造主次感。

但是，为了暗合理想化的数术，本篇牺牲了手厥阴的存在，又让其余手经在配属十天干后，陷入无法贴切描述刺法忌宜的僵局。本篇纯是尝试建立一个系统，兼具"经脉配时间""经脉分左右""地支十二月历与天干十日历（又称十月历）并行调和"等理论美感。本篇一无主病，二无脉法，只是一种构建尝试。文末黄帝并未曰"善"，而是与岐伯互相辩难，僵持不下。显然，黄帝更在意有明确临床指导意义、术数含量适可而止的四时五脏系统，对人体的纯术数化不敢恭维。

这也提醒临床工作者，虽然在继承传统中医的过程中无法回避"术数实践"，但要对"术数美学"的极端打造保持冷静与警惕。毕竟，从近些年出土的秦汉简帛里，我们看到了太多被历史淘汰的术数系统，其中不乏构造精美者。中国人说到底还是在意实用的。

病传第四十二

提要

本篇第一部分讨论了一门深入的习医理念。第二部分黄帝言已知阴阳虚实"可治之属",转而欲问病传、危重症。岐伯先以"旦醒"比喻能用阴阳解析的"可治之属",以"夜瞑"比喻迷乱不定的病传、危重症。之后就"夜瞑"知识模块,再分正邪、虚邪两部分讨论。正邪的传变、危重症可能性,见下一篇《灵枢·淫邪发梦》;虚邪的传变、危重症可能性见本篇。传变话题,似乎提示我们要在治疗中注意"先安未受邪之地",但一种医疗上的提前干预究竟会"先安未受邪之地"还是会"引邪入里",需要强大的临床直觉来监控。

一、习医理念

学医当一门深入,"诸方者,众人之方也,非一人之所尽行也",各种疗法适合各类有相应天赋的医师,一个医师未必能全部精通。"守一勿失,万物毕者也"。

二、邪分正、虚

1. 两种邪气的病理

	病之变化	淫传绝败
正邪	暗乎其无声,漠乎其无形 《灵枢·邪气脏腑病形》曰:正邪之中人也微,先见于色,不知于身,若有若无,若亡若存,有形无形,莫知其情	淫邪泮衍,血脉传溜

	病之变化	淫传绝败
虚邪	折毛发理，正气横倾 《灵枢·刺节真邪》曰：虚邪之中人也，洒淅动形，起毫毛而发腠理。其入深……	大气入脏，腹痛下淫

按：本篇与《素问·离合真邪论》背景强相关，"余闻九针九篇……余知之矣。此皆荣卫之倾移，虚实之所生，非邪气从外入于经也。余愿闻邪气之在经也，其病人何如？取之奈何？"之后，讨论了邪气传络入经的补泻针刺。其间使用三部九候脉法，更因"虚邪因而入客，……其行于脉中，循循然。其至寸口，中手也，时大时小，大则邪至，小则平"而创造了"大气"一词（《内经》常用"气"字指代脉动），随后的行文便正常使用该词。

《灵枢·病传》显然承《素问·离合真邪论》而来，也先强调了"余受九针于夫子……今余已闻阴阳之要，虚实之理，倾移之过，可治之属"。之后讨论邪气从经络入五脏的预后，并同样延续了"大气"的说法。此段"大气入脏"一词当译作：脉见大象背后的邪气，深入扰乱脏腑。否则，后文"病发于心"等脏腑定位变成了没有脉诊指征的空谈。

2. 虚邪传变与预后

始发部位	传变过程	死时
病先发于心	一日而之肺，三日而之肝，五日而之脾，三日不已，死	冬夜半，夏日中
病先发于肺	三日而之肝，一日而之脾，五日而之胃，十日不已，死	冬日入，夏日出
病先发于肝	三日而之脾，五日而之胃，三日而之肾，三日不已，死	冬日入，夏早食
病先发于脾	一日而之胃，二日而之肾，三日而之膂膀胱，十日不已，死	冬人定，夏晏食
病先发于胃	五日而之肾，三日而之膂膀胱，五日而上之心，二日不已，死	冬夜半，夏日昳

（续　表）

始发部位	传变过程	死时
病先发于肾	三日之膀胱，三日而上之心，三日而之小肠，三日不已，死	冬大晨，夏晏晡
病先发于膀胱	五日而之肾，一日而之小肠，一日而之心，二日不已，死	冬鸡鸣，夏下晡

注：上表内容隐隐承袭《素问·玉机真脏论》的外感发热传变理论而来，细节有所增订。《素问·标本病传论》末段描述内容与上相同，但叙述方式不同

下表将两文进行对比，粗体字为《素问·标本病传论》内容。

始发部位		传变过程	死时
心	病先发于心	一日而之肺，三日而之肝，五日而之脾，三日不已，死	冬夜半，夏日中
	心病，先心痛	**一日而咳，三日胁肢痛，五日闭塞不通，身痛体重，三日不已死**	**冬夜半，夏日中**
肺	病先发于肺	三日而之肝，一日而之脾，五日而之胃，十日不已，死	冬日入，夏日出
	肺病喘咳	**三日而胁肢满痛，一日身重体痛，五日而胀，十日不已死**	**冬日入，夏日出**
肝	病先发于肝	三日而之脾，五日而之胃，三日而之肾，三日不已，死	冬日入，夏早食
	肝病头目眩胁肢满	**三日体重身痛，五日而胀，三日腰脊少腹痛胫酸，三日不已死**	**冬日入，夏早食**
脾	病先发于脾	一日而之胃，二日而之肾，三日而之膂膀胱，十日不已，死	冬人定，夏晏食。
	脾病身痛体重	**一日而胀，二日少腹腰脊痛，胫酸，三日背膂筋痛，小便闭，十日不已死**	**冬入定，夏晏食**

（续　表）

始发部位		传变过程	死时
胃	病先发于胃	五日而之肾，三日而之膂膀胱，五日而上之心，二日不已，死	冬夜半，夏日昳
	胃病胀满	**五日少腹腰脊痛胻酸，三日背膂筋痛，小便闭，五日身体重，六日不已死**	**冬夜半后，夏日昳**
肾	病先发于肾	三日之膀胱，三日而上之心，三日而之小肠，三日不已，死	冬大晨，夏晏晡
	肾病少腹腰脊痛胻酸	**三日背膂筋痛，小便闭，三日腹胀，三日两胁肢痛，三日不已死**	**冬大晨，夏晏晡**
膀胱	病先发于膀胱	五日而之肾，一日而之小肠，一日而之心，二日不已，死	冬鸡鸣，夏下晡
	膀胱病，小便闭	**五日少腹胀，腰脊痛胻酸，一日腹胀，一日身体痛，二日不已死**	**冬鸡鸣，夏下晡**

注：日期或许不是理论数术推算，当系客观总结记录，至于间脏见证之刺法，或可借用《素问·离合真邪论》的补泻刺法

淫邪发梦第四十三

提要

本篇论梦，为上篇续文。上篇末尾从虚邪角度论述"病之变化，淫传绝败而不可治"的话题，本篇开篇从正邪角度论述这个话题。若正邪在内伤五脏的前提下，"阴阳相感，邪乃得往"，未必不会逐渐真脏脉见，"败绝而不可治"。提前参考梦境，予以干预，是非常必要的。至于黄帝一句"有余不足有形乎"，问得过于宽泛，所以岐伯答语中的梦诊条文，读者宜自行甄别：前十二条是天之邪气范畴，后十五条是夹杂地气的厥气范畴。两种梦各有风格，意在对比鉴别，应用方面可以参考《灵枢·邪客》的讨论部分。"十二有余""十五不足"的提法似乎是后学误注，宜删去。

一、正邪发梦原理

正邪从外袭内，而未有定舍，反淫于脏。不得定处，与营卫俱行，而与魂魄飞扬，使人卧不得安而喜梦。气淫于腑，则有余于外，不足于内。气淫于脏，则有余于内，不足于外。

二、正邪梦境分析

	脏气实，邪不能客	脏气伤，邪反淫脏
病位	病位弥漫，跷分阴阳	病位专涉，可现五脏
特点	梦见行为、意象为主	梦见体感、情绪为主

（续　表）

	脏气实，邪不能客	脏气伤，邪反淫脏
梦境	阴气盛，则梦涉大水而恐惧；阳气盛，则梦大火而燔焫；阴阳俱盛，则梦相杀。上盛则梦飞。下盛则梦堕；甚饥则梦取，甚饱则梦予	肝气盛，则梦怒；肺气盛，则梦恐惧、哭泣、飞扬；心气盛，则梦善笑恐畏；脾气盛，则梦歌、身体重不举；肾气盛，则梦腰脊两解不属

按：不难发现，上表中梦境的分析落脚点是《灵枢·卫气行》跷脉阴阳、五脏的卫气模型，毕竟梦和睡眠有关，而睡眠和卫气行跷有关。初感正邪，是否有入脏作病的危险，固然可以通过突发的梦境鉴别，但这不意味着上述梦诊仅能应用于正邪。临床上我们也常常看到，虚邪恶寒发热身痛的患者，夜梦哭泣、怒吼、妄笑。单纯从梦的角度只能区分病位，不好区分虚邪、正邪。不过，正邪不同于虚邪的剧烈反应，初起症状极其不明显。《素问·八正神明论》曰："正邪者，……其中人也微。故莫知其情，莫见其形。"《灵枢·邪气脏腑病形》曰："正邪之中人也微，先见于色，不知于身，若有若无，若亡若存，有形无形，莫知其情。"若一个患者，无第一时间洒洒恶寒，周身疼痛，却忽然睡卧不安，夜梦异常，尚未大显于脉，诊无可诊，医师当结合节气与色诊，断为正邪，并根据梦境推测邪气是否入脏，决定是否需要深度干预。以上便是梦诊在正邪初感中的用法。脏气实，则循其"病之变化"，脏气虚，则防其"淫传绝败"。

三、厥气梦境分析

关于"厥气"，《灵枢·百病始生》曰："厥气生足悗，悗生胫寒，胫寒则血脉凝涩，血脉凝涩则寒气上……"《灵枢·胀论》曰："厥气在下，营卫留止，寒气逆上……"《素问·调经论》曰："喜怒不节，则阴气上逆……厥气上逆，寒气积于胸中而不泻。"此外，我们在《灵枢·百病始生》《灵枢·忧恚无言》《素问·举痛论》等篇中找到关于怒引寒气上升成厥的记载。可见，"厥气"的出现当是先有"阳虚生外寒"作为基础，再逢情志暴作，令地气寒湿自下而上袭造成的，与前文的"天之邪气"系统有别。不过，临床中邪气与厥气可以叠加，邪气梦诱发的强烈情绪倾向，也能带起厥气梦。因此，厥气梦无论作为机制对比，还是作为病情补充，详细记载于本篇都是非常必要的。

厥气梦境也是以行为、意象为主，这一点类似上一段脏器未伤的邪客跷脉梦境，甚至存在水、火、飞等共同项，但无论是行为还是意象，都较邪气梦境更为具体细致。

五脏	六腑	其他
厥气客于心，则梦见丘山烟火；客于肺，则梦飞扬，见金铁之奇物；客于肝，则梦山林树木；客于脾，则梦见丘陵大泽，坏屋风雨；客于肾，则梦临渊，没居水中	客于膀胱，则梦游行；客于胃，则梦饮食；客于大肠，则梦田野；客于小肠，则梦聚邑冲衢；客于胆，则梦斗讼自刳	客于阴器，则梦接内；客于项，则梦斩首；客于胫，则梦行走而不能前，及居深地窌苑中；客于股肱，则梦礼节拜起；客于胞䐊，则梦溲便

讨论

1."凡此十二盛者，至而泻之，立已"与"凡此十五不足者，至而补之立已也"两句或是后学补入，宜删去。

因正邪为梦的原理，开篇明确说是"反淫于脏"导致的，与六腑联系不直接。"气淫于腑，则有余于外，不足于内。气淫于脏，则有余于内，不足于外"的提法，是古文常见的偏意对举句型，明显偏重后半句，意谓：正邪淫于五脏发梦，当补腑、泻脏，表里同治。原文"气盛则梦"的文字也确实未提及六腑。就正邪扰脏发梦的核心主题，脏腑虚实并存，表里补泻同步，数应有五，不是单一的"盛者，至而泻之"可以囊括。而且，后文厥气的治疗，我们结合其他篇章可以知道，常需标本兼顾，针刺、热熨、放血并行，也不可能单纯"补之立已"。

总之，"凡此十二盛者，至而泻之，立已"与"凡此十五不足者，至而补之立已也"

措辞不堪推敲，当删去。

2.《素问·方盛衰论》另提到了一个梦诊场景："一上不下，寒厥到膝……少气之厥，令人妄梦，其极至迷。三阳绝，三阴微，是为少气。"这里所谓的寒厥，与《灵枢·淫邪发梦》中的"厥气"属于同一阵营，在《内经》语境中多指阳衰加临地气为病（参见书末"延伸讨论1:《黄帝内经》地气理论梳理"），与虚邪、正邪构成的天气为病有别。《素问·方盛衰论》列举五脏"气虚""得其时"两种梦候如下。

五脏	脏气虚梦候	得其时梦候
肺	气虚，则使人梦见白物，见人斩血借借	得其时，则梦见兵战
肾	气虚，则使人梦见舟船溺人	得其时，则梦伏水中，若有畏恐
肝	气虚，则梦见菌香生草	得其时，则梦伏树下不敢起
心	气虚，则梦救火阳物	得其时，则梦燔灼
脾	气虚，则梦饮食不足	得其时，则梦筑垣盖屋

细心分析会发现，《素问·方盛衰论》的寒厥梦与本篇的厥气梦风格一致，都是以具体行为、意象场景为主，情绪不作为主体出现。寒厥梦境背后的病情，应该较厥气梦境更为危重。意识半昏半醒，脉象微弱不显，诊无可诊，只能通过昏沉时的梦话推测，或是相对清醒时的异梦追述，辨别五脏定位，制定治疗方向。

《内经》梦境中的客体大多以场景物象为主，而到了《备急千金要方·调气法》中的五脏梦境记载，客体大多以人兽活物为主。这不得不说是时代人心的差异。此外，梦境诊断还会受当事人阅历复杂度、地域特征、家族结构的影响。古代梦诊可以在今天用作参考，却不能盲目嵌套。

我们的时代需要继续取象比类、反复验证，总结一套新的医学梦境意象系统，在脉诊、主症相对不明显的时候辅助使用。

顺气一日分为四时第四十四

提要

本篇的核心内容有二：其一是以病在卫气为背景，讨论卫气沿阳跷行诸经、沿阴跷入五脏两个部分的发病规律与分析方法；其二是对后者扩充的五脏五输诊治法。本篇内容可与《灵枢·卫气行》互参。

一、卫气系统的病位显象规律

四季	气机	病涉阳跷及诸经	病涉阴跷及五脏
春	生	旦慧	不应四时之气，脏独主其病者，是必以脏气之所不胜时者甚，以其所胜时者起也 顺天之时，而病可与期
夏	长	昼安	
秋	收	夕加	
冬	藏	夜甚	

二、脏病的刺有五变

五脏	五色	五时	五音	五味
病在脏者，取之井（冬）	病变于色者，取之荥（春）	病时间时甚者，取之输（夏）	病变于音者，取之经，经满而血者（长夏）	病在胃及以饮食不节得病者，取之于合，故命曰味主合（秋）
肝（大敦）	青（行间）	春、甲乙（太冲）	角（中封）	酸（曲泉）

（续　表）

五脏	五色	五时	五音	五味
心（中冲）	赤（劳宫）	夏、丙丁（大陵）	徵（间使）	苦（曲泽）
脾（隐白）	黄（大都）	长夏、戊己（太白）	宫（商丘）	甘（阴陵泉）
肺（少商）	白（鱼际）	秋、庚辛（太渊）	商（经渠）	辛（尺泽）
肾（涌泉）	黑（然谷）	冬、壬癸（太溪）	羽（复溜）	咸（阴谷）

原独不应五时，以经合之，以应其数，故六六三十六输。

讨论

本篇是研究五输穴绕不开的名篇，其中"病时间时甚者取之输"一句最为人称道，经常被当代临床家用于处理时轻时重的病症。但断章取义的经文缺乏背景的核实，我们会在临床中见到大量似是而非的有效案例和"时间时甚者取之输"的无效案例，不明其所以。

我们非常有必要对本篇五输穴应用的原意作一些研究。

前半篇讲一日四时，暗自使用卫气理论（所谓"人气"即卫气）。我们不妨提纯出它的基础模型 A：病位只停留在阳部，白天卫气主行于阳能正常压制邪气，故症状减轻；夜晚卫气入阴不能压制邪气，故症状加重。考虑卫气温分肉、肥腠理的特点，符合上述模型的邪气，当是八风中那些阴寒属性的正邪、虚邪，总之皆非阳热属性。

黄帝随后问出了"时有反者"，也就是病情早晨、白天加重，傍晚、深夜减轻的情况，于是又引出了模型 B："脏独主其病者，是必以脏气之所不胜时者甚，以其所胜时者起也"。也就是说，阴寒的邪气只盘踞在五脏，白天卫气主行于阳，所以阴分、五脏少气，脏器缺乏温煦，无力抵抗病症发作；入夜，卫气循阴入里，襄助五脏，于是夜晚成了五脏击退邪气、症状缓解的"所胜时"。

需要强调的是，这里的"胜"为战胜之意，并无五行相胜的意思。若作五行相胜讲，五脏"所不胜""所胜"各有五，而前文一日四时仅仅有四，必须丢开刚刚构建的概念体系，另起炉灶将一日五分，这显然是很不明智也很不负责的写法。同时，上述两个模型都未考虑病气的表里夹杂、属性夹杂，也未考虑患者本人的虚实夹杂，只为稍作示意，不能涵盖所有临床发病规律。

从行文逻辑看，后半篇"刺有五变"当系前半篇"脏独主其病者"的延展，在脏、在色、在时、在音、在味，是五脏病在不同维度的显象。

所谓"病在脏者取之井"，"在脏"沿袭上文"时有反者……脏独主其病"，意谓一日之中，呈现夕慧、夜安、旦加、昼甚的反常规律，且这种规律是当下的主要矛盾，那么就可以在井穴进行刺激。前文提到，本篇默认的邪气是偏阴寒的，笔者以为灸法或是首选。五脏病除了可以从这个角度捕捉之外，还有诸多经验，以下四条即为扩充内容。

"病见于色者取之荥"，当下尚未有其他表现，只是在色诊中有突出的五脏特征。那么，就要对荥穴进行干预。

"病时间时甚者取之输。"本篇穷举"五变"的原文中，五脏"其时"明确对接季节，但之后又多出五脏与天干日的对应。如果将季节和天干日看作两项，就成了"六变"，与"愿闻五变"的发问、"是为五变"的总结截然不符。因此，"夏主时"应该包括季节和天干日两部分。这也侧面反映了一个事实，所谓"病时间时甚者"，是与"病在脏者"作了刻意区分。前者时间跨度更大，不局限在一日之内。

"病见于音者取之经，经满而血者"。这里的五音是发病过程中的语音表现。《灵枢·小针解》曰："声章者，则言声与平生异也。"《素问·脉要精微论》曰："五脏相音，可以意识。"这些说明诊断学中的五音是可以被感性捕捉的意象，更侧重怒、喜、思、悲、恐的情绪底色，以及呼、笑、歌、哭、呻的表达形式（参见书末"延伸讨论 4：浅析《黄帝内经》中音律术语的应用"）。很多患者脏器有偏，为邪所触，在发病前后无故易哭、易怒，迥异平日，历代医案中都有相应记载。另外，本文开篇涉及昼夜话题，那么《灵枢·淫邪发梦》中情绪主题的五脏睡梦，若以怒、笑、歌、哭、恐的呓语表现出来，也当归入"病变于音者取之经"的范畴。当然，《内经》中的闻诊有纵、横之分，五音情志属于横向维度，《灵枢·忧恚无言》中的发音构音能力属于纵向维度。"病见于音者取之经，经满而血者"在本文语境下，不涉及后者，但实际临床中是可以兼见后者的，这一点我们要有所警惕，也不该混淆刺法。

"病在胃及以饮食不节得病者，取之于合，故命曰味主合。"按前后格式，本句核心内容必须能够直接分应五行。我们切勿从胃部疾病的字面意思来理解本句，而要从病程中突然出现的五味好恶（甚至导致五味所伤），以及五味耐受度的剧烈变化，推测五脏病位，进而针对阴经的合穴进行处理。

五脏的五个层次诊断，岐伯一一备述，然而通篇不见脉诊，这是很有意思的。上述诊断与五脏脉象究竟是同步的还是不同步的，值得一番思考。《内经》处处强调治未病，《灵枢·卫气行》《灵枢·逆顺》和本篇也都主张相时而刺。当疾病应时发作或许会有强烈的脉象异常，却不是根治疾病的最佳时机，所谓"无迎逢逢之气，无击堂堂之阵"。当疾病处于衰退期，宏观脉象相对平和、不明显，此刻并不意味着可以放松治疗，反而需要通过上述五大方面来切入，务求削减病势、瓦解病根。这也是《灵枢·逆顺》篇"刺其未盛""刺其已衰"的精神所在。

插一句题外话：《素问·脏气法时论》的作者显然读过本篇，但由于一定程度的误读，径将一日分五时（《素问·玉机真脏论》所言"一日一夜，五分之，此所以占死生之早暮也"延续了这种观念），据五行生克推演五脏病的间、甚，与五季、五行天干日并举。同时，《素问·脏气法时论》认为本篇"以其所胜时者起也"的"所胜"应作"所当"解，即与病脏同一五行属性的时区。《素问·脏气法时论》治疗五脏病需要阴阳表里经同取，与本篇只考虑阴经"五五二十五腧"、不考虑阳经五输穴的理念不合。《内经》由先世撰经者、后世学经者、后世改经者共同完成，于此可见一斑。

外揣第四十五

提要

本篇以"浑束为一"贯穿全篇，讨论如何构建一套利于实践的临床诊疗体系，只说方法论大纲，未禁止医师作有根基、有底蕴的细节原创。在非临床工作者看来，本篇用意迂阔；而在临床工作者看来，本篇用意极精极深。

一、问题与需求

1.结束了知识的学习，如何为自己建立一个完善的诊疗框架体系？

2.人的状况受"天道、人事、四时之变"的影响，如何在诊断中一以贯之？

二、构建体系的原理

1.诊断取材要尽量客观，而且具有可推理性（"合而察之，切而验之，见而得之"）。

2.能够让一切情况的因果在该系统里呈现，没有盲区（"日月之明，不失其影，水镜之察，不失其形，鼓响之应，不后其声，动摇则应和，尽得其情"）。

3.能够自我检验（"远者，司外揣内，近者，司内揣外"）。

按："远者""近者"两句为互文修辞。远、近，谓远期预后与近期病情，意即内在气机反映出的脉候与外在症状群的互相司揣，可以明白地分析眼下病情与长期病理转归。

三、构建体系的哲学基础

"昭昭之明不可蔽，其不可蔽，不失阴阳也。"用阴阳而不用五行，五行仅仅作为验证阴阳的取象参考。

四、体系构建的延伸

外揣之本，本于阴阳经脉，现于阴阳脉法，验之于脏腑津液肢节之外症，治之于补泻调气。《灵枢·禁服》篇延续了本篇思想，《灵枢·经脉》又为《灵枢·禁服》再续。

讨论

"浑束为一"是临床医师在一定阶段必须做的工作。吴昆、喻嘉言等人的病案格式，某种意义上体现了他们"浑束为一"的功力。

五变第四十六

提要

本篇论体质与疾病预测，同样风邪为病，之所以不同的人发病不同，是因为各人的薄弱环节不同。

病理体质	体质特征	分析	发病之时
人之善病风厥漉汗者	肉不坚，腠理疏，则善病风	腘肉不坚，而无分理。理者粗理，粗理而皮不致者，腠理疏。此言其浑然者	先立其年，以知其时。时高则起，时下则殆，虽不陷下，当年有冲通，其病必起，是谓因形而生病，五变之纪也
人之善病消瘅者	此人薄皮肤，而目坚固以深者，长冲直扬 五脏皆柔弱者，善病消瘅	夫柔弱者，必有刚强，刚强多怒，柔者易伤也。其心刚，刚则多怒，怒则气上逆，胸中蓄积，血气逆留，髋皮充肌，血脉不行，转而为热，热则消肌肤，故为消瘅。此言其人暴刚而肌肉弱者也	
人之善病寒热者	小骨弱肉（色不一）者，善病寒热	颧骨者，骨之本也。颧大则骨大，颧小则骨小。皮肤薄而其肉无腘，其臂懦懦然，其地色殆然，不与其天同色，污然独异，此其候也。然后臂薄者，其髓不满，故善病寒热也	
人之善病痹者	粗理而肉不坚者，善病痹	痹之高下有处，欲知其高下者，各视其部	
人之善病肠中积聚者	皮肤薄而不泽，肉不坚而淖泽	如此，则肠胃恶，恶则邪气留止，积聚乃伤脾胃之间，寒温不次，邪气稍至。蓄积留止，大聚乃起	

讨论

《灵枢·五变》曰："先立其年，以知其时。时高则起，时下则殆，虽不陷下，当年有冲通，其病必起。"

《灵枢·论勇》与本篇同为黄帝、少俞问答，亦论及风病，其文当系此篇后续。很容易看出，《灵枢·论勇》开篇黄帝所问即为《灵枢·五变》末少俞所答句之辩难。我们对此句可作如下理解。

1. 通过《灵枢·论勇》开篇的暗示，"先立其年"，当为立其年质少、长，似非医学气象学意义上的年份。当然，如果作为一种切实有效的方法，笔者临床上不排斥将五运六气与诊断预判相结合，此处只是提出另一种经文理解的可能性。

2. "以知其时"，"以"通"亦"，此处当谓《灵枢·论勇》五色虚人不耐邪风之五时。

3. "时高则起，时下则殆"，此处言明堂五色望诊，"高""下"即前文瘅病所说之"高""下"，指的是发病部位，意谓：除了考虑发病季节时间，还要关注疾病部位对应的面部五色所在区。起、殆都是发病的意思。可解释为：时令触发长期存在的上部病色区，则上部病发作，时令触发长期存在的下部病色区，则下部病发作，这一切都可以用五行推算。

4. "虽不陷下，当年有冲通，其病必起"一句，"起"字作发病解，与上文"起"字同意。《灵枢·五色》曰："五色之见也，各出其色部。部骨陷者，必不免于病矣。"冲通，反义复合词，侧重冲。故本句可翻译为：即使面部五脏部位没有骨骼下陷处，当年龄衰老，脏气不能抵御相应五行属性虚风的时候，疾病也容易发作。（《灵枢·天年》五十岁至九十岁，五脏每隔十年，次第衰败一脏。）

本脏第四十七

提要

本篇与《灵枢·五变》都从体质指征出发讨论疾病，但格调完全不同。本篇黄帝的核心疑问是，有些人不养生、触犯致病因素却无病得尽天寿，而有些人善护养生、避免接触致病却最终生病。这个问题被先后陈述了两次。岐伯构建了一套五脏六腑器质偏性的框架来回答：五脏小、端正、坚，则不易病，五脏大、高、下、脆、偏倾，则易有相应的疾病发生。具体诊断方面，岐伯给出了五脏不同状态的形而下指征，并印证以相合的六腑诊候。

一、五脏之应

	小	大	高	下	坚	脆	端正	偏倾
五脏	五脏皆小者，少病，苦憔心，大愁忧	五脏皆大者，缓于事，难使以忧	五脏皆高者，好高举措	五脏皆下者，好出人下	五脏皆坚者，无病	五脏皆脆者，不离于病	五脏皆端正者，和利得人心	五脏皆偏倾者，邪心而善盗，不可以为人平，反复言语也
心	心小则安，邪弗能伤，易伤以忧	心大则忧不能伤，易伤于邪	心高则满于肺中，悗而善忘，难开以言	心下则藏外，易伤于寒，易恐以言	心坚，则脏安守固	心脆则善病消瘅热中	心端正，则和利难伤	心偏倾则操持不一，无守司也

（续　表）

	小	大	高	下	坚	脆	端正	偏倾
肺	肺小，则少饮，不病喘喝	肺大则多饮，善病胸痹、喉痹、逆气	肺高，则上气，肩息咳	肺下则居贲迫肺，善胁下痛	肺坚则不病咳上气	肺脆，则苦病消瘅易伤	肺端正，则和利难伤	肺偏倾，则胸偏痛也
肝	肝小则脏安，无胁下之病	肝大则逼胃迫咽，迫咽则苦膈中，且胁下痛	肝高，则支贲，且为胁悗息贲	肝下则逼胃、胁下空，胁下空则易受邪	肝坚则脏安难伤	肝脆则善病消瘅，易伤	肝端正，则和利难伤	肝偏倾，则胁下痛也
脾	脾小则脏安，难伤于邪也	脾大，则苦凑眇而痛，不能疾行	脾高，则眇引季胁而痛	脾下则下归于大肠，下加于大肠，则脏苦受邪	脾坚，则脏安难伤	脾脆，则善病消瘅易伤	脾端正，则和利难伤	脾偏倾，则善满善胀也
肾	肾小则脏安难伤	肾大，则善病腰痛，不可以俛仰，易伤以邪	肾高，则苦背膂痛，不可以俛仰	肾下则腰尻痛，不可以俛仰，为狐疝	肾坚，则不病腰背痛	肾脆，则善病消瘅，易伤	肾端正，则和利难伤	肾偏倾，则苦腰尻痛也

补充：上表诊断指征（此诸变者，持则安，感则病也）。

	小	大	高	下	坚	脆	端正	偏倾
心	赤色小理者，心小	粗理者，心大	无髑骬者，心高	髑骬小短举者，心下	髑骬长者心下坚	髑骬弱小以薄者心脆	髑骬直下不举者，心端正	髑骬倚一方者，心偏倾也

（续　表）

	小	大	高	下	坚	脆	端正	偏倾
肺	白色小理者，肺小	粗理者，肺大	巨肩反膺陷喉者，肺高	合腋张胁者，肺下	好肩背厚者，肺坚	肩背薄者，肺脆	背膺厚者，肺端正	胁偏疏者，肺偏倾也
肝	青色小理者，肝小	粗理者，肝大	广胸反骹者，肝高	合胁兔骹者，肝下	胸胁好者，肝坚	胁骨弱者，肝脆	膺腹好相得者，肝端正	胁骨偏举者，肝偏倾也
脾	黄色小理者，脾小	粗理者，脾大	揭唇者，脾高	唇下纵者，脾下	唇坚者，脾坚	唇大而不坚者，脾脆	唇上下好者，脾端正	唇偏举者，脾偏倾也
肾	黑色小理者，肾小	粗理者，肾大	高耳者，肾高	耳后陷者，肾下	耳坚者，肾坚	耳薄而不坚者，肾脆	耳好前居牙车者，肾端正	耳偏高者，肾偏倾也

二、六腑之应

脏	肺	心	脾	肝	肾
腑	大肠	小肠	胃	胆	三焦、膀胱
五体	皮	脉	肉	筋	骨
厚	皮厚者，大肠厚	皮厚者，脉厚，脉厚者，小肠厚	肉䐃坚大者，胃厚	爪厚色黄者，胆厚	密理厚皮者，三焦膀胱厚
薄	皮薄者，大肠薄	皮薄者，脉薄，脉薄者，小肠薄	肉䐃么者，胃薄	爪薄色红者，胆薄	粗理薄皮者，三焦膀胱薄
缓	皮缓，腹裹大者，大肠大而长	皮缓者，脉缓，脉缓者，小肠大而长	肉䐃不坚者，胃缓	爪坚色青者，胆急	疏腠理者，三焦膀胱缓

（续　表）

急	皮急者，大肠急而短	皮薄而脉冲小者，小肠小而短	肉䐃无小裹累者，胃急	爪濡色赤者，胆缓	皮急而无毫毛者，三焦膀胱急
直	皮滑者，大肠直			爪直色白无约者，胆直	毫毛美而粗者，三焦膀胱直
结	皮肉不相离者，大肠结	诸阳经脉皆多纡屈者，小肠结	肉䐃多少裹累者，胃结，胃结者，上管约不利也	爪恶色黑多纹者，胆结也	稀毫毛者，三焦膀胱结也
其他			肉䐃小而幺者，胃不坚。肉䐃不称身者，胃下，胃下者，下管约不利		

讨论

1. "然有其独尽天寿，而无邪僻之病，百年不衰，虽犯风雨卒寒大暑，犹有弗能害也；有其不离屏蔽室内，无怵惕之恐，然犹不免于病。""人之有不可病者，至尽天寿，虽有深扰大恐，怵惕之志，犹不能减也，甚寒大热，不能伤也；其有不离屏蔽室内，又无怵惕之恐，然不免于病者。"这两句经文提示读者，学习中医养生也好，学习现代医学保健也好，必须面对现实：人有先天禀赋的不同，或者说基因的不同。

有些人触冒外邪、大怒大喜，但不会作病，即使生重病自愈力也极强。有些人极其注意保健，能够维持情绪稳定，却容易生病，而且自愈力差。对于后者，世俗中有许多偏见与调侃。如果自己确实身为后者，一定要保持头脑清醒，不要生出以下错误的认知：我是不是学习一下那些放纵身心却没灾没病的人，反而身体就好了？这样的想法带来的行为可能会加速人体凋零。同时，中医师不要在科普教学中盲目推广"运用传统医学智慧就能实现百病不生"的理念。毕竟，本篇早已从根本上否定了这一点。

中医学一定要实事求是。

2."善，然非余之所问也。"这句话之后，黄帝将开篇的问题再次强调了一遍。其实，岐伯适才的论述已包含黄帝提问的答案，但由于叙事方法太强调知识框架的铺陈，云山雾罩，导致黄帝费解。在黄帝二次提问之后，岐伯就刚刚的知识框架，提纯出针对性的答案，黄帝才满意。

这是一个教学案例，非常值得讲授者深思。同时，笔者极其赞同黄帝穷追不舍的索问方式。不怕被责难"悟性差"，只怕放过问题。

禁服第四十八

提要

本篇提及《灵枢·外揣》"浑束为一"，进而讨论"约"。"约"其实是一个很有意思的思想内功，能够完成理论到临床之间的思维转换。"约"在不同时代不同医家，会表达为不同的诊疗程式。本篇作者以人迎寸口诊法，表达自己所理解的"约"。

一、脉理

寸口主中，人迎主外，两者相应，俱往俱来，若引绳大小齐等。春夏人迎微大，秋冬寸口微大，如是者，名曰平人。

二、脉法

足经定位	手经定位	附加脉象	治法	自检机制
人迎大一倍，病在足少阳	一倍而躁，病在手少阳	盛则为热，虚则为寒，紧则为痛痹，代则乍甚乍间	盛则泻之，虚则补之，紧痛则取之分肉，代则取血络，且饮药，陷下则灸之，不盛不虚，以经取之，名曰经刺	必审察其本末之寒温，以验其脏腑之病
人迎二倍，病在足太阳	二倍而躁，病在手太阳			
人迎三倍，病在足阳明	三倍而躁，病在手阳明			
人迎四倍，且大且数，名曰溢阳，溢阳为外格				

（续　表）

足经定位	手经定位	附加脉象	治法	自检机制
寸口大一倍，病在足厥阴	一倍而躁，在手心主	盛则胀满，寒中，食不化，虚则热中、出糜、少气、溺色变，紧则痛痹，代则乍痛乍止	盛则泻之，虚则补之，紧则先刺而后灸之，代则取血络，而后调之，陷下则徒灸之，陷下者，脉血结于中，中有着血，血寒，故宜灸之，不盛不虚，以经取之	必审察其本末之寒温，以验其脏腑之病
寸口二倍，病在足少阴	二倍而躁，在手少阴			
寸口三倍，病在足太阴；	三倍而躁，在手太阴。			
寸口四倍，且大且数者，名曰溢阴。溢阴为内关，内关不通，死不治				

以脉象指导治疗：盛则徒泻之，虚则徒补之，紧则灸刺，且饮药，陷下则徒灸之，不盛不虚，以经取之。所谓经治者，饮药，亦曰灸刺，脉急则引，脉代以弱，则欲安静，用力无劳也。

讨论

1."未满而知约之以为工，不可以为天下师。"黄帝此句提示了一件事：（以人迎寸口为例）诊法系统只是一个医学知识的输出工具，其本身不能作为医学的主体。这是对《灵枢·外揣》篇的逆向思考，同样是真知灼见，发人深省。

《灵枢·外揣》指出：一名医学生掌握大量医学知识、见习大量治疗经验、了解临床各种可能性之后，忽然遇到一位具体患者，该怎样将自己的医学知识进行有序输出，准确对接患者刻下的问题，予以最恰当的处理呢？建立一套操作便捷，又能连接脑海中一切所学的诊疗模式，是非常必要的。

《灵枢·禁服》则借黄帝之口指出：如果你的医学知识库体量太小、太粗糙、带着偏颇，根本就没有涵盖患者刻下的发病类型，即"未满"，那么无论再精妙的诊法也不能帮助医师进行判断。

若从未接触中医外科领域的内科专家，在遇到《灵枢·上膈》内痈型腹痛时，无论脉诊、望诊如何老练，终究只是在内科的升降、虚实、气血等维度作文章。他摸到的脉沉滑，望见的面色暗红，也许会在处方里合入左金丸、栀子豉汤、升降散，服用无效后也许会转而侧重行气开郁等方法，绝对不会第一时间想到马齿苋、蒲公英、红藤以清内痈，解热毒。偶尔遇到外科同行提醒，内科专家也许会煞有介事地摇摇头："你说的药都太寒，伤阳气。"他脑海里的疾病谱和方剂谱从来没有兼容过这种情况，那么他的脉诊、望诊又怎么会辨认出这种情况，进而配对相应的知识呢？

于是，一个问题摆在我们面前：为什么大学教材里脉诊的学习不能让我们做到见病知源？因为"未满而知约之以为工，不可以为天下师"。如果熟悉四大经典，系统学完内、外、妇、儿各科，完成有效的临床见习，再学《中医诊断学》，或许能在中医学子脑海中触发真正的"满而约之"吧。

这里不得不多说一句，《内经》其他篇章，如《灵枢·阴阳二十五人》中自信满满的"刺约毕矣"体系，《灵枢·官能》篇中更为宏大的诊疗逻辑叙事，同样值得我们保持必要的冷静。黄帝用"天下师"的标准来棒喝我们：体系框架的优越性，从来不能取代医师本身的经验与素质。

2. 关于本篇人迎寸口脉中的倍数描述，市面有很多推断和解说，但是这套脉法有一个很大的缺憾：不能照顾非表里经的多经同病情况。因此，其也不能灵活指导读者使用跨经取穴治疗的针灸处方。如后世医家喜用的"开四关"（合谷、太冲），是被好多代临床家优中选优的实战高效配穴，却对应不到合理的人迎、寸口脉象。甚至我们通观《内经》里的针灸处方，大部分都不能连接到相洽的人迎寸口脉象。由此可见，其开放性、兼容性是很差的。结合上下文看，其适用范围似乎仅限于单纯的表里经之"厥"。当更优的脉法出现时，其注定会被吸收掉精神，迭代掉形式。读者可参考阅读本书书末的"延伸讨论2：人迎寸口解疑"。

五色第四十九

提要

本篇原始内容较多，笔者经取舍后，谨按分部、色泽两个主题进行归纳。至于未被归纳的内容，读者可自行检阅原文。另，本篇作者有色脉合参的诊断意识，阅读时当汲取其精神。

一、基础格局

面部望诊坐标系及其部位（图片引自《中医诊断学》五版教材）

明堂者，鼻也；阙者，眉间也；庭者，颜也；蕃者，颊侧也；蔽者，耳门也。其间欲方大，去之十步，皆见于外，如是者寿，必中百岁。

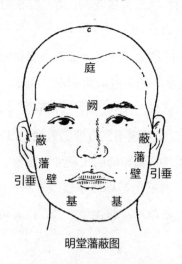

明堂藩蔽图

二、色泽诠释

1. 因位论色

（1）色之性质：黄赤为风，青黑为痛，白为寒，黄而膏润为脓，赤甚者为血痛，甚为挛，寒甚为皮不仁。

（2）诊断：①五色之见也，各出其色部。②部骨陷者，必不免于病矣。③其色部乘袭者，虽病甚，不死矣。

举例：肾乘心，心先病，肾为应，色皆如是。黑色出现在脸上的心部与肾部，乃心先出问题，引发肾的问题。

2. 因色论泽

（1）泽之性质：察其浮沉，以知浅深；察其泽夭，以观成败（举例：常候阙中，薄泽为风，冲浊为痹，在地为厥）；察其散抟，以知远近；视色上下，以知病处。

（2）预后：①其色粗以明，沉夭者为甚。②其色上行者，病益甚；其色下行，如云彻散者，病方已。③五色各有脏部，有外部，有内部也。色从外部走内部者，其病从外走内；其色从内走外者，其病从内走外。④其色散，驹驹然，未有聚；其病散而气痛，聚未成也。

3. 因位论色、因色论泽

（1）本位定性诊病：①男子色在于面王，为小腹痛，下为卵痛，其圜直为茎痛，高为本，下为首，狐疝㿉阴之属也。②女子在于面王，为膀胱子处之病，散为痛，抟为聚，方员左右，各如其色形。其随而下至胝，为淫。有润如膏状，为暴食不洁。

（2）异位聚散承袭：左为左，右为右。其色有邪，聚散而不端，面色所指者也。色者，青黑赤白黄，皆端满有别乡。别乡赤者，其色赤，大如榆荚，在面王为不月。

三、死证预判

赤色出两颧，大如拇指者，病虽小愈，必卒死。黑色出于庭，大如拇指，必不病而卒死。

讨论

1. "雷公曰：小子闻风者，百病之始也；厥逆者，寒湿之起也。"此句依旧将天之邪风、地之清湿两方面对举，符合《灵枢·邪气脏腑病形》《灵枢·百病始生》格局，且将望诊纳入这种格局。

2. 切其脉口，滑小紧以沉者，病益甚，在中；人迎气大紧以浮者，其病益甚，在外。其脉口浮滑者，病日进；人迎沉而滑者，病日损。其脉口滑以沉者，病日进，在内；其人迎脉滑盛以浮者，其病日进，在外。脉之浮沉及人迎与寸口气小大等者，病难已；病之在脏，沉而大者，易已，小为逆；病在腑，浮而大者，其病易已。人迎盛坚者，伤于寒，气口盛坚者，伤于食。

这是一段人迎寸口分候内、外的疾病预后文字。"脉之浮沉及人迎与寸口气小大等者，病难已"又见于《灵枢·论疾诊尺》篇，此句描述过简，并未诠释背景。结合《素问·热病》所言"身热甚，阴阳皆静者，勿刺也；其可刺者，急取之，不汗出则泄。所谓勿刺者，有死征也"，推测"脉之浮沉及人迎与寸口气小大等"即"阴阳皆静"，是描述热病背景下的一种情况，并非所有疾病出现人迎、寸口大小相等都意味着"病难已"。

我们要客观看待上述文字，其仅仅是用铺陈的文学笔法枚举了一些临床个案，足以带给阅读者一些感性上的理论熏陶，却不能作为脉法金标准。如"其脉口浮滑者，病日进；人迎沉而滑者，病日损"，若不考虑互文之类的修辞，两者现实中是可以具足于同一位患者身上的，请问该患者究竟是"病日进"还是"病日损"呢？可知作者的写作用意并不是引导我们用阅读临床指南的方式来阅读本段文字，而是"独观其大略"。

论勇第五十

提要

本篇一共有两个话题，第一，提问与《灵枢·本脏》的核心提问有类似处，答语则为五色身弱者不耐四时虚风的内容；第二，讨论了生理承受力与心理承受力的不一致。从行文看，本篇宜上接《灵枢·五变》篇。

一、五色身弱者易感四时虚风

五色身弱者	不耐四时虚风	备注
黄色薄皮弱肉者	不胜春之虚风	春温风、夏阳风、秋凉风、冬寒风，凡此四时之风者，其所病各不同形
白色薄皮弱肉者	不胜夏之虚风	
青色薄皮弱肉者	不胜秋之虚风	
赤色薄皮弱肉者	不胜冬之虚风	
黑色皮薄而肉不坚，色不一者	长夏至而有虚风者，病矣	黑色而皮厚肉坚，固不伤于四时之风。其皮厚而肌肉坚者，必重感于寒，外内皆然，乃病

二、生理承受力（忍痛与否）与心理承受力（勇怯）不一致

心理承受力	心理承受力强弱机制		生理承受力	生理承受力强弱机制
勇士	勇士者，目深以固，长衡直扬，三焦理横，其心端直，其肝大以坚，其胆满以傍，怒则气盛而胸张，肝举而胆横，眦裂而目扬，毛起而面苍，此勇士之由然者也		勇士之不忍痛者，见难则前，见痛则止	忍痛与不忍痛者，皮肤之薄厚，肌肉之坚脆，缓急之分也，非勇怯之谓也
勇士			勇士之忍痛者，见难不恐，遇痛不动	忍痛与不忍痛者，皮肤之薄厚，肌肉之坚脆，缓急之分也，非勇怯之谓也
怯士	怯士者，目大而不减，阴阳相失，其焦理纵，䯗骭短而小，肝系缓，其胆不满而纵，肠胃挺，胁下空，虽方大怒，气不能满其胸，肝肺虽举，气衰复下，故不能久怒，此怯士之所由然者也	怯士之得酒，怒不避勇士者：酒者，水谷之精，熟谷之液也，其气慓悍，其入于胃中，则胃胀，气上逆，满于胸中，肝浮胆横，当是之时，固比于勇士，气衰则悔。与勇士同类，不知避之，名曰酒悖也	怯士之不忍痛者，见难与痛，目转面盼，恐不能言，失气，惊，颜色变化，乍死乍生	忍痛与不忍痛者，皮肤之薄厚，肌肉之坚脆，缓急之分也，非勇怯之谓也
怯士			怯士之忍痛者，闻难则恐，遇痛不动	忍痛与不忍痛者，皮肤之薄厚，肌肉之坚脆，缓急之分也，非勇怯之谓也

背腧第五十一

提要

本篇以杼骨之端作坐标原点,讨论背腧定位及艾灸补泻方法。关于背腧定位与治法,本篇与《素问·血气形志》存在明显差别。而本篇尚灸忌针,也与《素问·长刺节论》深刺背腧的旨趣不同。总之,本篇带有很强的个人经验色彩,有需要读者学习处,也有需要读者谅解处。

背腧	位置		补虚	泻实	禁忌
背中大腧	在杼骨之端				
肺腧	三椎之间	皆挟脊相去三寸所,则欲得而验之,按其处,应在中而痛解,乃其输也	虚则补之。以火补者,毋吹其火,须自灭也	气盛则泻之。以火泻之,疾吹其火,传其艾,须其火灭也	灸之则可,刺之则不可
心腧	五椎之间				
膈腧	七椎之间				
肝腧	九椎之间				
脾腧	十一椎之间				
肾腧	十四椎之间				

讨论

本篇背腧穴言虚实补泻,却未明言如何诊察虚实,好似无论虚实只要取穴准确,都可以"按其处,应在中而痛解"。现代有些中医同行认为,背腧局部隆起、紧实、拒按,就是实；背腧局部凹陷、虚软、喜按，就是虚。虚则直接补背腧，实则直接泻背腧。这种观点 50% 的情况下确实能指导很好的疗效，同时可以得到出土文献的佐证，如《天回医简》中用"盛""不盈"锁定背腧诊察结果，但其并未就此给出艾灸补泻方案，我们也常在另外 50% 的临床情况下发现一些例外。

有经验的医师知道，一大类脾虚患者会出现中脘穴乃至整个上腹部虚软松弛，但后背脾胃腧硬结隆起，此时不是执着地把背腧穴泻成松软态，而是要把腹部补得充实，相关的脾虚症状才能缓解，背腧的紧张也会随之消失。笔者曾遇到一位类似情况的患者，自述之前被一位推拿医师发现背腧穴有硬结，按摩数次后结确实散开了，后背也软了，但感觉精气神一下子垮掉，气短乏力不堪，久久不能恢复。可见某些背腧的硬结是虚证的保护性紧张，不能以"实则泻之"处理。另见某些腰肌硬结、小腹虚肥如烂绵的腰间椎盘突出症患者，也常常遭遇同类误治，引起症状加重。

笔者还治疗过肝腧、胆腧、脾腧、胃腧一带紧张异常引起局部背痛的患者。其中被原始点疗法放松背部硬结区数次而无效者，不乏其人。笔者取下肢的太白、太冲、陷谷、足临泣等穴后，患者背痛的症状和背腧穴硬结的状态往往会同时缓解。这么看，背腧穴紧张对应的机制五花八门，只在背腧局部作文章有时会效果不灵。

基于临床事实，为避免盲目性，我们不得不对《灵枢·背腧》这个时代的"虚实"诊断重新思考。好在一个细节给了我们方向："气盛则泻之，虚则补之。"这句经文用到了"气"字，黄龙祥先生在《中国针灸学术史大纲》中考证，《内经》里许多"气"字约定俗成指代脉动。从这个思路说，本篇有必要理解为凭脉动之虚实而在相应的背腧进行艾灸补泻。《灵枢·九针十二原》有五脏之原，可对应本篇五脏背腧，又有膏、肓之原。"膏"早有学者考证宜作"膈"，原穴为鸠尾穴，背腧为膈腧穴。肓之原穴为脖胦，也该有相对的肓之背腧，但限于时代《灵枢·背腧》作者未予涉及（依本篇体例推测，可取十三椎旁开三寸之肓门穴）。那么本篇的背腧系统与"十二原"系统，是隐隐有相通之处的。文中"背中大腧"标定骨节计数原点，不在诊疗范畴内。我们通过行文和临床来进一步推测，背腧补泻灸法大概率是"五脏有疾，当取之十二原"成型前某个时期的五脏治法，但它早已开始了"凡将用针，必先诊脉"的实践。

讨论至此，略有眉目，我们不妨进一步考察本篇可对应的具体病情。笔者认为，《内经》中有一种场景下，本篇穴法意义重大。

"按其处，应在中而痛解，乃其输也"一句，让我们联想到外感发热类疾病的传变步骤。《灵枢·百病始生》指出，虚邪从毛发传至络脉之后进入经脉，而后传入背腧："……传舍于经，在经之时，洒淅喜惊。留而不去，传舍于腧，在腧之时，六经不通四肢，则肢节痛，腰脊乃强……"此时发热还在进行，持续的免疫反应没有解除。此刻如果擅自使用古代消毒条件不佳的粗大针具针刺背腧，很难把控补泻，极易引起局部的感染，变为痈疽脓疡，就近侵蚀五脏。《灵枢·九针十二原》曰："刺之害……害中而去则致气……致气则生为痈疡。"《灵枢·寒热病》曰："凡刺之害……不中而去则致气……致气则生为痈疽也"，说的就是这种情况。但《内经》时代，发热甚至一类痈疽早期，艾灸都已是久经打磨的成熟治法，于是"灸之则可，刺之则不可"水到渠成地成了保守主义医家们必要的提醒。

《素问·玉机真脏论》论述外感发热，与《灵枢·百病始生》理论背景有所不同，证候传变各有详略。该篇讨论发热后的身痛证时如是说："痹不仁，肿痛，当是之时，可汤熨及火灸、刺而去之。"相当于前文引述《灵枢·百病始生》邪传背腧而身痛的阶段。我们推测，早期实践中曾一度用到刺法，但因刺而生败症的经验过多，这才有了《灵枢·九针十二原》《灵枢·寒热病》为代表的慎刺言论。《灵枢·背腧》的作者未必没亲自吃过刺法拿捏失利的亏，"灸之则可，刺之则不可"也未必不是针对《素问·玉机真脏论》流派的治法而言。

当然，若发热已退，病菌感染环境已解，医师处理背腧穴时可以根据卫生条件，重新考虑针刺。

此外，说本篇背腧用法对应外感病情况，另一个尚不十分严谨的理由是《灵枢·百病始生》行文用到了"六腧不通"的字眼，《灵枢·背腧》中的背腧穴也恰恰是六个。我们能否说《灵枢·背腧》被《灵枢·百病始生》直接采用，这有待于进一步的考证。

插说一句，单就"灸之则可，刺之则不可"，不考虑上下文其他内容的话，《内经》之外的出土文献为我们提供了另一个具体场景。《天回医简·灸理·四时》一章，凡两段内容讲述一年四季中预防常见病的养生方案。

"冬灸筋骨，则春不瘅，不肿头，不颠疾。春灸□，石□脉，则夏不胸胁痛，□上气。夏灸夹渊，石太阴，则秋不肩背痛。秋灸六输，石太阳，则冬不筋骨痛，四肢不困。此四时之胜也。

冬气者，在筋骨。故灸筋欲出汗。其灸筋，必当肉，其灸骨，必当输。是故灸骨欲□，灸筋欲出汗，汗不出则风，灸输不至则脊痛。所谓输者，脊之输也。所谓肉者，六输之肉也。此石灸冬气者也。"

这一整套方案中，春、夏、秋有石（"石"为砭石，刺脉泻血）有灸（"灸"当为"灸"之意），冬季只灸不石。因以"冬灸筋骨"为起始，所以极为重视，单独详述了一段。该段的细节特征也恰恰是"灸之则可，刺之则不可"。

结合《天回医简·灸理》的其他内容，我们发现《天回医简》治一类以"痛"为名的五脏病，倾向于先察疾病"在输""在脉"，所谓"应输则灸其输，不应输则石其脉"。其中"应输"当系《灵枢·背腧》"按其处，应在中而痛解，乃其输也"。辨别在输、在脉，对应《灵枢·百病始生》的系统就是"传舍于经"到"传舍于腧"之间的拿捏。

关于四肢与背腧的关系，《天回医简·灸理》在诊断上察四肢五脏脉、背腧应手，治疗上石脉、灸输二者并举。而《灵枢·背腧》则如前文考证，仅就四肢脉诊参合背腧应手方面予以关注，治疗不再提及四肢，只探讨背腧本身的艾灸补泻，不好说是细节技术的迭代进步还是全局观的偷懒退步。《灵枢·九针十二原》凭工具优越性配置四肢原穴层面的五脏虚实补泻，弱化背腧诊察与治疗，是走了与《灵枢·背腧》完全相对的另一条路。《灵枢·百病始生》记载了感染邪气后四肢大经到背腧的传变先后，以及其他层次的来龙去脉，非常可贵，可惜未提及治法，只能由读者自行补充。《灵枢·海论》《灵枢·卫气》《灵枢·寒热病》等以各自的立意有选择地吸收了上述篇章的各种经验，并将其融入新的框架中。

以上大体梳理了早期的"背腧—四肢"认知史后，笔者忽然想起北京大钟寺中医门诊已故的推拿名家崔同兴老师，他生前治大小杂病，每以手指轻发力、高频次地调理背腧，似弹似捻，似启似拔，同时务必令患者前后上下摇摆四肢。崔老师去世那年《天回医简》尚未出版。若"发输"的"发"不作灸讲，而改训作"拔"，似乎更符合崔老师的手法模式。同时，摇摆四肢作为与背腧治疗的协同，也颇合古意。当然，古文献是古文献，技术见闻是技术见闻，没必要牵强附会在一起。笔者想说的是：同一套原理，也许两千年前的针灸医派和今天的推拿流派都在用，但驾驭原理、解决问题的技术却千差万别，发挥的威力也人人不一。崔老师纯用其"拔输""摇脉"顺利治好过很多内科、伤科重症，《天回医简》的抄写者会做得更好吗？《灵枢·背腧》的作者又能做到什么地步呢？最后一问，我们呢？

卫气第五十二

提要

本篇提出了全身诊察的范式，并对其背后的标本系统、气街系统作了说明。

一、诊察次第

定经脉：能别阴阳十二经者，知病之所生。

审气血：能知六经标本者，可以无惑于天下。

知部位：候虚实之所在者，能得病之高下。

明补泻：能知虚实之坚软者，知补泻之所在。

解所结：知六腑之气街者，能知解结契绍于门户。

该次第细化了《灵枢·终始》"上下相应而俱往来也，六经之脉不结动也，本末之寒温之相守司"的内容，反映了作者躯干穴与经脉合参合治的思路。

二、标本部位

手足阴阳	本	标	诊法
足太阳	跟以上五寸中	两络命门，命门者，目也	凡候此者，下虚则厥，下盛则热；上虚则眩，上盛则热痛。故实者，绝而止之，虚者，引而起之
足少阳	窍阴之间	窗笼之前，窗笼者，耳也	
足阳明	厉兑	人迎，颊挟颃颡也	
足太阴	中封前上四寸之中	背腧与舌本也	

手足阴阳	本	标	诊法
足少阴	内踝上下三寸中	背腧与舌下两脉也	凡候此者，下虚则厥，下盛则热；上虚则眩，上盛则热痛。故实者，绝而止之，虚者，引而起之
足厥阴	行间上五寸所	背腧也	
手太阳	外踝之后	命门之上一寸也	
手少阳	小指次指之间上二寸	耳后上角下外眦也	
手阳明	肘骨中，上至别阳	颜下合钳上也	
手太阴	寸口之中	腋内动也	
手少阴	锐骨之端	背腧也	
手厥阴	掌后两筋之间二寸中	标在腋下下三寸也	

三、气街部位

气街	部位	主治	刺法
头气有街	气在头者，止之于脑	头痛眩仆，腹痛中满暴胀，及有新积痛可移者，易已也；积不痛，难已也	取此者，用毫针，必先按而久存之，应于手，乃刺而予之
胸气有街	气在胸者，止之膺与背腧		
腹气有街	气在腹者，止之背腧，与冲脉于脐左右之动脉者		
胫气有街	气在胫者，止之于气街，与承山踝上以下		

討论

1. 许多学习者见到本篇都异常欣喜，自以为得到了"遍诊法"的真谛，可以全面把握人体。不过，我们遍诊人体十二经，记录信息，就能了解疾病的机制吗？未必。在很多患者身上，我们能诊到"数经皆病"，甚至"十二经皆病"，但如何分析背后的传变逻辑，契入当下的核心矛盾，理清先治后治，做到四两拨千斤？这是"遍诊法"本身无法给到学习者的。如果我们仅仅沉迷于全面，不去额外训练分析能力，最终只能"不知其要，流散无穷"。笔者接触到一些同行，对电子经络诊察仪、王居易经络诊察法、周潜川分经候脉法等极为熟稔，却常常错失病机，疗效不佳，原因大概如上所述（《灵枢·禁服》中，黄帝也提示过雷公，精致的诊断模型本身并不能批量生产临床高手，可以参看）。因此，开篇"能别阴阳十二经者，知病之所生"并非一句空谈，甚至可以说其要求非常之高。

2. 六经标本中，本在四肢，标多在躯干、头颈。而气街在胸、腹部的位置，又与六经标部存在一定程度的重合区。这种格局令笔者有所体悟：临床上确有一类疾病，病位很局部很单一，却需四肢经脉取穴与躯干俞、募穴综合使用才能收功。虽然面对患者时，取穴要根据临床具体需要，不必死板套用《灵枢·卫气》原文记载的定穴，但经典的理法精神是我们制胜的重要武器。笔者今举 3 例痛症病案，以证其理。

患者，女，24 岁，右侧膝盖痛。诊察疼痛区域集中于胃经，针刺右侧内庭穴，缓解大半，再行针，便无甚进展。忽忆《灵枢·卫气》中提示了躯干与四肢存在相关性与互补性："知六腑之气街者，能知解结契绍于门户。"于是在右侧后背胃俞快针点刺，之后患者反馈膝盖痛彻底消失。

患者，男，31 岁，左外侧偏头痛，因手掌明显发红，情绪烦躁明显，于是心包经、三焦经表里同取，针外关、大陵，患者自述疼痛缓解一半左右。之后笔者在患者后背右侧厥阴俞揣得一明显压痛点，遂令患者俯卧，刺该痛点并留针。患者自觉困倦很快入睡，约 15 分钟后醒来，自述疼痛彻底消失。

患者，男，37 岁，暴食夜宵后入睡，醒来落枕，业已三日，自贴膏药毫无缓解。诊为脾气不转，胃热上冲颈项不能和降。针太白、内庭、陷谷留针，患者自述穴位发热发麻，颈部疼痛明显减轻，但活动度仍差。笔者思及腹部气街在脐旁，与病痛涉及的胃经有重合区，遂改于肚脐一带腹肌施行抓拿法，而后患者颈部转动彻底恢复灵活。

论痛第五十三

提要

本篇从不同治疗方法的耐受度出发，进行体质评估。

针石	耐痛	人之骨强、筋弱、肉缓、皮肤厚者，耐痛
	不耐痛	坚肉薄皮者，不耐针石之痛，于火焫亦然
艾灸	耐火焫	人之骨强、筋弱、肉缓、皮肤厚，加以黑色而美骨者，耐火焫
	不耐火焫	坚肉薄皮者，不耐针石之痛，于火焫亦然
自愈	病易已	身多热者，易已
	病难已	多寒者，难已
药物	胜毒	胃厚、色黑、大骨及肥骨者，皆胜毒
	不胜毒	其瘦而薄胃者，皆不胜毒也

天年第五十四

提要

本篇讨论人的生死神机、寿夭形气、天年盛衰，都属于广义的体质学内容。

一、生死本于神机

作用地位：失神者死，得神者生也。

形成基础：血气已和，营卫已通，五脏已成，神气舍心，魂魄毕具，乃成为人。

二、寿夭本于形气

寿形：五脏坚固，血脉和调，肌肉解利，皮肤致密，营卫之行，不失其常，呼吸微徐，气以度行，六腑化谷，津液布扬，各如其常，故能长久。

夭形：其五脏皆不坚，使道不长，空外以张，喘息暴疾；又卑基墙薄，脉少血，其肉不石，数中风寒，血气虚，脉不通，真邪相攻，乱而相引，故中寿而尽也。

三、盛衰本于天年

人生十岁	五脏始定，血气已通，其气在下，故好走
二十岁	血气始盛肌肉方长，故好趋
三十岁	五脏大定，肌肉坚固，血脉盛满，故好步
四十岁	五脏六腑十二经脉，皆大盛以平定，腠理始疏，荣华颓落，发颇斑白，平盛不摇，故好坐

五十岁	肝气始衰，肝叶始薄，胆汁始减，目始不明
六十岁	心气始衰，若忧悲，血气懈惰，故好卧
七十岁	脾气虚，皮肤枯
八十岁	肺气衰，魄离，故言善误
九十岁	肾气焦，四脏经脉空虚
百岁	五脏皆虚，神气皆去，形骸独居而终矣

讨论

经文叙述年龄生理的文辞，曾有同行问笔者，不知如何应用于临床。笔者以为，其用有二。

第一，病情预判与预防。

《灵枢·五变》篇末有所提及："先立其年，以知其时。时高则起，时下则殆，虽不陷下，当年有冲通，其病必起，是谓因形而生病。"如患者五十余岁"粗理肉不坚"，属于善染痹证的基础体质，但刻下并无疼痛症状，按《灵枢·天年》所论，五十岁已然处于肝衰胆减的阶段，望诊发现牙车以下大腿对应区，虽然没有骨骼陷下，但局部颜色暗浊青黑。医师便可以告知患者，要注意预防立秋之后大腿肝胆经区域的肌肉痛。

第二，以"尽其当然听自然"的理念，跳出过度医疗的怪圈。

《扁鹊仓公列传》中记载了一则医案，理论与《灵枢·天年》有相吻合者，引述如下。

问臣意：知文王所以得病不起之状？臣意对曰：不见文王病，然窃闻文王病喘，头痛，目不明。臣意心论之，以为非病也。以为肥而蓄精，身体不得摇，骨肉不相任，故喘，不当医治。脉法曰："年二十脉气当趋，年三十当疾步，年四十当安坐，年五十当安卧，年六十已上气当大董。"文王年未满二十，方脉气之趋也而徐之，不应天道四时。

后闻医灸之即笃，此论病之过也。臣意论之，以为神气争而邪气入，非年少所能复之也，以故死。所谓气者，当调饮食，择晏日，车步广志，以适筋骨肉血脉，以泻气。故年二十，是谓"易"，法不当砭灸，砭灸至气逐。

西汉对于生活方式疾病，已然有所反思，强调尽生理所当然，不排除背后有法天贵真的道家哲学影响。我们在西汉枚乘《七发》中找到了一些与《扁鹊仓公列传》文王案的印证。《七发》为文学作品，讲述了一位"吴客"，从生活方式、活动场景劝谏一位处于亚健康的青年"楚太子"。中间能令楚太子"阳气见于眉宇之间""有起色"的，是郊区狩猎这一运动型方案。能令其倍感兴致、反复询问的，是"将以八月之望，与诸侯远方交游兄弟，并往观涛乎广陵之曲江"这一亲近大自然的方案。这与仓公"择晏日，车步广志，以适筋骨肉血脉"有相通处。当然，《七发》末尾让楚太子见名士贤才，"使之论天下之精微"，劝谏贵族招贤纳士，关心天下，最终令其"霍然病已"，转向一种统治阶层的政治格调升华。但《七发》于狩猎、观涛着墨最多，将近占了一半篇幅，足见枚乘对青年亚健康的反思，必本于现实经验，与仓公有异曲同工之妙。

综上，年龄生理相关文字，在具体医疗实践中是很重要的参考。

逆顺第五十五

提要

本篇将"气有逆顺""脉有盛衰""刺有大约"并列，其实作者有意将前两者融入第三者，指导医师对治疗时机进行把握。临床诊断中"辨时机"与"辨证型"是同等重要的，不可只重视后者而轻视前者。

刺宜审慎	气之逆顺者，所以应天地阴阳四时五行也	
	脉之盛衰者，所以候血气之虚实有余不足	
	刺之大约者，必明知病之可刺，与其未可刺，与其已不可刺也	可刺：上工，刺其未生者也；其次，刺其未盛者也；其次，刺其已衰者也
		未可刺：无刺熇熇之热，无刺漉漉之汗；无刺浑浑之脉，无刺病与脉相逆者也
		已不可刺：下工，刺其方袭者也；与其形之盛者也；与其病之与脉相逆者也

注：此表仅依照原文内容的三重问答制作，之后讨论部分的表格、扩充内容、拆解逻辑，以另一个视角制作

讨论

《灵枢·卫气行》曰："黄帝曰：卫气之在于身也，上下往来不以期，候气而刺之，奈何？伯高曰：分有多少，日有长短，春秋冬夏，各有分理，然后常以平旦为纪，以夜尽为始。是故一日一夜，水下百刻，二十五刻者，半日之度也，常如是毋已，日入而止，随日之长短，各以为纪而刺之。谨候其时，病可与期，失时反候者，百病不治。故曰：

刺实者，刺其来也，刺虚者，刺其去也。此言气存亡之时，以候虚实而刺之，是故谨候气之所在而刺之，是谓逢时。"与本篇都是黄帝问、伯高答，宜挪移衔接在本篇末尾。

　　本篇原有三组问答。开篇第一组问答铺垫了三大要素：即气之逆顺、脉之盛衰、刺之大约。之后第二组问答，黄帝就脉之盛衰的脉诊血气话题，问了"候之奈何"。最后第三组问答中，黄帝就刺之大约问了"候其可刺奈何"，虽然伯高的答语兼顾了"气之逆顺""脉之盛衰"的内容，但黄帝对"气之顺逆"没有单独设问是不太合理的。如果将上述《灵枢·卫气行》的段落移入本篇结尾，便可充当对"气之逆顺"的补问，而"候气而刺之，奈何？"也与前两个问句的句型一致。"谨候其时，病可与期"言其"顺"，"失时反候者，百病不治"言其"逆"，合为"气之逆顺"。

　　如此，"气之逆顺"讨论卫气层次，"脉之盛衰"讨论营血层次，两者各有病发、病休的时段，因此刺法都要讲究"必明知病之可刺，与其未可刺，与其已不可刺也"。

　　纳入该段落后，笔者制表整理全文逻辑如下。

诊察		治疗	
诊察对象	诊察要点	治疗方法	治疗原则
气之逆顺	言气存亡之时，以候虚实而刺之	刺实者，刺其来也，刺虚者，刺其去也	辨刺之大约	可刺：上工，刺其未生者也；其次，刺其未盛者也；其次，刺其已衰者也
				未可刺：无刺熇熇之热，无刺漉漉之汗；无刺浑浑之脉，无刺病与脉相逆者
脉之盛衰	候血气之虚实有余不足	方其盛也，勿敢毁伤，刺其已衰，事必大昌		已不可刺：下工，刺其方袭者也；与其形之盛者也；与其病之与脉相逆者也

五味第五十六

提要

本文就水谷之海、气海两个气血生化的源头，展开讨论。

谷气	谷味酸，先走肝	麻酸	李酸	犬酸	韭酸	青色宜酸	肝病者，禁辛，宜酸
	谷味苦，先走心	麦苦	杏苦	羊苦	薤苦	赤色宜苦	心病者，禁咸，宜苦
	谷味甘，先走脾	秔米甘	枣甘	牛甘	葵甘	黄色宜甘	脾病者，禁酸，宜甘
	谷味辛，先走肺	黄黍辛	桃辛	鸡辛	葱辛	白色宜辛	肺病者，禁苦，宜辛
	谷味咸，先走肾	大豆咸	栗咸	猪咸	藿咸	黑色宜咸	肾病者，禁甘，宜咸
	谷始入于胃，其精微者，先出于胃之两焦，以溉五脏，别出两行，营卫之道。谷气津液已行，营卫大通，乃化糟粕，以次传下						
大气	其大气之搏而不行者，积于胸中，命曰气海。出于肺，循咽喉，故呼则出，吸则入。天地之精气，其大数常出三入一，故谷不入，半日则气衰，一日则气少矣						

讨论

1. 本文的"谷之五味"是广义的饮食之气，包括谷菜果畜。本文的"大气"与《素问·离合真邪论》《灵枢·病传》的"大气"并非同一概念，宜区别。"谷气"和"大气"对举，类似《灵枢·阴阳清浊》清气与浊气对举。"天（呼吸大气）地（五谷之气）之精气"出三入一，必赖谷气（浊中之清）持续补给方可，故曰"谷不入，半日则气衰，一日则气少矣"。

2. 大气与谷气相谐相融，为顺；相攻相击则为乱气，清气不和多源于气候或空气质地问题、浊气不和多源于饮食问题，即《灵枢·五乱》所谓乱气。突发不适，以肺胃受气不和为根本，流衍于其他经脉，杂病丛生。

3. "大气"一段系回答"营卫之行奈何"。岐伯暗示：呼吸出入是营卫运行的基础动力，类似《老子》所谓"橐龠"。

4. 末段五脏病所宜，与前段不同。且"肺病禁苦"与"肺白色，宜食苦"明显冲突。故末段系后人补入，与前文无涉。

5. 饮食五味所偏，必应于脉气。这一点《素问》中有相关段落提示，可与本篇合参。如《素问·六节藏象论》曰："天食人以五气，地食人以五味。五气入鼻，藏于心肺，上使五色修明，音声能彰；五味入口，藏于肠胃，味有所藏，以养五气，气和而生，津液相成，神乃自生。"《素问·五脏别论》曰："帝曰：气口何以独为五脏之主？岐伯曰：胃者水谷之海，六腑之大源也。五味入口，藏于胃以养五脏气，气口亦太阴也，是以五脏六腑之气味，皆出于胃，变见于气口。故五气入鼻，藏于心肺，心肺有病，而鼻为之不利也。"因此，五味理论的演变要放在五脏脉法的背景下探讨。早期以辅助针灸、适应脉象为取向的五味饮食，允许单一化对应。随后，有不甘死板对应的医家，对五味影响脉理的生理反应全过程进行研究，如《灵枢·五味论》。后期医家随着对五脏脉证虚实、五味五德的进一步实践，才逐渐构建了《素问·脏气法时论》一般的五味精致补泻体系。"谨和五味"的背后有一条暗线，即"微妙在脉，不可不察"。

水胀第五十七

本文对比了水、肤胀、鼓胀、肠覃、石瘕、石水六种疾病。而行文又似有两两一组、小范围内再鉴别之意。惜"石水"文字失载。

分类	病形	三组对比关系
水	水始起也,目窠上微肿,如新卧起之状,其颈脉动,时咳,阴股间寒,足胫肿,腹乃大,其水已成矣。以手按其腹,随手而起,如裹水之状,此其候也	"石水"文字失载。据文章逻辑,推测"石水"可能会与"水"形成某种对比鉴别
石水	原文缺如,据《灵枢·邪气脏腑病形》补:"石水,起脐已下至小腹腄腄然。上至胃脘,死不治。"又《天回医简》曰:"石水,泛泛活活也,泄而不去,不死而久。"	《金匮要略》有仲景经验中两者的对比:正水,其脉沉迟,外证自喘;石水,其脉自沉,外证腹满不喘
肤胀	寒气客于皮肤之间,鼓鼓然不坚,腹大,身尽肿,皮厚,按其腹,窅而不起,腹色不变,此其候也	同是身腹肿大,但肤胀腹按而不起、腹色不变,鼓胀腹筋起而色苍黄
鼓胀	腹胀身皆大,大与肤胀等也,色苍黄,腹筋起,此其候也	
肠覃	寒气客于肠外,与卫气相搏,气不得荣,因有所系,癖而内着,恶气乃起,瘜肉乃生。其始生也,大如鸡卵,稍以益大,至其成,如怀子之状,久者离岁,按之则坚,推之则移,月事以时下,此其候也	同是小腹部积聚,状如怀子,但是肠覃月事以时下(与子宫无关),石瘕月事不以时下(与子宫有关)
石瘕	石瘕生于胞中,寒气客于子门,子门闭塞,气不得通,恶血当泻不泻,衃以留止,日以益大,状如怀子,月事不以时下,皆生于女子,可导而下。(《千金方》有"治全不产及断绪,服前朴硝汤后,着坐导药方"之类的外用方药)	

讨论

　　肠覃与石瘕的比较是妇科历来关注的问题。近代名医周潜川也曾在脉法中提及真气探测辨别两者。笔者以为，鉴别的前提是非黑即白，而肠覃与石瘕可以单见，也可以共同出现，共同出现该如何诊断？这是我们执拗于鉴别的时候容易忽略的问题。周潜川的真气探测癥瘕固然高明，但现代医学影像配合医师的经验性直觉，以及其他全息诊法（如手诊、甲诊等），可以很好兼容单病鉴别与两病同见，甚至可以诊出男子的类似问题，确诊率未必低于真气探测法。

贼风第五十八

本篇讨论看似无来由发病的潜在机制，开篇黄帝所问与《灵枢·本脏》开篇所问有类似处，但回答角度与侧重点不同，可以参合阅读。

猝然发病情况	旧的潜在因素	新的诱因
有明显病因（病人之所自知也）	尝有所伤于湿气，藏于血脉之中，分肉之间，久留而不去	特定因素，内伤五脏：①若有所堕坠，恶血在内而不去，卒然喜怒不节；②饮食不适，寒温不时，腠理闭而不通。其开而遇风寒，则血气凝结，与故邪相袭，则为寒痹；③其有热则汗出，汗出则受风
病因不明显（毋所遇邪气，又毋怵惕之所志，卒然而病者）	亦有故邪留而未发	志有所恶，及有所慕，血气内乱，两气相搏。其所从来者微，视之不见，听而不闻，故似鬼神

讨论

"若有所堕坠，恶血在内而不去，卒然喜怒不节；饮食不适，寒温不时，腠理闭而不通。其开而遇风寒，则血气凝结，与故邪相袭，则为寒痹；其有热则汗出，汗出则受风。"这一段应参考《灵枢·邪气脏腑病形》的脏腑病机，进行归纳和断句。阐释脏腑特定病因诱发伏藏的清湿地气，最终"虽不遇贼风邪气，必有因加而发焉"。本文用漫谈的口吻，举肝、肺、脾的病因为例，不代表其他脏器不会逢因作病。

	《灵枢·贼风》	其他篇章
肝	若有所堕坠，恶血在内而不去，卒然喜怒不节	有所堕坠，恶血留内，若有所大怒，气上而不下，积于胁下，则伤肝。（《灵枢·邪气脏腑病形》） 忿怒伤肝。（《灵枢·百病始生》）
肺	饮食不适，寒温不时，腠理闭而不通。其开而遇风寒，则血气凝结，与故邪相袭，则为寒痹	形寒寒饮则伤肺，以其两寒相感，中外皆伤，故气逆而上行。（《灵枢·邪气脏腑病形》） 皮毛者，肺之合也，皮毛先受邪气，邪气以从其合也。其寒饮食入胃，从肺脉上至于肺，则肺寒，肺寒则外内合邪，因而客之。（《素问·咳论》） 重寒伤肺（《灵枢·百病始生》）
脾	其有热则汗出，汗出则受风	汗出当风，则伤脾。（《灵枢·邪气脏腑病形》） 汗出当风伤脾。（《灵枢·百病始生》）

卫气失常第五十九

提要

本篇第一部分讨论卫气滞留胸腹的针法；第二部分讨论五体层次在头面部望诊中的体现，与五脏相关，却不指向五脏望诊；第三部分论年质；第四部分论形硕者体质。第三、第四部分均可与《灵枢·五变》合参。

一、卫气留滞的诊疗

卫气所积	治疗原则	刺法	病情	刺禁
胸中	上取之	积于上，泻人迎、天突、喉中	卫气之留于腹中，搐积不行，菀蕴不得常所，使人支胁胃中满，喘呼逆息	诊视其脉大而弦急，及绝不至者，及腹皮急甚者，不可刺也
腹中	下取之	积于下者，泻三里与气街		
上下皆满	旁取之	上下皆满者，上下皆取之，与季胁之下深一寸；重者，鸡足取之		

1. 病因方面

"卫气之留于腹中，搐积不行，菀蕴不得常所，使人支胁胃中满，喘呼逆息。"由卫气外周循行不利所致，与《灵枢·胀论》下受寒湿，卫气失和，胸腹壅滞之病足以互证。

2. 刺法方面

此段与《灵枢·海论》相关内容契合，气海取柱骨上下（天突、喉中）、人迎，水谷之海取三里、气街，可知卫气下游不得行、上游必溢满为患。这种刺法，旨在从卫气生化的上游源头，优先解除最急迫的压力，属于《素问·标本病传论》所谓"先病而后中满者，治其标"的范畴。但是治标之后如何治本，本文未作讨论，读者宜结合具体患者另作思考（参见《灵枢·卫气失常》篇末讨论）。

3. 脉象方面

经文未明示，不排除为《灵枢·胀论》所谓"脉大而涩"。若脉大弦急，脉绝，腹皮急，近乎关格厥脱，非大实即大虚，或需饮药攻积，或需重熨重灸，不可再仗常规刺法调气。

二、疾病层次

层次	望诊特点	所取所验部位	治疗
皮	色起两眉薄泽者，病在皮	皮之部，输于四末	夫病变化，浮沉深浅，不可胜究，各在其处，病间者浅之，甚者深之，间者小之，甚者众之，随变而调气，故曰上工。**按**：疾病随着治疗过程，层次也在变化
肌肉	唇色青黄赤白黑者，病在肌肉	肉之柱，有臂胫诸阳分肉之间，与足少阴分间	
筋	目色青黄赤白黑者，病在筋	筋部无阴无阳，无左无右，候病所在	
血脉	营气濡然者，病在血气	血气之输，输于诸络，气血留居，则盛而起	
骨	耳焦枯受尘垢，病在骨	骨之属者，骨空之所以受益而益脑者也	

注："随变而调气"，意味着医者可以将病邪引到便于治疗的层次，主动制造诊断指征，之后从其部而解。如笔者同事郭昉医师，常在针灸处理顽疾大病时，先将深层症结一一疏通，直到病变经络区域的皮表新生出若干细密血络，再一一挑刺出血，这等于为邪气制造出口。治疗结束，敏感的患者往往伴随各种强烈的排病反应，五官气色以肉眼可见的速度大大改观。可谓深得本段经旨。

三、年质

《灵枢·五变》言先立其年，即此。人年五十已上为老，二十已上为壮，十八已上为少，六岁已上为小。

四、形硕者的体质

"肥"之分类	皮肉质地	寒热	身形	气血基础	刺法
脂	腘肉坚，皮满者，脂	脂者，其肉坚，细理者热，粗理者寒	脂者，其身收小	脂者，其血清，气滑少，故不能大	必先别其三形，血之多少，气之清浊，而后调之，治无失常经
膏	腘肉不坚，皮缓者，膏	膏者，其肉淖，粗理者身寒，细理者身热	膏者，多气而皮纵缓，故能纵腹垂腴	膏者，多气，多气者，热，热者耐寒	
肉	皮肉不相离者，肉		肉者，身体容大	肉者，多血则充形，充形则平	

按：①此段论体态相对丰硕的人群，体态相对瘦弱者参见《灵枢·五变》。平人不肥不瘦，自有特点，"众人皮肉脂膏，不能相加也，血与气，不能相多，故其形不小不大，各自称其身，命曰众人"（详见专论"众人"的《灵枢·阴阳二十五人》）。②《灵枢·逆顺肥瘦》已略见上述体系的雏形，所惜唯框架粗糙而已。③肥、瘦、平人均为形胜神者，至于神胜形者，则见于《灵枢·通天》。

讨论

1. 由《灵枢·阴阳二十五人》开篇文字可知，岐伯与伯高似乎是时代相近的人，理论会彼此碰撞。《灵枢》内提及伯高（伯高又作少师）的篇章很多，如《骨度》《寿夭刚柔》《逆顺》《肠胃》《卫气失常》《通天》《忧恚无言》《平人绝谷》《五味》《邪客》等。

2. "然皮有部,肉有柱,血气有输,骨有属",与《素问·皮部论》"皮有分部,脉有经纪,筋有结络,骨有度量,其所生病各异"的提法类似,两篇内容也有很多相通处。但是《素问·皮部论》对邪气在五体中传变的次第着墨更多,本篇对望诊定位更为在意。同时,《素问·皮部论》显然比本篇的经络分区意识更强,也更着急。笔者曾经一度以为《素问·皮部论》直接带入明朗的十二经视野,理论似乎更优。随着临床积累才发现,医师最初搜集诊断材料的阶段,要先求客观、全面。若急于归属经络、脏腑,有时会干扰客观性,进而影响诊断的准确性与灵活性。字里行间看来,《灵枢·卫气失常》的作者未必不懂十二经,却仍然执着地强调"四末""分肉之间""无阴无阳,无左无右"等相对原始的观察方法,这应该是经历过一段心路历程的返璞归真之语。古人说:"养成大拙方为巧",本篇作者临床境界应该比《素问·皮部论》的作者更高。

玉版第六十

提要

本篇第一部分讨论痈疽，第二部分讨论百病逆症，第三部分讨论五里之禁。总之，本篇所涉及的内容都是毫针无法体现直接展现优势治愈力的场景，是对盲目情怀的一场冷却洗礼。

一、痈疽

1. 处理原则

圣人自治于未有形也，愚者遭其已成也。

2. 已成之治疗

（针）以小治小者，其功小，以大治大者，多害，故其已成脓血者，其唯砭石铍锋之所取也。

3. 预后之逆顺

其白眼青，黑眼小，是一逆也；内药而呕者，是二逆也；腹痛渴甚，是三逆也；肩项中不便，是四逆也；音嘶色脱，是五逆也。除此五者，为顺矣。

按：这部分开头黄帝有刁难岐伯的嫌疑，先问毫针之神妙，一番通天彻地的情怀，待岐伯欣然附和，再忽然举出痈疽这种当时毫针的非优势病种，十分尴尬。逼迫之下岐伯只能转而说治未病，用砭石云云。本段还原了质问情怀、实事求是的问答场景。

二、百病逆顺

1. 半月内预后不佳者

腹胀，身热，脉大，是一逆也；腹鸣而满，四肢清，泄，其脉大，是二逆也；衄而不止，脉大，是三逆也；咳而溲血脱形，其脉小劲，是四逆也；咳脱形，身热，脉小以疾，是谓五逆也。如是者，不过十五日而死矣。

2. 瞬间即毙命者

其腹大胀，四末清，脱形，泄甚，是一逆也；腹胀便血，其脉大，时绝，是二逆也；咳溲血，形肉脱，脉搏，是三逆也；呕血，胸满引背，脉小而疾，是四逆也；咳呕，腹胀且飧泄，其脉绝，是五逆也。如是者，不及一时而死矣。

三、刺禁

迎之五里，中道而止，五至而已，五往而脏之气尽矣，故五五二十五，而竭其输矣。

五禁第六十一

本篇讲述了《内经》时代的一些针灸诊疗知识点，包括五禁、五夺、五过、五逆、九宜。"五过""九宜"，因另有专篇细述，故本篇略而不谈。"五过"在《灵枢·五乱》中，"九宜"在《灵枢·九针论》中。本篇为《灵枢·刺节真邪》姊妹篇，"五禁"中"发蒙""去爪"皆出于彼篇。

针刺要诀	含义	说明
五禁	禁其不可刺也	甲乙日自乘，无刺头，无发矇于耳内；丙丁日自乘，无振埃于肩、喉、廉泉；戊己日自乘四季，无刺腹、去爪泻水；庚辛日自乘，无刺关节于股膝；壬癸日自乘，无刺足胫
五夺	无泻其不可夺者也	形肉已夺，是一夺也；大夺血之后，是二夺也；大汗出之后，是三夺也；大泄之后，是四夺也；新产及大血之后，是五夺也
五过	补泻无过其度	
五逆	病与脉相逆，命曰五逆	热病脉静，汗已出，脉盛躁，是一逆也；病泄，脉洪大，是二逆也；着痹不移，䐃肉破，身热，脉偏绝，是三逆也；淫而夺形，身热，色夭然白，乃后下血衃，血衃笃重，是谓四逆也；寒热夺形，脉坚搏，是谓五逆也
九宜	明知九针之论，是谓九宜	

动输第六十二

本篇第一部分讲述手太阴、足阳明、足少阴（冲脉）的动脉原理，第二部分讲述四肢经脉与气街存在"四末解则气从合"的代偿机制。今仅就第一部分列表如下。

动脉之本	三条分支及层次	详述	补充
胃为五脏六腑之海，其清气上注于肺，肺气从太阴而行之，其行也，以息往来，故人一呼，脉再动，一吸脉亦再动，呼吸不已，故动而不止	手太阴区域脉候（胃气行于阴）	气之离脏也，卒然如弓弩之发，如水之下岸，上于鱼以反衰，其余气衰散以逆上，故其行微	故阴阳上下，其动也若一。故阳病而阳脉小者，为逆；阴病而阴脉大者，为逆。故阴阳俱静俱动，若引绳相倾者病
	足阳明区域脉候（胃气行于阳）	胃气上注于肺，其悍气上冲头者，循咽，上走空窍，循眼系，入络脑（阳蹻、太阳），出颅，下客主人（少阳），循牙车，合阳明，并下人迎，此胃气别走于阳明者也	
	足少阴区域脉候（候冲脉，胃气最终变相的转化与蓄积，参考《灵枢·海论》）	冲脉者，十二经之海也，与少阴之大络，起于肾下，出于气街，循阴股内廉，邪入腘中，循胫骨内廉，并少阴之经，下入内踝之后；入足下，其别者，邪入踝，出属跗上，入大指之间，注诸络，以温足胫，此脉之常动者也	

讨论

1. 在外周营卫循环的体系里，三个动脉所诊层次不同，寸口诊营之本，人迎诊卫之本，少阴诊十二经之海（为气血终端）。

人迎成脉的循行解说，与《灵枢·经脉》手太阴—手阳明—足阳明的循行不合。其实本段描述的是《灵枢·卫气行》中气上行阳跷目系，再分走太阳、少阳、阳明下行的过程。"络脑""眼系"等是跷脉涉于太阳地界的标志性词汇（《灵枢·寒热病》），客主人在少阳经，太阳、少阳之后别走下行阳明，与《灵枢·卫气行》暗合。故此篇没有安排"悍气"直接循喉咙、人迎成脉动，却走了个上而复下的过程，暗示了人迎脉和卫气的关系，并与寸口诊营形成对比。

我们还发现，本篇中的营气生成似乎没有刻意去构建《灵枢·经脉》式的十二经次第循环（不难看出，本篇"如环无端"是另一种模式）。营气现于手太阴寸口背后的机制，与《灵枢·痈疽》《素问·经脉别论》《灵枢·邪客》等篇的原理有更多相通处。

《灵枢·痈疽》曰："中焦出气如露，上注溪谷，而渗孙脉，津液和调，变化而赤为血。血和则孙脉先满溢，乃注于络脉，皆盈，乃注于经脉，阴阳已张，因息乃行。"

《素问·经脉别论》曰："食气入胃，浊气归心，淫精于脉，脉气流经，经气归于肺，肺朝百脉。输精于皮毛，毛脉合精，行气于腑，腑精神明，留于四脏。气归于权衡，权衡以平，气口成寸，以决死生。"

《灵枢·邪客》曰："手太阴之脉，出于大指之端，内屈，循白肉际，至本节之后太渊留以澹，外屈上于本节，下内屈，与阴诸络会于鱼际，数脉并注，其气滑利，伏行壅骨之下，外屈，出于寸口而行，上至于肘内廉，入于大筋之下，内屈，上行臑阴，入腋下，内屈，走肺。此顺行逆数之屈折也。"

综合以上三篇与《灵枢·动输》的相通处，我们可以用各篇的原句组装出一个周身百脉的营气循行方式，如下。

第一，气之离脏也，卒然如弓弩之发。

第二，注溪谷而渗孙脉（输精于皮毛。《素问·皮部论》曰：皮者脉之部也），津液和调，变化而赤为血。血和则孙脉先满溢，乃注于络脉，皆盈，乃注于经脉（毛脉合精，行气于府。《素问·脉要精微论》曰：脉者，血之府也）。

第三，腑精神明，留于四脏，气归于权衡，权衡以平，气口成寸，以决死生。手太阴之脉出于大指之端……与阴诸络会于鱼际，数脉并注，其气滑利，伏行壅骨之下，外屈出于寸口而行（上于鱼以反衰，其余气衰散以逆上）……走肺。

解说一下：营气先离开胸腔，弥漫于全身体表的孙脉，与津液融合为血，宛如"地气上为云"。之后逐步经过络脉到阴脉大经的积累、沉降与汇聚，宛如"天气降为雨"，云行雨布的降水使得百川灌河，这也是经水隐喻的雏形。此时，手太阴以外的阴经回流入胸腹，灌溉滋养肺以外的脏器，便是"腑精神明，留于四脏"；手太阴本身由末梢回流入肺的过程，还要在去来屈曲中兼带与"阴诸络会于鱼际，数脉并注"，最后变为寸口。所以，这样的系统内，寸口是几经间接、回流汇聚而成，不是肺脏直接发肇而成。

由上可见，确实存在一个特殊时期的营卫模型，肺朝百脉而行营，胃布三阳而行卫，此时尚未有《灵枢·经脉》式的营气。再参考《灵枢·阴阳清浊》和《灵枢·五乱》，尤其是《灵枢·五乱》"清气在阴，浊气在阳，营气顺脉，卫气逆行，清浊相干"，我们隐约可以梳理出一段特殊时期的营卫诊法。但此诊法与《灵枢·终始》一派的"人迎寸口脉法"还是存在许多区别，彼此有无演化关系尚待考证。

2. "故阳病而阳脉小者，为逆；阴病而阴脉大者，为逆"一句，若不作互文修辞解，即有以辞害意之嫌。在阴阳脉比对的背景下，阳病逆证阳脉小，阴病逆证阴脉大，还是阳脉相较显小。因此，无论阴病、阳病，逆意味着阳脉小显然是一种无意义的叙述。若写作"阴病而阴脉小"，"小"字重复，不利于对举式的语言美感。翻译本句可以采用互文视角：阴阳为病，诊阴阳之脉，若有一处脉相对大、一处脉相对小并见，且落差极其明显者，即为逆。所谓"逆"，是古人在临床中遇到的疑难甚至危重情况，现代医学中依然可见。如颈动脉重度狭窄或闭塞引起的临床综合征，会见到人迎脉减弱或消失，与容易触及的寸口搏动形成明显的大小对比。又如锁骨下动脉盗血综合征，可见到寸口脉减弱或消失，与容易触及的人迎搏动形成明显的大小对比。

3. 外周循环发生大的阻塞后，气街循环即开启。"络绝则径通，四末解则气从合"，这样的构建在中医医理上解释了"四肢瘫痪或伤残的人为何仍然可以存活"的问题，一些后世的丹道修行、内丹医术理论，也可追溯至此。

五味论第六十三

提要

本篇讲述五味过食的发病机制，但本篇从三焦、营卫说五味，其实是在暗示五味对脉象的影响。参考笔者在《灵枢·五味》的相关讨论。

五味	多食则病	机制
酸	令人癃	酸入于胃，其气涩以收，上之两焦，弗能出入也，不出即留于胃中，胃中和温，则下注膀胱，膀胱之胞薄以懦，得酸则缩绻，约而不通，水道不行，故癃。阴者，积筋之所终也，故酸入而走筋矣
咸	令人渴	咸入于胃，其气上走中焦，注于脉，则血气走之，血与咸相得，则凝，凝则胃中汁注之，注之则胃中竭，竭则咽路焦，故舌本干而善渴。血脉者，中焦之道也，故咸入而走血矣
辛	令人洞心	辛入于胃，其气走于上焦，上焦者，受气而营诸阳者也，姜韭之气熏之，营卫之气，不时受之，久留心下，故洞心。辛与气俱行，故辛入胃而与汗俱出
苦	令人变呕	苦入于胃，五谷之气，皆不能胜苦，苦入下脘，三焦之道，皆闭而不通，故变呕。齿者，骨之所终也，故苦入而走骨，故入而复出，齿必黧疏，知其走骨也
甘	令人悗心	甘入于胃，其气弱小，不能上至于上焦，而与谷留于胃中者，令人柔润者也，胃柔则缓，缓则虫动，虫动则令人悗心。其气外通于肉，故甘走肉。（《千金》此后补"则肉多粟起而胝"）

阴阳二十五人第六十四

提要

　　本篇主体以传统五音弦乐器泛音对称模型，阐述五大类、二十五小类的众人身心体质，最后落实在经脉"气血之所在"。中间穿插一小节命理推运内容，需要客观看待。今仅就主体内容，列表如下。

五形人	形态心性	阴经	左右阳经上	左右阳经下	四时忌宜
木	为人苍色，小头，长面，大肩背，直身，小手足，有才，好劳心，少力，多忧劳于事	足厥阴	足少阳之上：气血盛则通髯美长；血多气少则通髯美短；血少气多则少髯；血气皆少则无须，感于寒湿则善痹，骨痛爪枯也	足少阳之下：血气盛则胫毛美长，外踝肥；血多气少则胫毛美短，外踝皮坚而厚；血少气多则腑毛少，外踝皮薄而软；血气皆少则无毛，外踝瘦无肉	能春夏不能秋冬，秋冬感而病生
火	赤色广䏚，锐面，小头，好肩背髀腹，小手足，行安地，疾心行摇，肩背肉满，有气轻财，少信多虑，见事明，好颜，急心，不寿暴死	手少阴	手太阳之上：血气盛则多须，面多肉以平；血气皆少则面瘦恶色	手太阳之下：血气盛则掌肉充满；血气皆少则掌瘦以寒	能春夏不能秋冬，秋冬感而病生

（续　表）

五形人	形态心性	阴经	左右阳经上	左右阳经下	四时忌宜
土	黄色，圆面、大头、美肩背、大腹、美股胫、小手足、多肉、上下相称，行安地，举足浮。安心，好利人不喜权势，善附人也	足太阴	足阳明之上：血气盛则髯美长；血少气多则髯少；故气少血多则髯短；血气皆少则无髯，两吻多画	足阳明之下：血气盛则下毛美长至胸；血多气少则下毛美短至脐，行则善高举足，足趾少肉，足善寒；血少气多则肉而善瘃；血气皆少则无毛，有则稀、枯悴，善痿厥，足痹	能秋冬不能春夏，春夏感而病生
金	方面、白色、小头、小肩背、小腹、小手足，发动身轻，精瘦，急心静悍，善为吏	手太阴	手阳明之上：血气盛则髭美；血少气多则髭恶；血气皆少则无髭	手阳明之下：血气盛则腋下毛美，手鱼肉以温；气血皆少则手瘦以寒	能秋冬，不能春夏，春夏感而病生
水	黑色，面不平，大头，广颐，小肩大腹，动手足，发行摇身，下尻长，背延延然。不敬畏，善欺绐人，戮死	足少阴	足太阳之上：血气盛则美眉，眉有毫毛；血多气少则恶眉，面多小理；血少气多则面多肉；血气和则美色	足太阳之下：血气盛则肉满，踵坚；气少血多则瘦，跟空；血气皆少则善转筋，踵下痛	能秋冬不能春夏，春夏感而病生

讨论

1. 本篇提示的诊断次第：先定五行人，分经脉左右气血盛衰（人体左右总会不平衡），再定上下所在，复评气血盛衰。"其肥而泽者，血气有余，肥而不泽者，气有余，血不足，瘦而无泽者，气血俱不足，审察其形气有余不足而调之。"

2. 显而易见，本篇使用古琴系统的弦乐器泛音作模型（五弦琴每弦五个泛音，中点为"上"音，比于无左右之分的阴经；左右四分之一点为"上"音之倍律音，比于左右阳经之上；左右八分之一点为"上"音之倍倍律，比于左右阳经之下），但更多是为了理论的完美。其实不过是为了引导读者对"五行—阴阳—左右—上下"有直观感受而已。如今"中医科学化"研究人员以为这是二十五人闻诊内容，进而发明闻诊仪器，略显牵强。无律而谈音，只可用于建模，不可用于过分细致的实际测量，这是常识。相比之下，《千金方》引扁鹊襄公问答的五音闻诊，或许更便于实操，更利于融入本篇。但也仅限于诊出五行大类，没法精确到"二十五人"。

3. 年禁者，从"九曜"之说来，《开元占经》所引九执历有载。年禁即计都（月亮南交点）凶星所司之年，占星学认为其能够使人产生卑弱感，带来厄运。男以十六岁始遇计都，女以十九岁始遇计都，每九年复值，循环往复。《灵枢·阴阳二十五人》所论为男性，未及女性。

4. 《素问·疏五过论》曰："尝富大伤（'富'字不宜训作富贵），斩筋绝脉，身体复行，令泽不息，故伤败结，留薄归阳，脓积寒热。粗工治之，亟刺阴阳，身体解散，四支转筋，死日有期，医不能明，不问所发，惟言死日，亦为粗心，此治之五过也。"全段讲负伤后看似痊愈之人，经络上仍留有旧伤，这些旧伤会在新的病理环境下衍生出新病。若不追究旧伤所在并予以伤科处理，新病很难痊愈。这种思想与《灵枢·阴阳二十五人》隐隐相通，是勘定"气血之所在"在另一种意义上的具体实践。

5. 一如"本脏"，每人皆有"本经"。本篇作者有这样的设定：如足太阳的气血盛衰，对于水形人很有诊断意义，对木形人意义不大，这是有待商榷的。笔者曾接触一例严重的鼻炎患者，可以反思《灵枢·阴阳二十五人》的一些内容。

患者，男，39岁，重度鼻炎多年，百治不效，曾服用温阳、益气、祛风类方剂，反而加重，刻下郁热之象明显。体质上，面青，身形瘦高，在公司担任项目负责人，基本符合"为人苍色，小头，长面，大肩背，直身，小手足，有才，好劳心，少力，多忧劳于事"的木形特征，曾针刺肝、胆经穴，睡眠深度略有改善，鼻炎无丝毫改善。经络诊察发现，腿部其他部位汗毛丛生，唯独上巨虚穴至条口穴一带无汗毛，形成明显的光秃区域，患者自述此现象已有好多年。考虑该区域属于足阳明胃经，主诉的鼻炎也可归入胃经循行范畴。笔者同事为该患者在无汗毛的区域予以刮痧、刺络，鼻炎症状当下明显减轻。然而患者事后自述，治疗结束两日间一直有昏沉和体力透支感，于是终止外治治疗，改服汤药。

我们看到治疗中是有误诊成分的，而且是《灵枢·阴阳二十五人》提到的误诊细节。笔者与同事反思：这例木形患者出现了"形色"与病变经络的不统一。治疗土属性的胃经无疑是有效的，只不过对"足阳明之下……气血皆少则无毛"进行大攻大泻的操作，鼻部的郁热下行，头面部的正常气血也骤然下行，遂出现鼻炎减轻的同时昏沉不适。

除了该患者"木形人久病在胃经"之外，笔者也曾多见"金形人久病在肝经"的乳腺增生、"土形人久病在肾经"的慢性腰痛、"水形人久病在胆经"的长期失眠等诸多错位情况。足见《灵枢·阴阳二十五人》的"五音体质对应五行经络"模型，过于理想化、简单化。

综上，本篇中真正有临床意义的部分不在二十五人分型，而在论述各经上下气血盛衰的诊察这一段。毕竟，具体病变的经络节段和五行体质绝无死板对应关系，却和当下疾病密切相关。推广其原理，经络节段的外伤遗留筋节、瘢痕、皮肤病、静脉曲张、文身……均需引起医师注意。多有外科、伤科治法拔除内科顽固症状的先例。

至此，笔者欲转引钱钟书先生在《读〈拉奥孔〉》中的一段话供钻研《内经》的同道们参考："许多严密周全的思想和哲学系统经不起时间的推排销蚀，在整体上都垮塌了，但是它们的一些个别见解还为后世所采取而未失去时效……往往整个理论系统剩下来的只是一些片段思想……眼里只有长篇大论，瞧不起片言只语……那是浅薄庸俗的看法。"

五音五味第六十五

提要

本篇一共分为三部分。第一部分，无岐黄问答，似为后学对《灵枢·阴阳二十五人》与《灵枢·五味》的汇通笔记，讲五音、五味、时令、经脉等。汉代原稿当系图表（出土简帛中常见图表这一书写形式），后被传抄为次序错乱的句子。刘衡如等前辈曾对该方向进行探索，不甚理想，笔者结合所学，对图表予以重构。近有学者根据清华大学藏先秦竹简《五音图》校勘本篇用音词汇，但《五音图》是纯音乐文献，可在有限的方面启发我们，却不能直接嵌套过来。第二部分，重现岐黄问答，就《灵枢·阴阳二十五人》所涉及的须髯诊断，延伸讨论诸种无须模式。第三部分，以黄帝口吻，对《灵枢·阴阳二十五人》予以要点总结，其中"天之常数"的六经气血多少与《灵枢·阴阳二十五人》系统矛盾，放在这里容易引起误会，宜删去。本篇第二、三部分不妨与《灵枢·阴阳二十五人》组合为一篇。

一、取象比类图表

这部分的核心知识结构，已于《灵枢·五味》《灵枢·阴阳二十五人》两篇中列表整理过，从略。

假设这部分文字最初记录在竹简上，我们要重构原貌，必须将各项经脉、饮食统摄于相应的五音名词下，五音文字酌情用朱书，其他文字墨书，呈现效果更好。"与某某同""调某某"，或本系不同竖行书写的"同调"一词，后混为错简。笔者推测、厘定并示意如下。（郑重声明，古人原稿未必百分百是以竹简为载体，也未必百分百如笔者所绘，但核心意思不会差距太大。重构原貌仅为满足好奇心，对临床而言，并无《灵枢·五味》《灵枢·阴阳二十五人》以外的新意。）

上部	中部	下部
下左足阳明上		上右足阳明下
调		调
同		同
加宫与大宫与	足太阴 上宫与	少宫与左宫
谷稷畜牛果枣	藏脾色黄	味甘时季夏
下左手太阳上		上右手太阳下
调		调
同		同
判徵与质徵与	手少阴 上徵与	右徵与少徵
谷麦畜羊果杏	藏心色赤	味苦时夏
下左足少阳上		上右足少阳下
调		调
同		同
判角与大角与	足厥阴 上角与	钛角与右角
谷麻畜犬果李	藏肝色青	味酸时春
下左足太阳上		上右足太阳下
调		调
同		同
少羽与桎羽与	足少阴 上羽与	大羽与众羽
谷大豆畜彘果栗	藏肾色黑	味咸时冬
下左手阳明上		上右手阳明下
调		调
同		同
左商与钛商与	手太阴 上商与	右商与少商
谷黍畜鸡果桃	藏肺色白	味辛时秋

二、《灵枢·阴阳二十五人》须发评估系统补遗

三种被岐伯直接回答的无须模式。

1. 妇人无须

冲脉、任脉皆起于胞中，上循脊里，为经络之海，其浮而外者，循腹右上行，会于咽喉，别而络唇口，血气盛则充肤热肉，血独盛者澹渗皮肤，生毫毛。今妇人之生，有余于气，不足于血，以其数脱血也，冲任之脉，不荣口唇，故须不生焉。

2. 宦者无须

宦者去其宗筋，伤其冲脉，血泻不复，皮肤内结，唇口不荣，故须不生。

3. 天宦无须

此天之所不足也，其任冲不盛，宗筋不成，有气无血，唇口不荣，故须不生。

按："士人有伤于阴，阴气绝而不起，阴不用，然其须不去，其故何也？"这一问题岐伯未作正面回答。

三、阴阳二十五人诊法小结

1. 闻诊

"音声鼓响，闻其声而知其形。"五音是相对音高，非绝对音高，无关赫兹数，不可具体测量。而《管子·地员》载五音闻诊为音色与感情色彩的混合物，《千金方》记五音之人，亦从音色与感情色彩入手，进而诠释体质。此处的"闻其声"，当从《管子·地员》《千金方》，系感性直觉捕捉，不能如今人一般数据化测量。

按："音声鼓响，闻其声而知其形"在原文中本是一句修辞，形容圣人见微知著，后文也未就五音有任何解析，反而大谈望诊。但笔者以为，临床诊法素材不嫌其多，既有《千金》引《删繁方》的诊法做实操支持，此处不妨别作一番留意。

2. 望诊

面色评估气血：视其颜色黄赤者，多热气；青白者，少热气；黑色者多血少气。毛发评估气血：美眉者，太阳多血；通髯极须者，少阳多血；美须者阳明多血，此其时然也。

太阳常多血少气；少阳常多气少血；阳明常多血多气；厥阴常多血少气；少阴常多气少血；太阴常多血少气。此天之常数也。

按：将三阳多血之后缀以血六经气血多少，似乎作者的本意是想在"天之常数"的基础下评判"此其时然"的变数。但这样嫁接文字并不完美，因为六经气血多少是《灵枢·阴阳二十五人》以外的系统。《灵枢·阴阳二十五人》默认常人应该经脉气血皆旺盛，如果足太阳遵循"多血少气"的"天之常数"，则"恶眉，面多小理；瘦，跟空"，如果足少阳遵循"多气少血"的"天之常数"，则"少髯；胫毛少，外踝皮薄而软"。因此，这段文字不宜留在本篇制造尴尬与误会，删去为宜。

百病始生第六十六

提要

本篇第一部分总说上、中、下的三部疾病观。第二部分重点展开说上部为病，虚邪次第传变，最终随位就势成为积聚。第三部分就积聚成因详论下部清湿逆袭、中部脏腑失调在此过程中的参与。

一、百病始生，三部为病

所伤部位	病因	变生疾病
上部	风雨袭虚，则病起于上	
中（脏）部	喜怒不节则伤脏，脏伤则病起于阴也	至于其淫泆，不可胜数
下部	清湿袭虚，则病起于下	

二、虚邪传变

从外入内，从上下也。

诱因：风雨寒热不得虚，邪不能独伤人。

原理：其中于虚邪也因于天时，与其身形，参以虚实，大病乃成，气有定舍，因处为名，上下中外，分为三员。

传变层次次第	机制与症状		
始于皮肤	皮肤缓则腠理开，开则邪从毛发入，入则抵深，深则毛发立，毛发立则淅然，故皮肤痛		
留而不去，则传舍于络脉	在络之时，痛于肌肉，其病时痛时息，大经乃代		
留而不去，传舍于经	在经之时，洒淅喜惊		
留而不去，传舍于俞	在俞之时，六经不通四肢，则肢节痛，腰脊乃强		
留而不去，传舍于伏冲之脉	在伏冲之时，体重身痛		
留而不去，传舍于肠胃	在肠胃之时，贲响腹胀，多寒则肠鸣飧泄，食不化，多热则溏出糜		
留而不去，传舍于肠胃之外，募原之间，留着于脉（这一步开始，有伤脏、伤下的参与，方有"稽留而不去"的下文）	稽留而不去，息而成积……邪气淫泆，不可胜论	其着孙络之脉而成积者，其积往来上下，臂手孙络之居也。浮而缓，不能句积而止之，故往来移行。肠胃之间，水凑渗注灌，濯濯有音，有寒则䐜䐜满雷引，故时切痛	此邪气之从外入内，从上下也
		其着于阳明之经则挟脐而居，饱食则益大，饥则益小	
		其着于缓筋也，似阳明之积，饱食则痛，饥则安	
		其着于肠胃之募原也，痛而外连于缓筋，饱食则安，饥则痛	
		其着于伏冲之脉者，揣之应手而动，发手则热气下于两股，如汤沃之状	
		其着于膂筋，在肠后者，饥则积见，饱则积不见，按之不得	
		其着于输之脉者，闭塞不通，津液不下，孔窍干壅	

三、虚邪伤上、脏伤于内、清湿伤下三者合而为积

上文"留而不去，传舍于肠胃之外，募原之间，留着于脉"一段仅讨论"息而成积"

的生成分类，并未讨论积的生成原理。此段开始讨论，并引出清湿伤下与伤脏的协同参与。

虚邪内传是发病主因，伤下与伤脏是协同病因。"寒"能致厥，且生"胫寒""足悗"，推其意即开头提及的承虚袭下之"清湿"，清又作"清"，寒冷之意。参考《素问·厥论》《素问·调经论》，我们知道地气清湿只是厥的触发诱因，背后还需要有阳衰于下、喜怒不节作为体质基础。

初始条件		叠加情况	
原理	机制	原理	机制
清湿逆上入肠胃	厥气生足悗，悗生胫寒，胫寒则血脉凝涩，血脉凝涩则寒气上入于肠胃，入于肠胃则䐜胀，䐜胀则肠外之汁沫迫聚不得散，日以成积	食饮伤**脾**，用力伤**肾**及于络脉	卒然多食饮，则脉满，起居不节，用力过度，则络脉伤。阳络伤则血外溢，血外溢则衄血；阴络伤则血内溢，血内溢则后血；肠胃之络伤则血溢于肠外，肠外有寒，汁沫与血相搏，则并合凝聚不得散，而积成矣
		寒伤**肺**，怒伤**肝**，忧伤**心**，而令六腧气滞	卒然外中于寒，若内伤于忧、怒，则气上逆，气上逆则六腧不通，温气不行，凝血蕴里而不散，津液凝涩，着而不去，而积皆成矣

原文简要补叙五脏内伤之因：忧思伤心，重寒伤肺，忿怒伤肝，醉以入房，汗出当风伤脾。用力过度，若入房汗出浴，则伤肾。

按：1.《素问·五脏生成》记载有五脏积的诊法与诱因，内容与本篇不完全相通，可作一定程度的参考。

2.《素问·举痛论》可以作为本篇的重要补充篇章，其除了细致解读情志对脏器的影响，还对地气逆上的寒厥疼痛作出讨论，涉及病位与本篇虚邪多有交集，也为天气伤上、人气伤中、地气伤下交杂作积提供了合理性。

3.关于积的治疗，除了本篇"察其所痛，以知其应，有余不足，当补则补，当泻则泻，毋逆天时"之外，可另参考《素问·长刺节论》"少腹有积"、《素问·奇病论》"息积"等内容。

讨论

1. 如何从无形的外感到有形的积滞，这个过程十分值得关注。我们基于这个过程，再回看本篇开头的"气有定舍"四字，会有更深的理解：邪气经由人体不同层次传变入里，定居于人体最薄弱的层次而发病。临床中既可表现为多层次发病，也可在某一层次见到较为严重的疾病症状。

外感路径起始，邪在皮肤的症状不难理解："毛发立则淅然，故皮肤痛"，临床这个层次的问题，有时也会伴见斑疹、水泡、汗出异常、怕冷等。

到了邪在络脉，"大经乃代"的说法，笔者先后有三种理解：其一，最传统的解释，如黄元御《灵枢悬解》曰："痛之时息，大经乃代，痛止则内传大经，代络脉而受病也。"阐释了一种病传与代偿。其二，"大经乃代"描述了外感早期，正邪相争伴随的脉搏变化。《素问·离合真邪论》曰："夫邪之入于脉……其至寸口中手也，时大时小，大则邪至，小则平。其行无常处，在阴与阳，不可为度。……夫邪去络，入于经也，舍于血脉之中，其寒温未相得，如涌波之起也，时来时去，故不常在。"代，可以是相对于邪至脉大而言的小缓之脉（"脾脉代"的"代"即取此意）。常规感邪后，旦慧、昼安之时，正气旺、邪气短期内退于皮表，在络肌痛略减，人迎、寸口等大经所候的脉搏也暂呈柔缓，医师万勿被假象迷惑而放松警惕、中止治疗。其三，与《扁鹊仓公列传》所谓"代则络脉有过"相印证，"大经乃代"也可以解读为络邪陷经引起的心律失常（如病毒性感冒诱发心肌炎，出现心律失常症状），此刻仍有从表路解病的契机，透邪通络的药物不可轻易荒废，这一点在许多方书、医案中都有记载。同时，医师对患者情绪、饮食、起居方面的医嘱显得尤为重要。上述三种解释都足以自圆其说，但身为中医人，应该对后两种情况保持敏锐的临床直觉。

邪在经的"洒淅喜惊",依旧是外感范畴。结合《金匮要略》奔豚汤用葛根、桂枝加桂汤用桂,皆未舍外感用药,可以反推"奔豚病……皆从惊恐得之"的"惊恐"与"在经之时,洒淅喜惊"的外邪脱不开关系。若"在经"之后"在俞"这个层次的气血过于薄弱,邪踞大经而越俞直陷伏冲,便构成了仲景所谓的惊发奔豚模型。因此,奔豚汤中归、芎、芍有从冲脉托邪外达的意思,不言自明。当然,若"在俞"的气血充足,不为"在经"的邪气所侵,则仅仅留为惊惕。这种惊惕,除了神志不安,也时常表现为睡眠不实、易惊醒或彻夜不眠等症状。对此,有经验的医师都知道,除非具有明确的虚劳指征,否则万万不可乱用安神药敛住邪气,唯有及时透邪发散才是正途。笔者曾诊一患者,游故宫后当晚失眠,数次刚欲入睡必惊惕醒来,困扰万分,自以为"中邪祟",前来就诊。笔者诊得脉浮弦而大,告知受风所得,处方荆芥、防风、柴胡等外感药物,两剂即愈。又曾诊桂二越一汤证的高热小儿,家长代述发热以来精神莫名惊恐警惕、不能自控,但意识清醒,没有丝毫抽搐倾向,也无惊厥史。笔者告知这是外邪扰经所致,仍令服桂二越一汤发汗,热退后随访,再无惊惕发作。

接下来,邪在俞的"六经不通,四肢节痛,腰脊乃强",我们依旧能从仲景书中得到启示。若邪气渐满于俞、于伏冲欲入未入时,容易出现仲景所谓的痉病。《金匮要略·痉湿暍病脉证治》葛根汤证条文的"欲作刚痉"其实已经预判"在俞之时……腰脊乃强"的剧烈发作,条文中"气上冲胸"又隐隐可见更进一步的邪扰伏冲之症。这个时候,仍然是以散邪作为主要治疗方向。在积聚形成的部分里,"其着于俞之脉者,闭塞不通,津液不下,孔窍干壅"。让人想到很多外感病后期需要"急食辛以润之"的干燥类问题,目前已有不少医师将这个思路积极应用于某些免疫类疾病的治疗中,兹不赘述。

邪扰伏冲,阳气仍能一搏,则见气上冲。倘若邪传过于迅猛,伏冲不待一搏便被制住手脚、禁锢失用,反而不见冲气。本篇经文谓邪气"在伏冲之时,体重身痛",恰因脉郁气阻。对应到仲景大青龙汤证，或身痛，或身不痛但重，可知《灵枢·百病始生》的"体重"与"身痛"两症未必总是并列。至于大青龙汤的六两麻黄，则明确告诉我们在此阶段，只要"无少阴证"，抓紧时间大力透邪发汗仍是非常必要的。透邪到一定程度后，尚有余邪未尽，冲脉恢复搏邪的能力，甚至表现为一种报复性的冲悸，于是就出现了桂枝甘草汤与苓桂术甘汤这两条"随证治之"的"发汗后"条文。另外，从现代中西医结合角度看，"伏冲"当包括主动脉及其对脊髓、大脑的供血分支（《素问·疟论》所信"伏脊之脉"恰恰在强调这些分支），"在伏冲"安置于"在俞"之后，且主症独举"体重身痛"，似乎提示了古人对外感病诱发脑脊髓炎等中枢神经系统问题的临床经验。此时，我们结合《千金》《外台》治疗"中风"的一系列麻黄剂、石膏剂，再品大青龙汤的身重症状，隐隐能看出仲景对危重症的提前关注与担忧。

之后，邪传肠胃，"贲响腹胀，……肠鸣飧泄……"，朱丹溪的痛泻要方、喻嘉言的"逆流挽舟法"皆可追溯至此，同时又让我们对《伤寒论·太阳病》篇的葛根剂、陷胸剂、泻心剂各条方证不无思考。总之，仲景虽不明确以《灵枢·百病始生》立论，但他大概率读过该篇的早期传本。而外感病诱发某类皮肤症状、心律异常、心神不安与睡眠问题、风湿免疫问题、脑血管问题、消化系统问题的临床观察，是从《内经》到后世一以贯之的。这也是本篇取名《百病始生》的意义所在。

后文积聚的部位，有些可以与邪传的部位对应，有些不能对应，读者不必死板追求一一绑定。积聚的针灸，本文所信"察其所痛，以知其应，有余不足，当补则补，当泻则泻，毋逆天时，是谓至治"虽略显笼统，但诚为至理名言。《灵枢·上膈》篇作为范例，充分阐释了这条治积原则，也是本篇作者对积的位置进行鉴别诊断的间接印证。笔者将于彼篇详述。

2. 仲景《伤寒论》论六经病，必分"中风"与"伤寒"，《金匮要略》论五脏风寒积聚，亦风、寒对举，概从此篇出。虚邪曰中风，洒淅动形；清湿曰伤寒，症见厥冷节痛。又，仲景治风寒屡用芍药,不排除通阴络而防积的功用。《金匮要略》附子薏苡败酱散治肠痈,其中附子不排除是用来处理痈结中"清湿之气下受"的成分,参见书末"延伸讨论1:《黄帝内经》'地气'理论梳理"。

3. 本篇与《素问·玉机真脏论》中的外感发热叙事要素大体相同,都言及皮毛腠理的起因,强调五脏七情会影响中间的传变,指出疾病的某个阶段会在腹部形成邪结,但两者叙事方式完全不同。这是可以理解的,因为在收集临床素材、摸索大体趋势后,宏观模型的文字概述只能靠医家的个性化归纳进行创作。这种模型创作要有序有据,且必须给变数留有余地,一如仲景归纳了六经传变后,具体的方证条文常常不按伤寒六经传变,但偏偏又都可以按六经理法施治。

《素问·玉机真脏论》给出的理想传变主线,是皮毛腠理渐入五脏,依五行相克迭传,而成肺痹、厥、脾风、疝瘕、癃。现实中不按理想主线传变的情况,原因被责之于"忧恐悲喜怒,令不得以其次"。《素问·标本病传论》一类的篇章曾想对该主线路进行改订,但字里行间仍然对五行有一定程度的迁就讨好。

《灵枢·百病始生》作者一定是临床发现,并非所有传染病都会见到呼吸系统症状,若必将肺咳列在发热身痛后,往往显得过于教条。作者索性三纲分立,先将中部的五脏因素剥离出去,再求索较单纯的上部外感进程,格调已比《素问·玉机真脏论》高明。它给出的传变主线以虚邪为主语,由皮毛腠理入络传经,而后入俞传冲,最后在肠胃膜原参与成积。这样一个理想化的虚邪入里过程,反过来又如何兼容外感病所见的咽痛咳嗽、呕逆厌食、心烦失眠等症状呢?《灵枢·百病始生》的总框架提示,这是上部虚邪加合中部五脏病形、下部清寒所致。只不过类似五脏病因、症状这种老生常谈的内容,本篇开篇一笔带过,篇末论及五脏积聚时也点到为止,读者欲求全貌,宜从《灵枢·邪气脏腑病形》《灵枢·五邪》等篇入手。上述理论安排极其优雅圆融,且更便于临床入手。此外,我们能看到《素问·玉机真脏论》归为五脏相传的病候,被《灵枢·百病始生》用另一种方式提及。

《素问·玉机真脏论》		《灵枢·百病始生》	
病机	症状	症状	病机
风寒客于人	使人毫毛毕直，皮肤闭而为热	毛发立则淅然，故皮肤痛	邪从毛入
	盛痹不仁肿病	在络之时，痛于肌肉，其病时痛时息，大经乃代	传舍于络脉
病入舍于肺，名曰肺痹	发咳上气	气上逆	重寒伤肺
肺即传而行之肝，病名曰肝痹，一名曰厥	胁痛出食		忿怒伤肝
肝传之脾，病名曰脾风	发瘅，腹中热，烦心，出黄	在肠胃之时，贲响腹胀……多热则溏出糜	传舍于肠胃
脾传之肾，病名曰疝瘕……一名曰蛊	少腹冤热而痛，出白	膜胀则肠外之汁沫迫聚不得散，日以成积	厥气生足悗
肾传之心……病名曰瘛	病筋脉相引而急	在俞之时，六经不通四肢，则肢节痛，腰脊乃强	传舍于俞

笔者个人以为，《灵枢·百病始生》的叙事方式与《伤寒杂病论》亲和力更强，更能顺畅对接《金匮要略·五脏风寒积聚病脉证并治》一类的篇章。抛开五行术数而言，《素问·玉机真脏论》对外感病重点素材的驾驭不失简洁，对疾病大体传变的把握也较准确，只是五行次第让它变得呆板且油滑。叶天士正是看破了这一点，将《素问·玉机真脏论》去粗取精，予以拆解重构，参合自己时代的所见所悟，完成了其温病传变观。《温热论》一句"温病上受，首先犯肺"，不谈六经，直接谈肺，既是对"天之邪气感则害人五脏"思想的沿袭，又是对《素问·玉机真脏论》风邪袭皮毛后"入舍于肺"的自觉确认。肺之后，一路"逆传心包"的"逆传"则是沿用《素问·玉机真脏论》的背景，由金传火，因谓之"逆"。首列心、肺进行关注，亦暗合《灵枢·岁露论》冬暖春寒而心肺作病的

论述。另一路"三焦不从外解，必致里结"固然是临床事实，也与《素问·玉机真脏论》肺顺传而继见出食、腹热、疝瘕等的记载暗合。在此之外，叶氏于湿热交杂情况中，格外在意湿伤阳气，也能看出《灵枢·百病始生》中清湿伤下的影子。《温热论》曰："吾吴湿邪害人最多，如面色白者，须要顾其阳气，湿胜则阳微也，如法应清凉，用到十分之六七，即不可过凉，盖恐湿热一去，阳亦衰微也；面色苍者，须要顾其津液，清凉到十分之六七，往往热减身寒者，不可便云虚寒而投补剂，恐炉烟虽熄，灰中有火也，须细察精详，方少少与之，慎不可漫然而进也。"分明是《灵枢·百病始生》中虚邪上受、清湿下受合病的处方思想。而《临证指南医案》中各类络病方证的辨识又多化用自《灵枢·百病始生》积证的原理细节。至此，笔者不禁感慨：叶老何等才情！《内经》功底之深厚、临床观察之细致、理路概括之明了、用药拿捏之稳妥，诚为宗师气象。我辈学《内经》、用《内经》，当效叶老。

行针第六十七

提要

本篇讨论"百姓之气血"在针刺后的针感反应，虽从气血阴阳立论，但似乎不能盲目连接《灵枢·通天》。因后者背景的"阴阳之人"是"独异于众人"的，需要我们区别看待。

阴阳多少	针感	体质状况
重阳	神动而气先针行	重阳之人，熵熵高高，言语善疾，举足善高，心肺之脏气有余，阳气滑盛而扬，故神动而气先行
重阳而颇有阴	重阳之人而神不先行者	多阳者，多喜；多阴者，多怒。数怒者，易解（此人多怒，且怒易转为喜，或易被喜中和），故曰颇有阴。其阴阳之离合难，故其神不能先行也
阴阳和平	气与针相逢	阴阳和调，而血气淖泽滑利，故针入而气出，疾而相逢也
阴气多阳气少	针已出，气独行	其阴气多而阳气少，阴气沉而阳气浮者内藏，故针已出，气乃随其后，故独行也
阴多阳少（较上条更剧）	数刺乃知	其气沉而气往难，故数刺乃知也
不关阴阳	针入而气逆与其数刺病益甚	此皆粗之所败，工之所失，其形气无过焉

讨论

1. 本篇的体质设置，为分析针感服务，可见不同的体质描述源于不同的医学出发点，彼此并无矛盾。这也侧面告诉我们，真正的整体体质评估，需要多环节多内容复合。笔者结合《灵枢》内容简单列表示意，《素问》内容暂不纳入。

体质评估步骤	体质评估要点	涉及篇章举例
第一步：基础寿元评估	寿夭	《灵枢·寿夭刚柔》《灵枢·天年》《灵枢·五阅五使》
第二步：身心模式评估	是否形主导志	《灵枢·阴阳二十五人》
	是否志主导形	《灵枢·通天》
	是否形志均衡而见苦乐	《灵枢·九针论》《灵枢·大惑论》
第三步：易病倾向评估	固有结构的易病倾向	《灵枢·本脏》《灵枢·五变》《灵枢·论勇》《灵枢·卫气失常》
	年龄阶段的易病倾向	《灵枢·天年》
	饮食偏嗜的易病倾向	《灵枢·五味论》
	长期情志的易病倾向	《灵枢·本神》
第四步：医疗医嘱评估	预判对疗法的敏感性	《灵枢·论痛》《灵枢·论勇》
	预判治疗方式	《灵枢·逆顺肥瘦》《灵枢·根结》《灵枢·寿夭刚柔》
	预判治疗反应	《灵枢·血络论》《灵枢·行针》

2. "粗之所败，工之所失，其形气无过焉"，一方面是辨证与技术的错误，另一方面也包括对针刺本身的审视。当下的患者究竟是否适宜用针？我们作为针刺操作者，尤其要对针刺抱有入乎其中、出乎其外的理性警觉，不要落进百病只知用针的窠臼。"言不治者，未得其术也"，此"术"不仅是针术，还有灸治、按摩、导引、药物、食疗等。

《内经》不止一篇提及"不可刺"的场景，值得反复研究。

3. 本篇的问答是医师间的事后经验总结，但这类总结在返回临床应用时，便是医患沟通与医嘱内容。如果能够在治疗前、治疗中、治疗后做好关于针感的解释告知，可以大大减少患者不必要的恐慌和质疑，避免一些不可预见的问题。

4. 本篇的"阴阳"一方面与气血状态强相关，另一方面与性格状态也颇有关系。某种意义上说，患者不自主的气血、性格偏性会干扰治疗效果。因此，"定神气"的干预，应该纳入我们的治疗过程中，这将有利于患者以相对平和的状态接受针刺。

上膈第六十八

提要

本篇讨论肠胃积聚留痈的证治,主症是"食晬时乃出"。本篇病因背景可参考《灵枢·百病始生》的积聚部分。《灵枢·厥病》篇也有一段"肠中有虫瘕……"的刺法,与本篇有些许可对照处。

1. 前提基础

喜怒不适,食饮不节,寒温不时,则寒汁流于肠中。

按:外因、内因,为邪气内传肠胃成积聚奠定基础。

2. 生病机制

流于肠中则虫寒,虫寒则积聚,守于下管,则下管充郭,卫气不营,邪气居之。人食则虫上食,虫上食则下管虚,下管虚则邪气胜之,积聚以留,留则痈成,痈成则下管约。

按:肠道与胃交界处即胃下管幽门处,寒热积聚成痈。因位置偏下,食入则吐缓。

3. 证候分类

其痈在管内者,即而痛深;其痈在外者,则痛外而痛浮,痈上皮热。

4. 刺法

本篇刺法,其余韵尚见于明代倪士奇《两都医案》火针腹痈刺法。然而相较本篇"微按其痈,视气所行",倪士奇以纸片蘸水验痈疽走向,更客观易学。至于"已刺必熨",不如径用火针。"后以咸苦,化谷乃下"云云,是后期方药与饮食调养的不易之法。

讨论

1. 针刺内痈之术,今已不是显学。当今临床上,内痈型腹痛患者往往服健脾行气药无效,必赖大黄牡丹汤、附子薏苡败酱散之类,甚至需要外敷清热消痈膏药、直接灸、《验方新编》"移毒法"等,始奏效。章次公等前辈以蒲公英、地骨皮诸药参入胃痛方中,绝非无的放矢。

2. 关于本篇的"虫",除了可以理解为某些寄生虫之外,还可以理解为肠道菌群。肠道菌群紊乱会产生大量气体,引起"下管充郭",再逢邪气则生积聚痈肿。因此,临床当灵活看待本篇的"虫"字。

3. 如果将内痈纳入广义的"积",本篇可以作为一个治积范例,完美诠释《百病始生》的治积要诀:"察其所痛,以知其应,有余不足,当补则补,当泻则泻,毋逆天时,是谓至治。"

疾病形成方面,《百病始生》与《上膈》都是从邪气内陷肠胃、清湿逆结肠胃、饮食情志内伤三方面原因立论,只不过后者多省语,可构建表格对照,其中线索一目了然:

	《百病始生》	《上膈》
天之邪气	(邪气)传舍于肠胃之外,募原之间,留着于脉,稽留而不去,息而成积	下管虚则邪气胜之,积聚以留,留则痈成。
地之清湿	厥气生足悗,悗生胫寒,胫寒则血脉凝涩,……则肠外之汁沫迫聚不得散,日以成积。	寒汁流于肠中。流于肠中则虫寒,虫寒则积聚。
生于阴	卒然多食饮,则肠满……若内伤于忧怒,则气上逆,……津液涩渗,着而不去,而积皆成矣。	喜怒不适,食饮不节。

诊断治疗方面,也是在积聚局部诊察、确定层次后,再三分而治。

	《百病始生》	《上膈》
局部诊察	察其所痛，以知其应	其痈在管内者，即而痛深，其痈在外者，则痛外而痛浮，痈上皮热。 微按其痈，视气所行……察其沉浮，以为深浅。
天之邪气	有余……当泻则泻 **按：《素问·调经论》以天之邪气内传为"阳盛"，属有余当泻。**	先浅刺其傍，稍内益深，还而刺之，毋过三行
地之清湿	不足……当补则补 **按：《素问·调经论》以地之清湿生厥为"阳虚"，属不足当补。**	已刺必熨，令热入中，日使热内
生于阴	毋逆天时，是谓至治	伍以参禁，以除其内，恬憺无为，乃能行气，后以咸苦，化谷乃下矣。

治疗过程中，熨法不仅仅是熨内痈局部，也要酌情熨相应的厥逆经络路线，这是《灵枢》熨法一贯的精神。

治疗积聚，无论是针刺之泻，还是热熨之补，抑或对心神、饮食的拨乱反正，治疗过程偶尔会伴随一些通关过节的排病反应。笔者同事科尔沁夫医师曾介绍针灸经验说："疾病症状暂时消除、脉象暂时平和，未必就等于治疗结束。有时必须坚持治到有排病反应出现，才算除根。"

说到排病反应，积聚之外的诸多疾病，治疗过程里都会出现，近些年业界也有相当多的同行从事相关研究。笔者从《灵枢》角度来分析，《百病始生》讲的百病之来路，本质上也是百病之去路。如此，百病之去路也分当三个层次。前人所谓"病去如抽丝"，个别时候，我们需层层抽丝剥茧，经历若干看似加剧、实则向愈的节点，才能真正恢复健康。如果没有足够的的定力和技术，就会出现《汉书·艺文志》中低水平医经家的问题："拙者失理，以愈为剧，以生为死"，最终延误病情。笔者今结合临床经验与读书见闻，列表如下：

	排病层次	排病引起突发见症或固有症状加重举例	应对方法举例
天之邪气的去路	肠胃等六腑	呕吐、打嗝、反酸 腹泻或便秘、肠鸣、腹胀 异常颜色质地的大小便增多 大小便突然短暂减少	1. 若患者身体不能自觉找到合理的病之去路，医者需筹量方案，用技术为疾病打开去路。但必须事先和患者沟通充分，应对未来可能出现的突发排病反应，保持淡定。如仲景对防己黄芪汤服后"虫行皮中"、"腰下如冰"的沟通提示。此外，若去病的过程会伴随一过性的口渴嗜食、性欲亢奋、身热喜冷等，当提醒患者自律，等待自然平复。 2. 若患者已能自行完成病去身安的排病过程，医者需要酌情停止治疗，单纯观望或只做轻微辅助，不可过度干预。如《医林绳墨》对"战汗"的处理："当战不得用药，用药有祸无功，要助其汗，多用姜汤。" 3. 若患者身体认可了某个病之去路的大方向，但卡住不能自解，医者需辅助全面打开通路。如《伤寒论》101条，柴胡证下之而柴胡证仍在，可见身体坚定认可少阳解病的去路，大多数情况下，给
	伏冲	身重 气上冲 脐周悸动	
	俞	脊柱僵硬 关节疼痛 口鼻干燥 背俞穴局部忽然色泽、切诊异常	
	经	惊惕警觉、烦躁不舒 十二经是动、所生病 陈旧性损伤处发作症状	
	络	肌肉疼痛 十五络脉见症 突然出现细小静脉曲张或皮下出血	
	皮表	发热肤痛、怕风或自觉身体冒风、蚁行感 出粘汗、臭汗、战汗、自汗 瘙痒、水泡、红疹、脱屑、水肿、出油、生斑 局部毛发增生或减少 肤色、脸色忽然大变	
地之清湿的去路	六经营卫	出现场景类梦境 忽然极度发冷或发热，伴随出现某些辨识度很高的经络证候 出冷汗或粘汗 短暂的眩晕乃至晕倒 忽然困倦嗜睡	

（续　表）

	排病层次	排病引起突发见症或固有症状加重举例	应对方法举例
内伤于阴的去路	五脏情志	出现情绪类梦境 出现不能自控的暴怒、悲哭、喜悦、恐惧、释然、怨恨、后悔等情绪反应	予小柴胡汤便会蒸蒸而振、汗出而解。但103条同样是下之而柴胡证仍在，服小柴胡却不能从少阳经解，需改为大柴胡经、腑同开，方能病解。 4.若患者身体能自觉找到病的去路，且已经有了排病趋势，只是缺乏物质、能量基础。医者只需提供补益支持类治疗，不可节外生枝。如周慎斋《医家秘奥》中说，服补中益气而见六经邪气外达形症，需不为所动，守方待其自去。
	五脏功能	五官分泌物增多 食欲旺盛或口渴 忽然喜欢或厌倦某种饮食 大量咳出清痰、脓痰、血痰、痰块、恶涎 忽然性欲旺盛或降低 男性遗精或生殖器异常分泌物增多 女性非正常月经出血以及带下增多 忽然想运动 忽然对过去的某个具体心结产生通达的念头	

忧恚无言第六十九

提要

本篇讨论忧恚情绪引发突然失音的原理和治疗，涉及整个发声系统的解剖结构和功能，示范了因部归经、远近兼取的刺法。

发声器官分析

部位	意义	症状	治法
咽喉	水谷之道		
喉咙	气之所以上下		
会厌	声音之户	厌小而疾薄，则发气疾，其开阖利，其出气易	足之少阴，上系于舌，络于横骨，终于会厌。两泻其血脉，浊气乃辟。会厌之脉，上络任脉，取之天突，其厌乃发也
		其厌大而厚，则开阖难，其气出迟，故重言也	
		人卒然无音者，寒气客于厌，则厌不能发，发不能下，至其开阖不致，故无音	
口唇	声音之扇		
舌	声音之机		
悬壅垂	声音之关		
颃颡	分气之所泄	人之鼻洞涕出不收者，颃颡不开，分气失也	
横骨	神气所使，主发舌者		

讨论

1. 黄帝提问的问题是，忧恚为何会引起失音。少师并未直接从忧恚入手回答，反而大谈解剖部位、"寒气"与"脉"。我们只能自行研究考察，忧恚的一些潜在机制是否已被少师默认为常识，混入论述之中了？

忧，《素问·宣明五气》曰："精气……并于肝则忧……虚而相并者也"；恚，即怒，《灵枢·本神》曰："肝气虚则恐，实则怒"，《素问·举痛论》曰："怒则气上……怒则气逆"。可见，忧恚为偏义复合词，在《内经》中可归入肝病，且结合上下文似乎更侧重"恚"的方面。因此，恚怒带动气逆而上将下肢伏藏的清寒之气引至会厌部，造成失音。这就是"寒气客于咽"除了取天突，还要在下肢足少阴放血的原因。

少师除了会厌，还讲述了一些与失音无关的部位，并非闲笔。其实是为了让读者通过失音治法举一反三。如果患者忧恚后还能发出声音（证明伏寒部位不在足少阴，未上袭会厌），只是闻诊发现唇不吐字、舌不构音、颃颡鼻壅、悬雍齇浊、喉哑气促等问题，那么，便可依照治失音的思路，锁定部位，归入经络，远端与近端同时取穴。这是古人五音闻诊之外的另一种闻诊，以发声的功能失常反推部位，进行经络筛查。值得深入研究。

需要说明，临床上先有大的情绪波动而后猝然失音的患者，寒、热、虚、实均可见到（如后世医案中常见的中气大虚型失音、木火刑金型失音），不能以此责难《内经》所举的类型太过单一。通读《灵枢》《素问》后我们不难发现，《内经》时代的作者常有"举例启发式写作"，与后世内科学教材的"穷举证型式写作"不同。两者各有优势，不宜厚此薄彼。清寒伏藏经络，因情绪而暴作疾病，《灵枢·贼风》也有讨论，可以参考。

2. 横骨是"足少阴—会厌"的中间站，出现问题也会影响发声，毕竟横骨为"神气所使，主发舌者"。现代医学对某些横骨不用、神不使舌的情况常归咎于脑，除可以从足少阴论治，还要酌情增加与之相表里的足太阳头颈部经穴针刺。

寒热第七十

提要

本篇讨论的内容，后世认为系颈部淋巴结核，但中医的思维和法度，又不能简单地被西医病名限制。本篇实则开辟了一大类阴分有热、波及阳分、郁结成毒的治法。

鼠瘘：瘰疬溃脓流注于颈部。

1. 病因

此皆鼠瘘寒热之毒气也，留于脉而不去者也。

2. 诊断

鼠瘘之本，皆在于脏，其末上出于颈腋之间，其浮于脉中，而未内着于肌肉，而外为脓血者，易去也。

该病与一般的寒热不同，常是低热，往往向气阴两虚方面发展。古人也发现，单纯按阳经所在的天牖五部分析，治疗无效。故而提出"在脏"，从阴论治。

3. 治疗

从其本引其末，可使衰去，而绝其寒热。审按其道以予之，徐往徐来以去之，其小如麦者，一刺知，三刺而已。

"从其本引其末"，即找出发病所涉及的阳脉，循按相表里的阴脉，揣穴进行针刺。"审按其道以予之，徐往徐来以去之"，即《素问·离合真邪论》补法"呼尽内针……候吸引针"的变版。"予之"即补法。"徐往徐来"与《灵枢·五乱》"徐入徐出"的背景和手法均不同，不可混淆。

4. 预后

反其目视之,其中有赤脉,上下贯瞳子,见一脉,一岁死;见一脉半,一岁半死;见二脉,二岁死;见二脉半,二岁半死;见三脉,三岁而死。见赤脉不下贯瞳子,可治也。

邪客第七十一

提要

本篇为一些散碎医学问题的问答，涉及失眠、天人情怀、经脉循行与诊法、持针纵舍、八虚定位。

一、失眠

问句虽以邪气发问，其实答语中的内容不仅限于邪气，这在教学中是很常见的，学生一一发问，老师告知全局。"五谷入于胃"一节，讲宗气、津液、糟粕，也非无端铺陈。宗气、津液二者，给营、卫赋能，让营、卫各有其道。宗气营卫正是《灵枢·刺节真邪》中讨论寒厥的基础格局。参考《灵枢·刺节真邪》《灵枢·逆顺肥瘦》《灵枢·寿夭刚柔》等篇的刺法，本篇"以通其道，而去其邪"侧重刺营，"补其不足，泻其有余，调其虚实"侧重刺卫。而"三隧"中的糟粕，属有形的消化产物，半夏汤是其主治。

本篇作者将失眠放进治厥、祛邪、通腑的三维框架里阐述，写作可谓详略得当。但由于许多读者看不出略处，只在详处下功夫，于是容易产生"只凭半夏汤通治失眠"的误会。

详见文末讨论部分。

二、周身血脉的出入回归

1. 诊精气察逆顺

手太阴在腕部的自身循行与"数脉并注"（参见《灵枢·动输》篇讨论）。

2. 诊神明决死生

心伤则神去，神去则死矣。故诸邪之在于心者，皆在于心之包络。包络者，心主之脉也。

三、持针纵舍

1. 脉诊

明知十二经脉之本末……脉之盛衰滑涩。其脉滑而盛者，病日进；虚而细者，久以持；大以涩者，为痛痹。阴阳如一者，病难治。

2. 触诊

其本末尚热者，病尚在；其热以衰者，其病亦去矣。持其尺，察其肉之坚脆，大小滑涩，寒温燥湿。

3. 望诊

视目之五色，以知五脏，而决死生。视其血脉，察其色，以知其寒热痛痹。

4. 治疗

持针之道，欲端以正，安以静。先知虚实而行疾徐。左手执骨，右手循之，无与肉果。泻欲端以正，补必闭肤。辅针导气，邪得淫泆，真气得居。

因其分肉，在别其肤，微内而徐端之，适神不散，邪气得去（扦皮开腠理）。

四、八虚

八虚以候五脏（病深者所候）。

1. 部位

肺心有邪，其气留于两肘；肝有邪，其气流于两腋；脾有邪，其气留于两髀；肾有邪，其气留于两腘。

2. 诊法

邪气恶血，固不得住留。住留则伤筋络骨节；机关不得屈伸，故拘挛也。

讨论

1."今厥气客于五脏六腑,则卫气独卫其外,行于阳,不得入于阴。行于阳则阳气盛,阳气盛则阳跷陷,不得入于阴,阴虚,故目不瞑。"

"厥气",《针灸甲乙经》《诸病源候论》《外台秘要》作"邪气"。邪气、厥气在《灵枢·淫邪发梦》中均可引起睡梦不安,但含义完全不同(参见本书《灵枢·淫邪发梦》篇的辨析)。

仅就这一句讲,究竟采用哪个词更合适呢?我们不妨作如下思考。

《灵枢·卫气行》篇以手、足阳明为阳入于阴的枢纽,手阳明通于大肠,足阳明通于胃。半夏汤的成分也恰恰针对肠腑、胃腑。《本草经集注》曰:"半夏……生令人吐,熟令人下。"《名医别录》曰:"秫米……利大肠。"一方面半夏汤是在以畅腑的方式带动手、足阳明通利,激活卫气由阳入阴的道路;另一方面不排除本篇讨论的"目不瞑"模型本身伴随一定程度的腑气郁实症状。临床上笔者所见半夏汤所疗失眠,确实常见腹部胀气。《灵枢·胀论》曰:"厥气在下,营卫留止,寒气逆上,真邪相攻,两气相薄,乃合为胀。"追其来源,在其上下文语境中,"营卫"为偏义复合词,重卫轻营。笔者基于上述逻辑认为"厥气"一词值得保留,无须校改。《内经》中一旦笼统地说"厥气",常指喜怒不节加临地气逆上的寒厥。《素问·厥论》探讨寒厥时也自觉引入卫气模型,与《灵枢·邪客》《灵枢·胀论》《灵枢·淫邪发梦》等篇在这方面保持一致。

回归开篇,黄帝在问句中只说"邪气",伯高答语中先强调"厥气",后又说"补其不足,泻其有余,调其虚实;以通其道,而去其邪。饮以半夏汤一剂……"可以看出,这种失眠的背景并不单一:以厥气(寒厥)为主,伴见邪气,兼有腑郁。治疗分三步,也模糊暗合《灵枢·百病始生》三部作病归因,比较全面。

第一,"补其不足,泻其有余,调其虚实"正是《灵枢·刺节真邪》治疗寒厥本体的方法"(先热熨,然后)用针者,必先察其经络之实虚"。若寒厥程度过重出现了《灵枢·刺节真邪》所谓的"宗气不下",则相应的失眠机制或与《素问·病能论》"肺者脏之盖也,肺气盛则脉大,大则不得偃卧"有相通处。

第二，"以通其道，而去其邪"对应《灵枢·刺节真邪》治寒厥所兼八风之邪的刺络法"一经上实下虚而不通者，此必有横络盛加于大经，令之不通，视而泻之，此所谓解结也。"《灵枢·百病始生》《素问·皮部论》提示邪气的传变过程包含络脉入经的步骤，因此这里的通络拔邪当是处理寒厥以外的邪气兼证，不可将"邪"与"厥气"混为一谈。杨上善便犯了混淆的错误，他在《太素》中所据的文本明明也是"厥气客于五脏六腑"，却非要注成"厥气者，邪气也"。

第三，所谓"饮以半夏汤"前文已有解析，不赘述。

当代常见的失眠处方思路，若排除五脏虚损，仅考虑外因扰乱气机，基本可归入上述三个角度。其中尤以前两个角度最考验医师功力。临床中失眠多梦伴随某部脉浮、脉紧是很常见的，若单用半夏汤演绎出的温胆汤类方疗效不佳时，可结合色脉，以及《灵枢·淫邪发梦》中邪气梦、厥气梦的区别，分清先后主次，配合治疗。当以厥为主要矛盾时，可用温阳降逆药，代替热熨、热敷、足浴等；以邪为主要矛盾时，可用一些归经明确的透邪通络药，代替梅花针、三棱针放血，往往能够推进疗效。对此，历代医家都有很成熟的经验（如许叔微独活汤），但最初源头或许来源于《灵枢·邪客》。

2. 本篇手三阴循行的讨论，不该仅被视为手三阴本身的知识阐述。黄帝所问是"脉"非具体的手三阴脉，又有岐伯赞叹"针道毕矣"，显然涉及的都是宏大主题。笔者以为，应该将太阴寸口、心包代心受邪放置在全身框架下，对应精气、神气的总决裁，统领后文"持针纵舍""扞皮开腠理"等细化诊察与治疗，方符合上下文立意。

3. 问句中"六腑之输于身者"，后文无明确答复，笔者以为当对应"人有八虚"。虽然八虚说的是"以候五脏"，但从八虚的位置来看应该是通过六腑阳经"输于身者"来间接为五脏拔除邪气恶血。肾邪的"腘"、脾邪的"髀"，本是《灵枢·经别》提到相关阴阳经合并的重要部位。肘部内侧有心肺经所行，外侧却也是小肠、大肠经所过。腋部相关的循行与病候，我们可以在《灵枢·经脉》中"胆足少阳之脉"的部分看到，但与"肝足厥阴之脉"无直接涉及。因此，八虚应该与前文"六腑之输"不无关联。

通天第七十二

提要

本篇为黄帝、少师问答，讨论"尤不合于众者"的"阴阳之人"五种，罗列其性格、体质与调理思路、形体望诊特点。

阴阳之人	体质	治法	特征
太阴	贪而不仁，下齐湛湛，好内而恶出，心和而不发，不务于时，动而后之，此太阴之人也	多阴而无阳，其阴血浊，其卫气涩，阴阳不和，缓筋而厚皮，**不之疾泻，不能移之**	其状黮黮然黑色，念然下意，临临然长大，䐃然未偻
少阴	小贪而贼心，见人有亡，常若有得，好伤好害，见人有荣，乃反愠怒，心疾而无恩，此少阴之人也	多阴少阳，小胃而大肠，六腑不调，其阳明脉小，而太阳脉大，**必审调之**。其血易脱，其气易败也	其状清然窃然，固以阴贼，立而躁崄，行而似伏
太阳	居处于于，好言大事，无能而虚说，志发乎四野，举措不顾是非，为事如常自用，事虽败，而常无悔，此太阳之人也	多阳而少阴，必谨调之，**无脱其阴，而泻其阳**。阳重脱者易狂，阴阳皆脱者，暴死，不知人也	其状轩轩储储，反身折腘
少阳	谍谍好自贵，有小小官，则高自宜，好为外交，而不内附，此少阳之人也	多阳少阴，经小而络大，血在中而气在外，**实阴而虚阳**。独泻其络脉，则强气脱而疾。中气不足，病不起也	其状立则好仰，行则好摇，其两臂两肘，则常出于背

（续　表）

阴阳之人	体质	治法	特征
阴阳和平	居处安静，无为惧惧，无为欣欣，婉然从物，或与不争，与时变化，尊则谦谦，谭而不治，是谓至治	其阴阳之气和，血脉调，谨诊其阴阳，视其邪正，安容仪，审有余不足，**盛则泻之，虚则补之，不盛不虚，以经取之**	其状委委然，随随然，颙颙然，愉愉然，暶暶然，豆豆然，众人皆曰君子

注：加粗字体为治疗原则

讨论

　　太少阴阳之人，或许在某种意义上正是《素问·上古天真论》中真人之心、至人之心、圣人之心、贤人之心在走入歧途后的身心表现。笔者曾过手的民间中医稿本《黄帝内经心相二十一观》中有一段话："此心，分，即真、至、圣、贤，或应运独现，或随堕成偏而为太少阴阳；合，即大象圆成，历太少阴阳而不昧，复归于平和君子。能以真、至力，修圣、贤法，体用当位，循序不乱，斯达性命之旨矣。"与本篇黄帝所谓"有贤人、圣人心能备而行之乎"的发问，似乎存在某种呼应。

官能第七十三

提要

本篇分两部分，第一部分是黄帝对岐伯作临床针灸学术大纲的汇报，第二部分是黄帝与雷公讨论医疗人才的定向培养。

一、黄帝告岐伯：针灸学总结报告

问答场景非常罕见，黄帝主述，岐伯为听众。

"余推而论之，以为一纪"是难得的，黄帝把书本读薄了，把技术极尽了。这一部分提及许多其他篇章的技术，汇通总结，提纲挈领。

1. 临床诊疗基本流程

"用针之理，必知形气之所在，左右上下，阴阳表里，血气多少，行之逆顺，出入之合，谋伐有过。"参考《灵枢·本脏》《灵枢·阴阳二十五人》等体质学说，推断出脏器与相应四肢经脉的根本症结所在。

"知解结，知补虚泻实，上下气门，明通于四海。审其所在，寒热淋露以输异处，审于调气，明于经隧，左右肢络，尽知其会。"参考四海气街，找出疾病在躯干部的深层症结，兼顾四肢取穴。

"寒与热争，能合而调之，虚与实邻，知决而通之，左右不调，把而行之，明于逆顺，乃知可治，阴阳不奇，故知起时。"参考经络标本诊法，结合六经寒热厥证等知识，广泛搜集查体诊断信息。

"审于本末，察其寒热，得邪所在，万刺不殆。知官九针，刺道毕矣。"参考《灵枢·官针》刺法，在标本诊法的诊断下选择九针。

按：以上，由体质到病根到征候到刺法，系由深入浅审查病人的次第。

2. 临床技能基本素质

"明于五俞徐疾所在，屈伸出入，皆有条理。"掌握人体经络走向与腧穴虚实的基本知识。

"言阴与阳，合于五行，五脏六腑，亦有所藏，四时八风，尽有阴阳。"掌握四时八风与脏腑的关系。

"各得其位，合于明堂，各处色部，五脏六腑。察其所痛，左右上下，知其寒温，何经所在。"掌握运用望诊定位病处，确定病性，分析病情。

"审皮肤之寒温滑涩，知其所苦，膈有上下，知其气所在，先得其道。"掌握运用标本诊法与腹背诊法。

"大热在上，推而下之；从上下者，引而去之；视前痛者，常先取之。大寒在外，留而补之，稀而疏之，稍深以留，故能徐入之；入于中者，从合泻之。针所不为，灸之所宜。"掌握一般寒热实证的刺灸方法。其中"稀而疏之，稍深以留，故能徐入之"来自上段，疑错简，居此则语顺。

"上气不足，推而扬之；下气不足，积而从之；阴阳皆虚，火自当之。"掌握一般不足之证的刺灸方法。

"厥而寒甚，骨廉陷下，寒过于膝，下陵三里；阴络所过，得之留止，寒入于中，推而行之；经陷下者，火则当之；结络坚紧（守山阁本作'坚下'，此处当系络脉郁结陷下，与前言'经陷下'对举），火之所治。"掌握厥逆危症的治法与防治因厥生六腑寒瘀积滞的方法。

"不知所苦，两跷之下。男阴女阳，良工所禁。"《针灸甲乙经》卷十论照海穴主治"默默不知所病，视如见星，尿黄，小腹热，咽干，照海主之"，可见"不知所病"是一种精神淡漠麻木态，属于精神神智类疾病。此段意谓，当掌握神智疾病的治疗方法和禁忌。

3.临床思维基本素质

"用针之服，必有法则，上视天光，下司八正，以辟奇邪，而观百姓，审于虚实，无犯其邪。是得天之灵，遇岁之虚，救而不胜，反受其殃，故曰必知天忌，乃言针意。"洞悉针灸治疗过程中的各类忌宜。

"法于往古，验于来今，观于窈冥，通于无穷。粗之所不见，良工之所贵。莫知其形，若神髣佛。"把过去的经验升华为当下的素质。

"邪气之中人也，洒淅动形；正邪之中人也，微先见于色，不知于其身，若有若无，若亡若存，有形无形，莫知其情。是故上工之取气，乃救其萌芽；下工守其已成，因败其形。"治疗战略上，有防微杜渐的意识。

"是故工之用针也，知气之所在，而守其门户，明于调气，补泻所在，徐疾之意，所取之处。泻必用员，切而转之，其气乃行，疾而徐出，邪气乃出，伸而迎之，摇大其穴，气出乃疾。补必用方，外引其皮，令当其门，左引其枢，右推其肤，微旋而徐推之，必端以正，安以静，坚心无解，欲微以留，气下而疾出之，推其皮，盖其外门，真气乃存。用针之要，无忘其神。"补泻调气，不沦为毫无意义的流程化操作，必本于神。

按：以上系临床针灸学术大纲。《灵枢·刺节真邪》中"请言解论"一节，与以上内容契合度很高，或为错简，宜挪至本篇。彼一节文字当系岐伯看到黄帝的总结后，进阶式点拨和优化的内容。以满足黄帝开篇"余司诵之，子听其理，非则语余，请正其道"的请求。

二、黄帝告雷公：中医人才培养指南

各得其人，任之其能，故能明其事。

	专长	所学
诊断技能因材施教	明目者	可使视色
	聪耳者	可使听音
	捷疾辞语者	可使传论
	语徐而安静，手巧而心审谛者	**可使……察阴阳……**
治疗技能定向强化	**语徐而安静，手巧而心审谛者**	**可使行针艾，理血气而调诸逆顺，察阴阳而兼诸方**
	缓节柔筋而心和调者	可使导引行气
	疾毒言语轻人者	可使唾痈咒病
	爪苦手毒，为事善伤者（手毒者，可使试按龟，置龟于器下，而按其上，五十日而死矣，手甘者，复生如故也）	可使按积抑痹

<u>讨论</u>

1. 篇末表格的"诊断技能因材施教"一栏，包括望、闻、问、切。"治疗技能定向强化"包括针灸、导引、咒病、按摩。但是由于"凡将用针，必先诊脉"的一体化特点，"语徐而安静，手巧而心审谛者，可使行针艾，理血气而调诸逆顺，察阴阳而兼诸方"一句，既强调"察阴阳"的脉诊天赋，又强调"行针艾"的治疗天赋，故在两栏突出。

诊断方面，本篇的教育理念无疑是客观务实的。医师只要有一项诊法做到极致，就能立业。无论望、闻、问、切，最后触及的人体病理本质应该是相同的。其中"捷疾辞语者，可使传论"，说的就是传承前人论著中的经验方证谱系，追寻索问患者当下的病机。笔者认识一些老师并不善脉诊，但是他们对《伤寒论》《脾胃论》《温病条辨》等经典临床著作的方证及西医病理，都极为熟稔，常只问三五句便能见病知源。许多以脉诊见长的青年医师们治疗失手的疑难病患者，往往在这些老师处获得痊愈。诊法只是审题角度，不代表审题能力，更不代表解题能力。当代中医电视剧、中医畅销书过分强调脉诊，倾轧问诊，指问诊为庸俗下工所为，无疑失之偏颇。

2. 篇末表格的"治疗技能定向强化"一栏中，只有"语徐而安静，手巧而心审谛者"可以"行针艾"且"兼诸方"，也就是说这类医师以针灸为主，其他疗法为辅，属于"有主次的准全才"，而其他疗法的专擅者都是"纯偏才"。

细细思考我们发现，如果一个人身为"有主次的准全才"，在"兼诸方"的时候势必不能按偏才的培养路线走。如导引行气的天赋方面，"心审谛"的穷究细节和"心和调"的混沌如一，某种意义上是矛盾的；唾痈咒病方面，"语徐而安静"的斯文和"疾毒言语轻人"的刻薄，不大容易调和；按积抑痹方面，"手巧"的灵活细腻和"手毒"的狠厉执着，也是两个截然不同的方向。

因此，"兼诸方"应该是一个最大限度发挥针灸优势的过程，仅让其他疗法为针灸服务，或者偶然填补针灸不适症状的小空白。相较于纯偏才的专擅者，另有其道。笔者选取合适的《内经》经文，对比列表如下。

	"兼诸方"为灸刺提供补充	专擅者	说明
导引行气	《素问·离合真邪论》呼吸补泻（文字过长，略） 《灵枢·邪客》：辅针导气，邪得淫泆，真气得居 《灵枢·五邪》：取之行间，以引胁下 《灵枢·寒热病》：悬颅……头疼，引颔取之 《素问·长刺节论》：病在少腹有积，刺……导腹中气热下已 《素问·奇病论》：（息积）不可灸刺，积为导引服药，药不能独治也	《素问·血气形志》：形苦志乐，病生于筋，治之以熨、引 《素问·评热病论》：（劳风）巨阳引精者三日，中年者五日，不精者七日 《灵枢·卫气》：虚者，引而起之	"导"为导气，"引"为动作。辅助针刺"兼诸方"时，若侧重"导"的部分，则为令病者配合呼吸或观想部位，若侧重"引"的部分，则为令患者配合活动病位。当然，《内经》中的"导"与"引"后期逐渐变成了形而上的针法，取导引之意不取导引之形。如《灵枢·刺节真邪》"引而下之"与《灵枢·寒热》"从其末引其本"

	"兼诸方"为灸刺提供补充	专擅者	说明
唾痈咒病	《素问·疏五过论》：诊有三常，必问贵贱，封君败伤，及欲侯王 《灵枢·师传》：人之情，莫不恶死而喜生，告之以其败，语之以其善，导之以其所便，开之以其所苦，虽有无道之人，恶有不听者乎	《素问·移精变气论》：闭户塞牖，系之病者，数问其情，以从其意，得神者昌，失神者亡	专擅祝由者强行植入意志或同化意志，重洗脑；"兼诸方"者，重咨询沟通与制定医嘱
按积抑痹	《素问·离合真邪论》：（针刺补法）必先扪而循之，切而散之，推而按之，弹而怒之，抓而下之，通而取之，外引其门，以闭其神 《灵枢·卫气》：取此者（气街），用毫针，必先按而在久，应于手，乃刺而予之。所治者，头痛眩，腹痛中满暴胀，及有新积痛可移者，易已也。积不痛，难已也 《灵枢·百病始生》：其着于伏冲之脉者，揣之应手而动，发手则热气下于两股，如汤沃之状 《素问·通评虚实论》：腹暴满，按之不下，取手太阳经络者，胃也募也。少阴俞去脊椎三寸傍五，用圆利针 《灵枢·上膈》：微按其痈，视气所行，先浅刺其傍，稍内益深，逐而刺之，毋过三行，察其沉浮，以为深浅	《素问·血气形志》：形数惊恐，经络不通，病生于不仁，治之以按摩、醪药 《素问·腹中论》：（伏梁）每切按之致死 《素问·举痛论》：或痛甚不可按者，或按之而痛止者，或按之无益者	"兼诸方"者的"按"常常是诊断测试，或诊断性治疗，总之偏诊断意味。专擅者则纯用按摩来治疗

据今天的医疗环境与文化普及度来说，辅助型的导气、引体、咒病、按摩也可以全部交由患者自行操作。历代这些门类的养生古籍颇多，医师针、灸、药之余，可以指导患者回家做相应"功课"，以提升疗效。笔者谨将自己过手的一部民间传本《北岳安天元圣帝梦传青耘子理腹要旨》整理附于书末，供读者参考。

论疾诊尺第七十四

提要

本篇开篇黄帝问句系《灵枢·邪气脏腑病形》之简要摘抄，后欲就诊尺得到强化培训，岐伯答语罗列诊尺经验，之后的行文中当又有后学附抄大量其他诊断经验条文。

尺肤分部	主病
臂	臂中独热者，腰腹热
肘	肘所独热者，腰以上热 肘前独热者，膺前热；肘后独热者，肩背热 肘后粗以下三四寸热者，肠中有虫
手	手所独热者，腰以下热 掌中热者，腹中热；掌中寒者，腹中寒。鱼上白肉有青血脉者，胃中有寒

其余目诊、色诊、脉诊等经验，过于散碎，可泛读，无法有序整理，也无抄录必要，从略不录。

刺节真邪第七十五

提要

本篇第一部分讲"刺有五节"的临床经验。第二部分以诗歌形式解说了"五邪"的机制及针具对应。以上两部分与《灵枢·五禁》文字体例相契度极高，或可另行加工合为一篇。第三部分疑似《灵枢·官能》相关文字混入本篇者，其中推拿给头部降温（类似今时民间"推桥弓"手法）的记载，非常值得关注。第四部分由"一脉生数十病"话题引入，层层递进，将虚邪致病的各种情况和盘托出。题目所谓"刺节真邪"，"刺节"指第一部分，"真邪"指第二、四部分。

一、刺有五节

五节	病候	治疗
一曰振埃	阳气大逆，上满于胸中，愤䐜肩息，大气逆上，喘喝坐伏，病恶埃烟，饲不得息	取之天容 其咳上气，穷诎胸痛者，取之廉泉
二曰发矇	耳无所闻，目无所见	刺此者，必于日中，刺其听宫，中其眸子，声闻于耳，此其输也 刺邪以手坚按其两鼻窍，而疾偃其声，必应于针也
三曰去爪	饮食不节，喜怒不时，津液内溢，乃下留于睾，血道不通，日大不休，俯仰不便，趋翔不能	此病荣然有水，不上不下，铍石所取

（续　表）

五节	病候	治疗
四曰彻衣	阳气有余，而阴气不足，阴气不足则内热，阳气有余则外热，内热相搏，热于怀炭，外畏绵帛近，不可近身，又不可近席。腠理闭塞，则汗不出，舌焦唇槁，腊干益燥，饮食不让美恶	取之于其天府、大杼三痏，又刺中膂，以去其热，补足手太阴，以去其汗
五曰解惑	大风在身，血脉偏虚，虚者不足，实者有余，轻重不得，倾侧宛伏，不知东西，不知南北，乍上乍下，乍反乍复，颠倒无常，甚于迷惑	泻其有余，补其不足，阴阳平复

二、五邪

五邪	治疗方法（依业界研究成果厘定）	取穴	用针
痈邪	凡刺痈邪无迎陇，易俗移性不得脓，诡道更行去其乡，不安处所乃散亡	诸阴阳过痈者，取之其输泻之	刺痈者，用铍针
大邪	凡刺大邪曰以小，泄夺有余剽其道，针干其邪肌肉亲，视之毋有反其真	刺诸阳分肉间	刺大者，用锋针
小邪	凡刺小邪曰以大，补其不足乃无害，视其所在迎之界，侵而行之乃自费	刺分肉间	刺小者，用员利针（《官针》作员针）
热邪	凡刺热邪越而沧，出游不归乃无病，为开道乎辟门户，使邪得出病乃已		刺热者，用镵针
寒邪	凡刺寒邪曰以温，徐往徐来致其神，门户已闭气不分，虚实得调真气存		刺寒者，用毫针也

三、《灵枢·官能》混入本篇者

"请言解论"到"此所谓推而散之者也"与《灵枢·官能》话题契合度极高，但内容细节有出入。

这一段若视作《灵枢·官能》黄帝汇报演讲后岐伯的知识订正与补充说明,在某种意义上是说得通的。若视作后人对《灵枢·官能》的注释阐发,则似乎这位注释者所据的文本与现存《灵枢·官能》不同,如"上寒下热……此所谓推而上之者也……;推下至缺盆中……热去乃止,此所谓推而散之者也",《灵枢·官能》作"大热在上,推而下之";"上热下寒……此所谓引而下之者也",《灵枢·官能》作"从上下者,引而去之";"大热遍身……虚者补之,血而实者泻之",《灵枢·官能》作"大寒在外,留而补之,入于中者从合泻之";"坚紧者,破而散之,气下乃止,此所谓以解结者也",《灵枢·官能》作"结络坚紧,火所治之"。

无论如何,"请言解论"一段都已较《灵枢·官能》进行了一定程度的技术升华。笔者以为,不妨冠以"岐伯曰"移入《灵枢·官能》篇中,作为黄帝期末汇报的"改试卷"与"写评语"。

四、虚邪为病

此节承接五邪部分,黄帝问一脉生五邪之因,岐伯答虚邪为病,以邪气与正气、真气区别,并作出一些推演与列举。字面意思即值得玩味,不必过度分析。

讨论

"正气者,正风也,从一方来,非实风,又非虚风也。邪气者,虚风之贼伤人也,其中人也深,不能自去。正风者,其中人也浅,合而自去,其气来柔弱,不能胜真气,故自去。"

这里的用词是"正风",且与《灵枢·九宫八风》内的实风、虚风作了区别。风言"正"不言"偏",似乎和实风来自同一方向,却对人有明显可见的影响。但"正风"对人的影响又是一过性的，不同于《内经》其他篇目中可以持续发病伤人的"正邪"。

笔者认为，古人在"实风""正邪"之外别立"正风"，当是观察到一类人逢重大节气的莫名不适。这种不适常见乏力、恶心、昏眩、失眠、情绪不安、触发旧病灶等，但节气之后一二日往往又能自动缓解。古人描述为"其中人也浅，合而自去，其气来柔弱，不能胜真气，故自去。"需要注意的是，"中人"虽浅，气虽"柔弱"，但诱发出的症状未必很轻。

从《灵枢》各篇来看，八方八节吹来的反向虚风很早就被重视，不断扩充内容；八节正向吹来的风，如何分类，如何作病，也经历了一个由偏到全的认知过程。我们在实风、正风、正邪的词汇谱系中可窥一斑。

卫气行第七十六

提要

本篇第一部分讲述卫气日夜循行方式。第二部分讨论如何根据卫气循行规律针刺调理相关疾病。本篇先后有岐伯、伯高的参与，明显是拼接而成。如果试图恢复初始文本，贯穿文意，则开篇至岐伯答语结束，下接《灵枢·顺气一日分为四时》，合为一篇，以讨论卫气的生理、病理、刺法，文脉极其通顺；《灵枢·逆顺》文末接本篇黄帝与伯高的问答，合为一篇，多角度印证"无击堂堂之阵"的治疗理念，文脉亦极其通顺。篇末百刻分经施刺的文字，当依《医学纲目》说，作衍文删去。

一、卫气循行

时间	卫气所在	卫气所行	周行合宿	
白昼	太阳	阳气出于目，目张则气上行于头，循项下足太阳，循背下至小趾之端。其散者，别于目锐眦，下手太阳，下至手小指之间外侧 其至于足也，入足心，出内踝，下行阴分，复合于目，故为一周	日行一舍，人气行一周与十分身之八 日行十四舍，人气二十五周于身有奇分与十分身之二，阳尽于阴，阴受气矣	阴阳一日一夜，合有奇分十分身之四，与十分藏之二，是故人之所以卧起之时，有早晏者，奇分不尽故也
	少阳	其散者，别于目锐眦，下足少阳，注小趾次趾之间。以上循手少阳之分侧，下至小指之间		

（续　表）

时间	卫气所在	卫气所行	周行合宿	
白昼	阳明	别者以上至耳前，合于颔脉，注足阳明以下行，至跗上，入五趾之间。其散者，从耳下下手阳明，入大指之间，入掌中	日行一舍，人气行一周与十分身之八 日行十四舍，人气二十五周于身有奇分与十分身之二，阳尽于阴，阴受气矣	阴阳一日一夜，合有奇分十分身之四，与十分藏之二，是故人之所以卧起之时，有早晏者，奇分不尽故也
夜晚	从阴跷入五脏	其始入于阴，常从足少阴注于肾，肾注于心，心注于肺，肺注于肝，肝注于脾，脾复注于肾为周	夜行一舍，人气行于阴藏一周与十分藏之八，亦如阳行之二十五周，而复合于目	

二、候气而刺

黄帝说"卫气之在于身也，上下往来不以期"已经从根本上否定了卫气版时间流注针刺的存在。因此，"在于三阳，必候其气在于阳而刺之"至结尾当为后人误读文意而补入，宜删去。

伯高的答要点不在水下几刻，而在"随日之长短，各以为纪而刺之"，也就是说，针刺只分夜晚或白昼，不分具体的经脉时段。"刺实者，刺其来也（应对疾病发作期，要提前针刺）。刺虚者，刺其去也（应对疾病衰退期，要追加针刺）"云云，与《灵枢·逆顺》理念一以贯之。《灵枢·逆顺》篇伯高告诉黄帝："上工，刺其未生者也；其次，刺其未盛者也；其次，刺其已衰者也。"

《灵枢·顺气一日分为四时》曰："朝则人气始生，病气衰，故旦慧；日中人气长，长则胜邪，故安；夕则人气始衰，邪气始生，故加；夜半人气入脏，邪气独居于身，故甚也。"明确指出卫气昼出阳行经、夜入阴行脏的特性与疾病发作盛衰的关系。

当结合《灵枢·逆顺》与《灵枢·顺气一日分为四时》，方能读懂前后文意。参见本书"延伸讨论7：《灵枢·卫气行》衍文考证与刺法新探"。

九宫八风第七十七

提要

本篇以九宫八风图为背景，讲述八节虚风应人作病，术数色彩浓厚，且理论有出土文物佐证。当代学者孙功进先生撰有《〈灵枢·九宫八风〉"太一游宫"的两个问题》一文，对本文术数层面内容作了很深刻的分析，是众多同类文章中的佼佼者，值得推荐。但笔者近些年的兴致早已不在术数，故不过多讨论，谨参考经文制表如下。

八风占候	八风伤人
太一移日，天必应之以风雨，以其日风雨则吉，岁美民安少病矣。先之则多雨，后之则多旱	风从其所居之乡来为实风，主生，长养万物；从其冲后来为虚风，伤人者也，主杀，主害者 《灵枢·岁露论》：贼风邪气之中人也，不得以时，然必因其开也，其入深，其内极病，其病人也，卒暴。因其闭也，其入浅以留，其病也，徐以迟

卦位	宫位	节令	正风向	邪风名	内舍	外在	主病
离	天宫	夏至（百姓）	南	大弱风 （发于冬至，方为虚风）	心	脉	气主热
坤	玄委	立秋（吏）	西南	谋风 （发于立春，方为虚风）	脾	肌	其气主为弱
兑	仓果	秋分（将）	西	刚风 （发于春分，方为虚风）	肺	皮肤	其气主为燥
乾	新洛	立冬（吏）	西北	折风 （发于立夏，方为虚风）	小肠	手太阳脉	脉绝则溢，脉闭则结不通，善暴死

卦位	宫位	节令	正风向	邪风名	内舍	外在	主病
坎	叶蛰	冬至（君）	北	大刚风 **（发于夏至，方为虚风）**	肾	骨与肩背之膂筋	其气主为寒也
艮	天留	立春（吏）	东北	凶风 **（发于立秋，方为虚风）**	大肠	两胁腋骨下及肢节	
震	仓门	春分（相）	东	婴儿风 **（发于秋分，方为虚风）**	肝	筋纽	其气主为身湿
巽	阴洛	立夏（吏）	东南	弱风 **（发于立冬，方为虚风）**	胃	肌肉	其气主为体重

讨论

1. 原文八风为病一段，并未直接强调是虚风。参考临床事实我们知道，太过、不及的八正实风，非八大节气正时正向的"偏风"，均与虚风一样，可因人发病。只不过八风以虚风面目出现时疾病会发作得更剧烈，制作表格时笔者仅表述为"八风伤人"，而非"虚邪伤人"。

2. 八节八风分伤形体的八个层次、八个脏腑，虽然打造了一种理论框架的美学，但是我们知道，医学文章一旦开始刻意营造美学，往往会自设桎梏，牺牲内容的灵活性，极易遭到临床家的诘问。如《灵枢·阴阳二十五人》中，岐伯过分讲求形体、面色、经络的五行统一美学，结果被黄帝"得其形，不得其色何如？"的反例举问逼得顾左右而言他。又如《灵枢·玉版》中岐伯信心满满讲说小针有合于天地人、包罗万象的情怀美学，在黄帝提出痈疽已成为何不首选小针时，岐伯气势顿减。再如《灵枢·阴阳系日月》中，岐伯创立的框架集天人经脉相应美学之大成，末尾却被黄帝质问，连一句"善"都没有赢得。回看美感突出的九宫八风理论系统，也面临很多问题。《灵枢·岁露论》中，黄帝似乎觉得死守《灵枢·九宫八风》八节八风主导临床，碍手碍脚，最后才与少师达成了"不得以时"的共识，引入了人体腠理开阖等综合维度，如此更好兼容各类临床事实。除此之外，大刚风的"寒"、婴儿风的"湿"与《内经》中地气为病的寒和湿用词重叠，会制造概念上的混乱。八种属性、主伤八脏的虚风，各不相同，与《灵枢·百病始生》中统一的虚风传变次第，似乎也存在某些细节上的不协调，未来也需要有识之士大刀阔斧地修订整合。

笔者认为，读古人文章要体会古人的作者视角，面对那些营造美学的理论框架，我们不可被形式主义文字诱惑，只应寻求其最初的医学灵感所在；而阅读后期针对框架进行辨难的文字，我们则需要延续思辨精神，放胆去开拓务实的方法论。总之，对前者宜得鱼而忘筌，对后者宜广设新筌以置鱼。只有先取舍、提纯，再不带执念地融会贯通，才能避免经典研习过程中的精神分裂与消化不良。

3. "三虚相搏，则为暴病卒死。两实一虚，病则为淋露寒热。犯其雨湿之地，则为痿。" "三虚"，前人多遵《灵枢·岁露论》中少师的解释："乘年之衰，逢月之空，失时之和，因为贼风所伤，是谓三虚。"但《灵枢·九宫八风》无黄帝与岐伯、少师问答，当是一篇更为古老的文字，《灵枢·岁露论》多问难辩解，未必尽是《灵枢·九宫八风》原意。笔者受《灵枢·岁露论》冬、春连逢虚邪而致疾病的启发，结合上下文发现，本篇"三虚"的原意似乎是指三个节令连续遭受虚邪，叠加累积易作暴病。甚至狭隘一些说，原文"脉绝则溢，脉闭则结不通，善暴死"这句突兀的话，并不是立夏见折风的病候，而是立春、春分、立夏三季并见虚风的最终合病。

"两实一虚，病则为淋露寒热"一句意在与"三虚"形成对比，同是立春、春分、立夏这三个节气范畴内，立春、春分见正向平和的实风而未见虚风，仅在立夏见到西北吹来的虚风，名为折风。总之，没有伏邪，只有新邪。发病方面，寒热、淋露也确实能够对应到折风所致的小肠经证、腑证，治疗宜略作区分。《灵枢·官能》曰："审其所在，寒热淋露，以输异处。"

　　"犯其雨湿之地，则为痿"在和第一句的"三虚"形成另一个维度的对比。原文曰："太一移日，天必应之以风雨……先之则多雨"。"犯其雨湿"，其实是说不仅不是立春、春分、立夏连见虚风，反而还是三个节气连见实风中的"先之"太过之象，属于"正邪"（《灵枢·邪气脏腑病形》）的累积。这种累积会见到怎样的疾病呢？我们检索原文知道，立春、春分、立夏所对应方位的风，病位涉及"肢节""筋纽""肌肉"，症见"身湿"与"体重"，与"则为痿"关系密切。

　　三句都是立足立夏，同时回看年初立春、春分是否有伏邪留藏，充满了时空整体观的思维火花。列表对比如下，一目了然。

	立春	春分	立夏
痿	实风太过	实风太过	实风太过
暴病卒死	虚风	虚风	虚风
淋露寒热	实风平和	实风平和	虚风

　　当然，古文的理解方法是多样的，每种理解背后的旨趣完全不同。笔者只是提供了一种从篇章内部逻辑入手的解释方法，其优点是令上下文文脉贯通，点出了古人的伏邪意识，缺点是有一定的狭隘、附会之嫌，且只关注一年当中的前三个节气，其他节气的问题只能要求读者举一反三。相比之下，大多数前辈注家直接挪用《灵枢·岁露论》的"三虚""三实"来进行注释，简洁明了，但也有缺点：①借用《灵枢·九宫八风》没有提到的理论，令文气淆杂。晚出的《灵枢·岁露论》显然是对《灵枢·九宫八风》只以八风主导疾病的观念进行了反思，才在进一步优化扩充后，为"三虚"重新赋予了如是含义。②按《灵枢·岁露论》对"两实一虚"进行排列组合，一共三种类型，哪一种都不明确指向寒热、淋露，甚至三种情况都可以是无病状态。③"犯雨湿之地"一句也被

前后文莫名孤立，令文脉散碎、浅薄。在此，笔者期待读者未来能有更好的诠释，让经文碰撞出更多更新的灵感。

4. 虚邪亦称虚风、贼风，偶尔被归入风、邪、邪气等笼统称呼里。虚邪是一个很值得探讨的话题，以下仅就与虚邪强相关的《内经》篇章进行梳理。

（1）源流：《素问·汤液醪醴论》曰："夫病之始生也，极微极精，必先入结于皮肤……其有不从毫毛而生，五脏阳以竭也……"所举两类疾病，以是否始于皮肤毫毛作为鉴别，前者已有虚邪的萌芽意识，后者已有正邪的萌芽意识。

《素问·玉机真脏论》前半篇四时五脏太过不及，奠定了未至而至、至而未至的朴素"正邪"发病观，后半篇风寒客人、发热传脏，奠定了朴素的"虚邪"发病观。但该篇尚无正邪、虚邪之名，且对五行有明显的执着。客观地说，《素问·玉机真脏论》的五行执着尚未达到极端化。极端的五行主义者是无法彻底兼容虚邪、正邪观念的，因为他们面临一个理论问题，即某些季节的正风不及是否等同于虚风太过。如春气正风的不及，按照五行关系是否一定意味着春行秋令？这和春逢虚风有什么区别？如此一来，正邪、虚邪就形成了某种含混扭打。对此，《金匮真言论》《素问·六节藏象论》乃至晚出的"运气七篇大论"都存在或多或少的纠结。

《灵枢·九宫八风》以方位、节令定八风格局，始有实风、虚风的正式概念，为正邪、虚邪提供了模型背景，其也从现实观测角度解决了上文的纠结。春分的东风晚一天吹起，和春分当天吹西风，两者没有必然联系。也恰是如此，虚邪、正邪的天人框架反过来对五行制化乘侮的兼容度不深，注定不能完整、完美地融入五运六气理论中。

《灵枢·邪气脏腑病形》是承前启后的里程碑式篇目，其论虚邪中人"洒淅动形"，并将虚邪与正邪合称为邪气，从人体固有结构的角度说明两者入经、入腑、入脏的条件。《灵枢·四时气》《灵枢·五邪》中的脏腑针灸处方均明确以"邪"为前提，似乎是《灵枢·邪气脏腑病形》脏腑感邪的更进一步演绎，值得留意。

（2）发病规律与相应诊疗：第一，侧重时空视角的虚邪。《灵枢·九宫八风》揭示虚邪背后的时空框架，并总结不同时节的虚邪与受病人体层次的亲和性，最后提及猝死、偏枯的极端情况。《灵枢·岁露论》对《灵枢·九宫八风》八风伤人、三虚猝死、岁皆同病等话题进行了延伸辩难，各提出一套说辞。篇末承接《灵枢·九宫八风》的时空模型，示范了虚邪感于冬、因春再逢虚邪而发的温病模型，非常值得关注。《素问·八正神明论》论"八正之虚邪"："以身之虚而逢天之虚，两虚相感，其气至骨，入则伤五脏。"《灵枢·论勇》前半篇承接《素问·八正神明论》的"两虚相感"，论四时虚风伤五色虚人。

《素问》"七篇大论"的作者显然了解虚邪、正邪概念，并将其改编，套入了术数模型中。只是有些细节过于刻板和理想化，不乏削足适履之嫌，从略不论。

第二，侧重人体视角的虚邪。《灵枢·百病始生》就理想情况下虚邪本身的传变特点，讲述其从皮表到络脉、到经、到背腧、到伏冲、到肠胃膜原、合其他病因而成积的过程。《灵枢·邪气脏腑病形》的色脉病形部分虽然混同了邪气、五脏、地气，但其中内容仍是研究虚邪的重要参考。《灵枢·病传》讨论了虚邪入脏的传变与预后，措辞风格与《素问·玉机真脏论》亲和度更高。《素问·淫邪发梦》前半部分与《灵枢·邪客》开篇涉及邪气相关的睡眠问题，前者的梦诊虽言之凿凿说"正邪"，临床上似乎也可以借用于虚邪的诊断场景，后者所说的"邪气"必然包括虚邪。

《素问·皮部论》与《灵枢·百病始生》一脉相承，在诊法上作了一些细化。《素问·缪刺论》开篇简述了《灵枢·百病始生》的传变过程，基本可以推测该篇的"邪"专指虚邪。全篇主要阐述邪在大络流溢、不入经的阶段当如何针刺。《灵枢·血络论》列举了奇邪在络不在经的放血结果与原因分析，虽未明确提及"虚邪"二字，但方法未必不能为虚邪治疗所用。此外，《灵枢·口问》讨论的十二奇邪，似也可以作为虚邪驻络的治疗参考。

《素问·离合真邪论》明确谈到虚邪，并阐述虚邪传络刚欲入经的不定阶段，如何就脉法进行针刺。《素问·长刺节论》未明确提及"虚邪"二字，但其主体内容可看作《灵枢·百病始生》中虚邪一些重要传变阶段的刺法。《灵枢·五变》亦未明确提及"虚邪"二字，只言"奇邪""风""邪"，但所举的体质易病性基本能够连接到《灵枢·百病始生》中虚邪传变的主要阶段。该篇可以作为虚邪留病的体质参考。

《灵枢·岁露论》开篇虽论疟，但承接了《灵枢·百病始生》中从背入腹的传变路径，并结合了《素问·八正神明论》中的"人体—月相"学说。《灵枢·顺气一日分为四时》开篇承《灵枢·百病始生》而来："夫百病之所始生者，必起于燥湿、寒暑、风雨、阴阳、喜怒、饮食、居处……"且明确提及"邪气"。文中论述的病理规律可用于诊察某些情况下的虚邪发病。又，《灵枢·本输》《灵枢·四时气》中的四时刺法，或可对《灵枢·顺气一日分为四时》的邪气衰旺刺法进行补充。

《灵枢·刺节真邪》篇末对虚邪令"一脉生数十病"的各种情况进行了列举，其中除提及偏枯等重症，也将痈、脓、瘤、疽等外科情况纳入虚邪范畴。《灵枢·痈疽》便就《灵枢·刺节真邪》中虚邪所致的外科痈疽情况展开了讨论。而《寒热》《上膈》可以看作此类中医外科问题中的专病研究。

（3）养生要点：《灵枢·九宫八风》曰："故圣人避风，如避矢石焉。"

《素问·上古天真论》曰："虚邪贼风，避之有时，恬惔虚无，真气从之，精神内守，病安从来。"

《素问·四气调神大论》曰："贼风数至，暴雨数起，天地四时不相保，与道相失，则未央绝灭。唯圣人从之，故身无奇病，万物不失，生气不竭。"

九针论第七十八

提要

本篇第一部分以宏大的叙事情怀讲述九针制宜。考《灵枢·玉版》开篇，黄帝对通天彻地的针刺情怀表示了质疑，可见其或为本篇之续篇。第二部分介绍四时八节的痈疽天忌，与《灵枢·玉版》所论痈疽话题也存在微妙的联系。第三部分罗列一些临床基础知识要点，内容也大多见于《内经》其他篇章。

一、九针背后的情怀

岐伯着重渲染九针背后的行业情怀，试图打造九针神话，与《灵枢·邪客》等篇中相关段落同属性，但其中对九针器具形状、功效的描述，可以补充印证《灵枢·九针十二原》《灵枢·官针》中的相关内容。

二、人体四时八节痈疽天忌

左手 立夏 戊辰、己巳	膺喉首头 夏至 丙午	右手 立秋 戊申、己未
左胁 春分 乙卯	六腑、膈下三脏 中州	右胁 秋分 辛酉
左足 立春 戊寅、己丑	腰尻下窍 冬至 壬子	右足 立冬 戊戌、己亥

大禁太一所在之日，及诸戊己。

按："所主左右上下身体有痈肿者，欲治之，无以其所直之日溃治之，是谓天忌日也。"身形应四时八节，此种思想在阴魂不散地流传，背后的医学体系也在逐渐演变。当身形四肢九野框架变成了十二经脉气血框架，再讨论刺忌就会出现《灵枢·阴阳系日月》之类的新模式。"太一"也变成了"人气"，人气在何处，即禁刺何处。这部分，黄帝所问"身形应九野"，与前文"九者，野也"所说的大针，关联不直接。

三、临床必备知识要点

基本与《素问·血气形志》《素问·宣明五气》内容重合。

岁露论第七十九

提要

本篇第一部分以黄帝、岐伯问答，讨论疟气以时发、以时休的原理，并和风气"常在"进行简单的对比。第二部分以黄帝、少师问答，讨论邪气易感性和突发死亡的条件。第三部分仍为黄帝、少师问答，讨论灾疫与八风占候。需要注意的是，本篇某些地方确实承接了《灵枢·九宫八风》的背景，有些地方又有自己的发挥。

一、疟病发作节律

1. 卫气的小周天运行秉承月节律，对疟病发作有决定性影响。

2. 疟与风"相与同类"，但作病模式不同。

按：笔者数年前曾听闻上海同行转述清代费养庄《虚邪论》稿本内容，提示了两个比较有意思的观点，可以辅助理解这部分内容。

第一，二十一日加九日，为三十日，恰为一月。二十一和九不是数量，而是日期。疟病自古有按日占候之法，如《金匮要略》曰："病疟，以月一日发，当以十五日愈，设不瘥，当月尽解，如其不瘥，当云何？师曰：此结为癥瘕，名曰疟母，急治之，宜鳖甲煎丸。"

第二，日下一节，二十一日下至尾底。脊柱不仅仅 21 节，故系 21 日行 24 节，每日约等于一节而已。任脉与督脉等长，而仅行九日。可知数量对应都比较宽泛。

二、邪气易感性与三虚暴死、三实无危

1. 黄帝、少师确认了一点，在特定季节，不仅正邪、虚邪这两个方向的风可以感触人，只要腠理开，各个方向的风气都可以感触人身。

2. 日之寒温、月之盈亏，都可以独立导致腠理疏，所以人有不因寒暑而发病，原因可能在于月亏。月亏若再逢人年衰、贼风，更增加了暴死的概率。

三、灾疫占候

1. 冬至得南风（昼日至尤甚），则冬有夏暖之意；立春得西风，则春有秋凉之令。暖冬加寒春，往往预示本年有灾情。

按：结合《灵枢·九宫八风》，冬至遇南风为大弱风，伤心病热，春遇西风为刚风，伤肺病燥。与春温疾病一部分患者突发热口燥身焦的现象吻合。原文若改作立春遇西南风，更契合九宫八风的理论美感。

2. 正月朔日占运，风性不和则灾必生。

年初占运	风向	占候	说明
正月朔日，天和温不风粜贱，民不病；天寒而风，粜贵，民多病	西北风	其日西北风，不雨，人多死矣	诸所谓风者，皆发屋，折树木，扬沙石起毫毛，发腠理者也
	北风	平旦北风，春，民多死 平旦北风行，民病多者，十有三也	
		日中北风，夏，民多死	
		夕时北风，秋，民多死	
		终日北风，大病死者十有六	
	南风	风从南方来，命曰旱乡	
	西风	从西方来，命曰白骨，将国有殃，人多死亡	

（续　表）

年初占运	风向	占候	说明
正月朔日，天和温不风枭贱，民不病；天寒而风，枭贵，民多病	东风	风从东方来，发屋，扬沙石，国有大灾也	诸所谓风者，皆发屋，折树木，扬沙石起毫毛，发腠理者也
	东南风	风从东南方行，春有死亡	

按：以上表格仅为正月朔日占候，"二月丑不风，民多心腹病；三月戌不温，民多寒热；四月巳不暑，民多瘅病；十月申不寒，民多暴死"为略述省语。"二月丑不风"的风，不是"应之以风雨"的有方向的具体风，而是与温、暑、寒并举的一种气候。其中"二月丑""三月戌""四月巳""十月申"皆不可解，存疑。

大惑论第八十

提要

本篇第一部分讨论黄帝本人的眩晕视歧病的医案，"心有所喜，神有所恶"一句，提示某些让人表面意识觉得喜欢的事物，深层潜意识可能唤起不适感、极度排斥，这是古人对心理的朴素探索。第二部分罗列五种病情分析，因受"必先明知其形志之苦乐，定乃取之"一句启发，笔者将其对应形志苦乐内容制作表格，也许有牵强处，但不妨视作一种思维探索。

一、黄帝登高眩晕视歧案例分析

本段的问答类似《灵枢·贼风》，岐伯第一次回答的角度未令黄帝满意，第二次换角度回答才令黄帝信服。

第一次回答：邪中于项，因逢其身之虚，其入深，则随眼系以入于脑。入于脑则脑转，脑转则引目系急。目系急则目眩以转矣。邪其精，其精所中不相比也，则精散。精散则视歧，视歧见两物。

第二次回答：心有所喜，神有所恶，卒然相惑，则精气乱，视误，故惑，神移乃复。

但作为读者可以发现，这是两条治疗突发眩晕的方证。治疗早期不妨根据经文的主要病机进行干预，治疗后期则有必要兼顾"精散""精气乱"的问题。

二、形志苦乐衍生的几种临床现象分析

现象	机制	形志（依前篇补）	治疗
善忘	上气不足，下气有余，肠胃实而心肺虚。虚则营卫留于下，久之不以时上，故善忘也	形数惊恐，经络不通，病生于不仁，治之以按摩醪药 注：恐则气下不复而善忘	先其脏腑，诛其小过，后调其气，盛者泻之，虚者补之，必先明知其形志之苦乐，定乃取之（确定形志矛盾，推断疾病层次，结合上述症状再进行治疗，以求全面）
饥不欲食	精气并于脾，热气留于胃，胃热则消谷，谷消故善饥。胃气逆上，则胃脘塞，故不嗜食也	形苦志苦，病生于咽嗌，治之以百药 注：咽嗌为阳明之所属，形苦耗力伤阳明胃，志苦多思伤太阴脾。阴阳皆病，则贪食不化	
不得卧	卫气不得入于阴，常留于阳。留于阳则阳气满，阳气满则阳跷盛，不得入于阴则阴气虚，故目不瞑矣	形苦志乐，病生于筋，治之以熨引 注：形苦劳力则气归于阳，志乐神旺则气不归阴	
不得视	卫气留于阴，不得行于阳，留于阴则阴气盛，阴气盛则阴跷满，不得入于阳则阳气虚，故目闭也	形乐志乐，病生于肉，治之以针石 注：《仓公传》文王病有目不明一症。形神皆放逸故也。有痈疽则适当使用针石，无痈疽则依仓公运动疗法	
多卧	此人肠胃大而皮肤湿，而分肉不解焉。肠胃大则卫气留久；皮肤湿则分肉不解，其行迟。夫卫气者，昼日常行于阳，夜行于阴，故阳气尽则卧，阴气尽则寤。故肠胃大，则卫气行留久；皮肤湿，分肉不解，则行迟。留于阴也久，其气不清，则欲瞑，故多卧矣。其肠胃小，皮肤滑以缓，分肉解利，卫气之留于阳也久，故少瞑焉	形乐志苦，病生于脉，治之以灸刺 注：形乐少动则卫气不振于阳，湿滞不通；形乐多食肥甘，则肠胃日见宽缓弛大，停气多卧；志苦不遂则气留结于五内，难行于阳跷，不达于四末，当灸刺导散	
	邪气留于上焦，上焦闭而不通，已食若饮汤，卫气留久于阴而不行，故卒然多卧焉		

痈疽第八十一

提要

本篇从血脉生理为主体，推导痈疽产生的病理，并列举周身痈疽的形、名、治法、死症，更对痈、疽的概念加以区分。其中列举周身痈疽的一段过于琐碎，不作表格，从略。

一、血脉生理

中焦出气如露，上注溪谷，而渗孙脉，津液和调，变化而赤为血。血和则孙脉先满溢，乃注于络脉，皆盈，乃注于经脉，阴阳已张，因息乃行。

二、痈疽病理

寒邪客于经络之中，则血泣，血泣则不通，不通则卫气归之，不得复反，故痈肿。寒气化为热，热胜则腐肉，肉腐则为脓。脓不泻则烂筋，筋烂则伤骨，骨伤则髓消，不当骨空，不得泄泻，血枯空虚，则筋骨肌肉不相荣，经脉败漏，熏于五脏，脏伤故死矣。

三、痈、疽鉴别诊断

病名	描述	鉴别点
痈	营卫稽留于经脉之中，则血泣而不行，不行则卫气从之而不通，壅遏而不得行，故热。大热不止，热胜，则肉腐，肉腐则为脓。然不能陷，骨髓不为焦枯，五脏不为伤，故命曰痈	痈者，其皮上薄以泽，此其候也

（续 表）

病名	描述	鉴别点
疽	热气淳盛，下陷肌肤，筋髓枯，内连五脏，血气竭，当其痈下，筋骨良肉皆无余，故命曰疽	疽者，上之皮夭以坚，上如牛领之皮

四、痈疽诊疗

周身痈疽需抓紧时间处理，不可延误而导致死症、截肢。

方法：多以针砭，时佐豕膏，偶用药汁，或辅发汗。

讨论

1. 本篇论诸多痈疽死症，而明清外科中偶见其病可治者，是以知医学自有发展进步，《内经》时代的医疗水平不可被过度神化。

2. 本篇两次提及"汗出至足"，给后世两点提示。

第一，通体作汗的辅助方法，不仅能用于风寒，也可以用于一定程度的热证。

第二，通体作汗的辅助方法，不仅能用于周身疾病，也可以通透全身气机来代谢局部症结。

古代外科著作里，以神仙一醉忍冬汤为代表方剂，完美继承了上述思想。作为新时代临床工作者，令患者内服解毒散结药物，并在气血足以支持的前提下偶尔药后立刻桑拿汗蒸，不失为一种推进疗效的备选方案。笔者曾单纯靠营养支持和汗蒸作业治愈过一位虚寒女性患者的单侧卵巢囊肿，记录于此，聊供参考。

有关《黄帝内经·灵枢》部分问题的延伸讨论

提要

延伸讨论1:《内经》"地气"理论梳理

《内经》讨论人体外感病机,多从天、地两个层次来综合论述,然而由于其部分篇章的构词不统一使得许多中医工作者大多只关注"天气"及被泛滥使用的"邪气"概念,而对"地气"概念的剖析十分欠缺。本文试从《内经》原文出发,讨论地气为病的特点,重新梳理古人这一部分的外感病框架。

一、《内经》对地气为病的原始描述

《素问·阴阳应象大论》曰:"故天之邪气,感则害人五脏;水谷之寒热,感则害于六腑;地之湿气,感则害皮肉筋脉。"此处建立了不同于后世张仲景、陈无择的"三因为病"框架。

在该框架中,有病因来自天者,用"邪气"概念描述。《灵枢·邪气脏腑病形》等篇也沿用了这一措辞,更进一步把邪气分为"正邪""虚邪",探讨各自的来龙去脉。这里的"邪气"着重指四时八风为病,也偶尔用"风"字代称,与后世脱离天气背景而盲目指代一切病理的"邪气"概念完全不同。

与天相对,地也有其感于人身而作病的一套系统,《素问·阴阳应象大论》称为"地之湿气"。《灵枢·邪气脏腑病形》曰:"身半以上者,邪中之也。身半以下者,湿中之

也。"《素问·太阴阳明论》曰:"阳受风,阴受湿气……伤于风者,上先受之;伤于湿者,下先受之。"则简言为"湿"。而在其他篇章也有其他称呼,如《灵枢·百病始生》"风雨则伤上,清湿则伤下。……清湿袭虚,则病起于下;风雨袭虚,则病起于上。"文中"风雨"显然对应"天之邪气",而"清湿"显然是"地之湿气"的别称。又如《灵枢·五色》"风者,百病之始也;厥逆者,寒湿之起也……常候阙中,薄泽为风,冲浊为痹,在地为厥",将"寒湿"与"风"对举,更点出"厥逆"这一自下而上的疾病作为"寒湿"一词的注脚,足见该病的地气本质,《灵枢·刺节真邪》指出这类寒厥当以熨法与刺法配合治疗。而《素问·调经论》在详述了本于天之邪气的"风雨伤人"之后,紧接着对举了"寒湿之伤人"的机制,即"寒湿之中人也,皮肤不收,肌肉坚紧,营血泣,卫气去,故曰虚。虚者,聂辟气不足,按之则气足以温之,故快然而不痛""阳虚生外寒……阳受气于上焦,以温皮肤分肉之间,今寒气在外,则上焦不通,上焦不通,则寒气独留于外,故寒栗"。不难发现,这里的"寒湿"(与《灵枢·五色》同)"寒气"与前文提到的"地之湿气""湿""清湿"属于同一语义范畴的概念。

综合以上,我们可以初步看出,《内经》作者明确意识到有一类外源性病机与天之邪气完全不同。其来自于地气,得虚而入,自下而上传变,与《灵枢·邪气脏腑病形》中天之邪气自上而下的方向相反,在《灵枢·胀论》《灵枢·忧患无言》《素问·举痛论》等篇章,我们能看到地气这种方向特征的诊疗意义。它的诊断可以用上文所引《灵枢·五色》的望诊,有效治疗方法是"按之则气足以温之,故快然而不痛"(《素问·调经论》),"其下者,引而竭之"(《素问·阴阳应象大论》)的按摩导引法,以及《灵枢·刺节真邪》的熨、刺结合法。

二、从地气为病角度重审一些经典篇章

由上文可见,地气为病虽然称谓不同,但只要提到它,便大多与"邪气"相对讨论,

且"寒""湿"是描述它的常用字。本于这些措辞特点我们可以发现,《内经》其他篇章里存在一些隐含的地气病机,甚至《伤寒杂病论》里也有一些内容沿用了上述思想,进而打开新的视角对原文进行解读。

1.《灵枢·贼风》重审

《灵枢·贼风》曰:"黄帝曰:夫子言贼风邪气伤人也,令人病焉,今有其不离屏蔽,不出室穴之中,卒然病者,非不离贼风邪气,其故何也? 岐伯曰:此皆尝有所伤于湿气,藏于血脉之中,分肉之间,久留而不去。若有所堕坠,恶血在内而不去,卒然喜怒不节。饮食不适,寒温不时,腠理闭而不通。其开而遇风寒,则血气凝结,与故邪相袭,则为寒痹。其有热则汗出,汗出则受风,虽不遇贼风邪气,必有因加而发焉……"

我们注意到,问答中黄帝已关注一类疾病的发生,无法用明确来自于天的"贼风邪气"解释,故一种独立于天气之外的外源性病机自此呼之欲出。岐伯也恰恰如是回答,提出了"湿气"二字。由于《灵枢·贼风》没有上下文铺垫,我们容易将此二字的背景予以忽略。结合之前的讨论我们知道,这里的"湿气"即《素问·阴阳应象大论》"地之湿气"的简称,自下感而非上受。所以"不离屏蔽,不出室穴"也可以埋下病根。

更值得我们注意的是,岐伯在提出"湿气"内伏之后,讲到肝(有所堕坠,恶血在内而不去,卒然喜怒不节)、肺(饮食不适,寒温不时)、脾(汗出则受风)等《灵枢·邪气脏腑病形》所谓的五脏病因加临,与湿气里应外合而成病。这个模型非常古老,我们能在很多篇章里看到它的影子。

不过,由于《内经》作者迟迟未对地气为病给予统一的固定化称谓,用以和天之"邪气"的概念分庭抗礼,行文中很多用词必会引起语义混乱。如本文"与故邪相袭"的"故邪"明显指刚刚提到的地之湿气内伏,竟因挪用"邪"字让读者无法第一时间辨认。无独有偶,《灵枢·胀论》所言"卫气之在身也,常然并脉……寒气逆上,真邪相攻,两气相搏,乃合为胀也",也以"邪"字代刚刚提到的"寒气"。似乎有一个历史阶段,寒、湿被削弱地气属性，被尝试着并入广义邪气的概念里，下文会有所讨论。

这种遣词用字的混乱一直延续到东汉末年，变成了《伤寒论·辨脉法》与《金匮要略·脏腑经络先后病脉证》中"清邪中上""浊邪中下"的说法。

之后，随着《素问》"七篇大论"中"六气在泉"理论对地气为病的丰富延展，到了《千金方》时代，"地气为病"的思想自然而然地被并入"风毒脚气"概念中。

《千金方》曰："夫风毒之气，皆起于地。地之寒暑风湿皆作蒸气，足常履之，所以风毒之中人也必先中脚；久而不瘥，遍及四肢腹背头项也；微时不觉，痼滞乃知。……得此病，多不令人即觉。会因他病，一度乃始发动。或奄然大闷，经三两日不起，方乃觉之。诸小庸医，皆不识此疾，漫作余病治之，莫不尽毙，故此病多不令人识也。"其中，"得此病，多不令人即觉。会因他病，一度乃始发动"的说法，与《灵枢·贼风》的模型如出一辙。

2.《素问·热论》框架重审

《素问·热论》常被后世学者用作《伤寒论》的原型，是讨论外感病的经典篇章。但通读《内经》全文，我们回避不了一个问题，即《素问·玉机真脏论》中"风邪外感—五脏相传"的症状谱系、病程进度，与《素问·热论》格格不入。如《素问·玉机真脏论》的系统中，咳症始传即见；《素问·热论》的外感系统里，咳症迟迟不见，也未如《灵枢·百病始生》一般被间接提及。同时在预后中，前者只要"弗治"，则明确提出"法当死"；后者如果不予治疗，在理想情况下"热虽甚，不死"，只有"其两感于寒而病者，必不免于死"，属于极特殊情况。可见，两者绝不是同一疾病的不同理论描述。

立足《内经》天、地对举的双系统外感框架，当我们看到《素问·玉机真脏论》以"风者百病之长也"发端，而《素问·热论》以伤于"寒"立论，则豁然开朗。前者属"天之邪气"的虚邪贼风系统，后者属地气为病系统，两者各有一番逻辑，这才是《内经》时代完整的基础外感疾病观。

　　若从地气为病角度理解《素问·热论》的伤寒，则其开篇"今夫热病者，皆伤寒之类也"与最后一句"凡病伤寒而成温者，先夏至日者为病温，后夏至日者为病暑"便极易理解。前文我们说到，《灵枢·贼风》篇早已有"先伤于地气为基底，再伤于新因为诱发"的联合发病模型。如果一个人有地气伏藏未解的"伤寒"，必然或多或少带有"皮肤不收故曰虚"（《素问·调经论》）的隐患，这正是《灵枢·邪气脏腑病形》所谓"方乘虚时……腠理开而中于邪"的基础。也就是说，包括温病、暑病在内的"天之邪气"系外感热病，是非常容易在"地之湿气"中人未愈后继发感染的。

　　我们以此视角再看历史上关于温病起因的争辩，所谓"冬不藏精"与"冬伤于寒"，若还原《内经》原始语境，两者大有可能毫无对立感。毕竟，冬日下伤于地气便构成了《素问·调经论》所说的"虚"。而从"精气夺则虚"的角度看，"冬伤于寒"自然是"冬不藏精"的一种情况。结合《素问·调经论》"营血泣，卫气去，故曰虚"的分析，我们可以知道"冬不藏精"的"精"当系"营卫者，精气也"（《灵枢·营卫生会》）的"精"，与后世所谓肾精没有直接联系。当然，温病的"冬不藏精，春必病温"除了包括"冬伤于寒"的虚损被春气正风触动这一种情况，还包括第二种情况，即《灵枢·岁露论》所谓"冬至之日……风雨从南方来者，为虚风"再逢"立春之日，风从西方来"诱发，这里冬行夏令的虚风内伏也构成了伤阴耗气的"冬不藏精"。前者是寒冬加暖春，后者是暖冬加寒春，未必都可以归入严格意义上的"伏气"，但至少都是双季病因的复合模型。

　　值得一提的是，在无痉、湿、暍、风温等条文的《伤寒论》早期传本如《太平圣惠方·辨伤寒》《康治本伤寒论》中，只有伤寒、中风对举。我们不排除仲景延续了《内经》思想，以"伤寒"为地气作病，"中风"为天气作病。六经伤寒之上可以叠加中风。说六经中风可能已是伤寒在先。风、寒两感也许不仅仅是后世注解的大青龙汤一例而已，某些麻黄类条文里，仲景说"恶风"不说"恶寒"总是显得别有深意。至于小柴胡汤、甘草泻心汤条文里以"伤寒中风"提示背景，未必不是伤寒后乘虚复中四时虚风的递进说明。

毕竟，《素问·热论》中太阳病无发热症状，至阳明病始言发热，若仲景真的是延续《素问·热论》里的标准六经模型，来理解他那时遇到的伤寒，许多患者发病一日即发热的客观临床现象让他不得不引入"中风"，作为《素问·热论》伤寒一日、太阳为病不该发热的理论补丁。相关问题值得有识之士进一步探讨。

3.《金匮要略》某些篇章段落重审

在张仲景的《金匮要略·五脏风寒积聚病脉证并治》中我们发现，该篇虽然存在部分传抄缺文，但思想框架与《灵枢·百病始生》篇一脉相承。两篇都从两大方面共同讨论气机外伤问题，且前者使用的"风""寒"系《内经》天气为病、地气为病用语。此外，两篇言及积聚都与两种外伤气机同文讨论。《灵枢·百病始生》曰："虚邪之中人也……留而不去，传舍于肠胃之外，募原之间，留着于脉，稽留而不去，息而成积。……积之始生，得寒乃生，厥乃成积也。"显而易见，某一类积证的形成需要天气为病的"虚邪"与地气为病的"寒"作为共同基础。以此推论，《金匮要略·五脏风寒积聚病脉证并治》中的五脏中寒，当也是地气伤脏之证，而脾约、肾着、肝着等证不排除是相应脏器风寒同中后的进阶衍生疾病，不可孤立理解其方证。

又《金匮要略·妇人杂病脉证并治》曰："妇人之病，因虚、积冷、结气，为诸经水断绝。至有历年，血寒积结胞门。寒伤经络，凝坚在上：呕吐涎唾，久成肺痈，形体损分。在中：盘结，绕脐寒疝，或两胁疼痛，与脏相连；或结热中，痛在关元，脉数无疮，肌若鱼鳞，时着男子，非止女身。在下：未多，经候不匀，冷阴掣痛，少腹恶寒，或引腰脊，下根气街，气冲急痛，膝胫疼烦，奄忽眩冒，状如厥癫，或有忧惨，悲伤多嗔。此皆带下，非有鬼神。"详细解说女性下受地气之寒，延胞脉上行，结于上、中、下三焦，随形各见寒、热之象，又为《金匮要略·五脏风寒积聚病脉证并治》和《灵枢·百病始生》提供了另一个维度的参证。

4.《灵枢·百病始生》与《素问·调经论》病因结构重审

《素问·调经论》对病因给了一个总起句："夫邪之生也，或生于阴，或生于阳。其生于阳者，得之风雨寒暑；其生于阴者，得之饮食居处，阴阳喜怒。"随后该篇进行分述，以"风雨"入手论述"阳盛"进而推演"阳盛生外热"，以"寒湿"入手论述"阳虚"进而推演"阳虚生外寒"，以喜怒厥逆入手论述"阴之生实"进而推演"阴盛生内寒"，以悲恐劳倦入手论述"阴之生虚"进而推演"阴虚生内热"。

但分述部分并不是并列的，而是可递进、可叠加的。如"阴之生虚"完全不提上焦，且说"因寒饮食，寒气熏满"，到了"阴虚生内热"就自动出现了"上焦不行"和"胃气热，热气熏胸中"，后者显然承"阳盛生外热"而来，也就是说阴虚想要内热必须叠加阳生的风雨伤人，如此便暗暗构成了"阴虚阳实"的格局。而"阴盛生内寒"较"阴之生实"无端有了"寒气"，也是承"阳虚生外寒"而来，所以阴实阳虚的叠加在此处也呼之欲出。同时，"阳虚生外寒"在一番推理后才说道"上焦不通"，而"阳盛生外热"在没有其他铺垫的情况下直接说"上焦不通利"，未必不是外寒的"寒栗"之后再有外热。上述细节足以看出，作者很关注临床现实，他对寒战发热（阳虚＋阳盛）、受寒厥逆（阴盛＋阳虚）、劳倦外感（阴虚＋阳盛）都作了灵活的拆解示范，至于没提到的阴虚＋阳虚、阴虚＋阴盛连同三重复合、四重复合都可以由读者自行推演。可惜的是，文学化表达反让读者极易误会本篇为单一机制的并列枚举。

我们注意到，总起句的"寒暑"字眼到了分述部分却成了"寒湿"，"暑"不知所踪。同时"寒湿"复合入"阴盛生内寒"时，明显有地气上袭的特征。不过正如在重审《灵枢·贼风》篇时提到的，似乎曾经有过一个时段，邪气概念想要收编寒湿。这是可以理解的，临床上"受寒发冷"的直观感受并不一定都从下肢开始，虽然有些时候患者能明显感觉到下半身冷痛，但也有相当一部分患者的怕冷症状是以上半身为主。同时，天之邪气入里的"从臂腨始"和地气逆冲入脏腑，有时也不易明确区分。于是在《灵枢·九宫八风》中，地理方位绑定天时节气，气候变化便没有必要再强分天气、地气，只按四时八节说广义的邪气就好，因此"寒""湿"也与"热""燥"等被并入了八邪概念之中。

这或许也是《素问·调经论》病因总起句以"夫邪之生也"开头的原因。只不过被收编后的寒湿论述，也常常保存着一些地气为病的特征，可以被我们捕捉到。

《灵枢·百病始生》的作者显然不喜欢《素问·调经论》与《灵枢·九宫八风》的安排，其说："夫百病之始生也，皆于风雨寒暑、清湿、喜怒，喜怒不节则伤脏，风雨则伤上，清湿则伤下，三部之气所伤异类。"这里说"百病之始生也"，不说"夫邪之生也"，且立三部病理法则，不同于《素问·调经论》的阴阳四分病理法则。但《灵枢·百病始生》的作者显然也无法忽略，"从外入内，从上下也"的虚邪经常可以被感受为寒冷，于是其把"风雨寒暑"并为一项，对应天之虚邪，以求得一种理论圆满（《素问·调经论》把"风雨"和"寒暑"在阳的虚实范畴内分开）。此外，作者也意识到，有些明显属于地气作病的临床场景同样不该被忽略，于是他拈出"清湿"一词对应地气，作为后文厥逆的背书。一如《素问·调经论》中四项病理可以叠加，《灵枢·百病始生》中的三部为病也可以彼此叠加。两者驾驭的基础材料有很多重合，如邪气由络传经入里的经典路线、寒厥逆冲、七情饮食。《素问·调经论》的作者对内伤很有经验，《灵枢·百病始生》的作者对积聚更有经验，各具千秋。

不过，一来一往间描述地气为病的构词仍然没有统一，而"寒"这种在天气、地气中都能捕捉到的感受，虽然被在意，却没得到最妥善的安置。上述问题直到五运六气"司天"与"在泉"这一对概念的出现，才被真正解决。

三、地气为病的概念扩充："在泉"

前文提到，"湿气""湿""清湿""寒"等均指地气下受，虽然没有统一称谓，但可以看出早期对于地气的认知局限于阴冷潮湿的直观感受。不容忽略的是，《内经》作者会偶尔在一些特定语境下尝试对地气的"寒"与"湿"进行具体细分，不再混同描述或单字代称。如《素问·痹论》曰："风、寒、湿三气杂至，合而为痹也。其风气胜者为行痹，寒气胜者为痛痹，湿气胜者为着痹也。"这反映了古人认知地气由粗宏到具细的过程。不过《素问·痹论》的作者所发现的三气同感在绝对理想化的四时八风理论里很难成立，因为后者更强调多节令先后感受三气叠加而成。不过这与本文重点无关，暂不讨论。

随着国土疆域扩大，南北方各地医家共同研究推进，人们更进一步意识到，地气不只有"寒""湿"之异，其可以与天气一样，有风、寒、暑、湿、燥、火等不同。另外，正如前文提到的天之邪气伤阴入脏"从臂胻始"（《灵枢·邪气脏腑病形》）的下肢部位传变，也是自下而上，不易与地气上袭进行明确区别。于是晚出的《素问》"七篇大论"索性提出"六气在泉"概念，与"六气司天"对举，延续发展了《内经》早期篇章的天地格局，且含义更为丰富、灵活，兼容性更强。最重要的是，"在泉"成为地气为病的固定称谓，结束了其在语言描述上各自为政的历史。

运气框架下，一个时间段的气候与多发病可能是被天气主宰，也可能是被地气主宰。《素问·至真要大论》曰："身半以上，其气三矣，天之分也，天气主之。身半以下，其气三矣，地之分也，地气主之。以名命气，以气命处，而言其病。半，所谓天枢也。故上胜而下俱病者，以地名之。下胜而上俱病者，以天名之。"

六气中同一外感病气种类，由于天气所见与地气所见不同，也有微妙的症状差异。以厥阴风木为例："岁厥阴在泉，风淫所胜，则地气不明，平野昧，草乃早秀。民病洒洒振寒，善伸数欠，心痛支满，两胁里急，饮食不下，膈咽不通，食则呕，腹胀善噫，得后与气，则快然如衰，身体皆重"；"厥阴司天，风淫所胜，则太虚埃昏，云物以扰，寒生春气，流水不冰。民病胃脘当心而痛，上肢两胁，膈咽不通，饮食不下，舌本强，食则呕，冷泄腹胀，溏泄瘕水闭，蛰虫不去。病本于脾。冲阳绝，死不治"。

其治疗方法，近似的大方向里也存在着些许不同。仍以厥阴风木为例："诸气在泉，风淫于内，治以辛凉，佐以苦；以甘缓之，以辛散之"；"司天之气，风淫所胜，平以辛凉，佐以苦甘，以甘缓之，以酸泻之"。

不得不说，这里有为了迎合完美理论模型的调整，但也融入了古人深刻的临床观察。此外，"七篇大论"里还有一些对"在泉"的论述，因其已照原本的"地气"概念延伸过远，故不赘述。若言不足之处，则"七篇大论"没有延续《灵枢·百病始生》《金匮要略·五脏风寒积聚病脉证并治》关于积聚的理论之路走下去，未进一步深度探索，实为遗憾。

四、结语

地气为病是《内经》外感系统的重要组成部分，它可以单独下受为病，伤及营卫、五体，也可以协同"天之邪气""饮食七情"伤及人身。其概念虽然描述隐晦，措辞多变，但后世医家如薛生白、王孟英、丁甘仁、祝味菊等人，由于经典修养之深、临床直觉之高，都在各自的著作中有只言片语提及相关治法。而我们日常临床中常常见到实热剥尽方见虚寒的情况，与《中医诊断学》中"真寒假热证""真虚假实证"等教条化模型均有着本质区别，却与《内经》地气清寒内伏兼外热实证的模型有着惊人的暗合。此外，五运六气的"在泉"将地气诊疗经验放入更广大圆融的框架中，让下肢瘙痒抽搐、畏寒冷凝、红肿热痛、酸楚肿胀、干裂瘀结等突发问题，都得到了完美的诠释。因此，系统研究古人地气为病的诊疗思想是每个《内经》研读者绕不开的功课，它也为中医诊治疑难重病提供了新的技术可能性。

（本文曾投稿于《英国中医》杂志，成书时略有改动）

延伸讨论 2：人迎寸口解疑

《内经》提及的人迎寸口脉法，历来争议颇多，但结合《内经》诸多篇章的文字，我们不难梳理其原始含义。

一、早期医疗实践中的人迎脉

《内经》非成于一时一人之手，书中许多概念也经历了各自的演化。寸口脉的使用全书可见；人迎脉的实践，不甚受后世重视，有必要结合经文，先作讨论。

1. "足阳明胃"系统中的人迎

人迎脉曾长期作为足阳明的诊候部位出现。如《灵枢·卫气》曰："足阳明之本，在厉兑，标在人迎，颊挟颃颡也。"《灵枢·本输》曰："缺盆之中，任脉也，名曰天突。一次，任脉侧之动脉足阳明也，名曰人迎；二次脉，手阳明也，名曰扶突……"

在传统十二经的诊查中，足阳明胃脉需要上诊人迎，下诊足背动脉，进行对比分析。如《素问·病能论》曰："人病胃脘痈者，诊当何如？……诊此者，当候胃脉（足背动脉），其脉当沉细，沉细者气逆。逆者，人迎甚盛，甚盛则热。人迎者，胃脉也，逆而盛，则热聚于胃口而不行，故胃脘为痈也。"

在古人的视野下，诊断与治疗也常常是一体的，基于人迎部位的经脉生理进行相应的治疗也偶有可见。如《灵枢·杂病》曰："颠痛，刺足阳明曲周动脉，见血，立已；不已，按人迎于经，立已。"《灵枢·刺节真邪》曰："大热遍身，狂而妄见妄闻妄言，视足阳明及大络取之，虚者补之，血而实者泻之。因其偃卧，居其头前，以两手四指挟按颈动脉，久持之，卷而切推，下至缺盆中，而复止如前，热去乃止，此所谓推而散之者也。"

2. 早期作为寸口备选参考的人迎

《灵枢·论疾诊尺》中记载了一条经验："尺炬然热，人迎大者，当夺血。"我们知道在《灵枢·邪气脏腑病形》中，邪气分正邪、虚邪，而正邪为病需要按照"望面色—诊寸口脉—尺肤诊"等步骤由粗到细，校正与印证相结合，进行诊断。《灵枢·论疾诊尺》此句中，人迎又成了尺肤诊的再印证，还原其诊断场景，患者大概率属于《灵枢·邪气脏腑病形》中"色黄者，其脉代"的脾胃系统问题，脉诊结合尺肤发现："脾脉（其脉代）……（尺肤）微涩为内溃，多下脓血。"然而具体患者常常有当下的具体情况，该患者另见"尺炬然热"，医者有必要结合脾胃系统的动脉人迎详参细究，结果发现"人迎大"，消化系统出血极有可能处于发作的急性期，要赶紧出应急预案，而非单纯予以慢性调治。在这条经验中，人迎动脉确实与寸口的附属诊断点尺肤进行了比照，但此时人迎与寸口的地位是不对等的，其意义仍然是确定脾胃系统当下状况，类似《素问·病能论》中的用法，和之后人迎、寸口分庭抗礼的诊法不可同日而语。

人迎、寸口正式进行等身份对比，萌芽见于《素问·奇病论》，即"帝曰：有癃者，一日数十溲，此不足也。身热如炭，颈膺如格，人迎躁盛，喘息气逆，此有余也。太阴脉微细如发者，此不足也。其病安在？名为何病？岐伯曰：病在太阴，其盛在胃，颇在肺，病名曰厥，死不治，此所谓得五有余二不足也。帝曰：何谓五有余二不足？岐伯曰：所谓五有余者，五病之气有余也，二不足者，亦病气之不足也。今外得五有余，内得二不足，此其身不表不里，亦正死明矣。"文中写到寸口微细，人迎燥盛，两者对比极为明显。临床表现为小便不畅，关塞不通，可是病理定位却未如《灵枢·终始》篇一般将人迎盛定位为三阳病，反而说"病在太阴"；分析过程，也未将人迎、寸口脉进行《灵枢·终始》式的数字化讨论，反而强调寸口、人迎背后的肺、胃脏器。可见，此时的人迎、寸口还比较原始。

如果说《素问·奇病论》这一段是"人迎四盛"早期的样貌，那么《灵枢·脉度》中则保存了另一种危证"人迎与太阴脉口俱盛四倍以上"的本质，即"六腑不和则留为痈。故邪在腑则阳脉不和，阳脉不和则气留之，气留之则阳气盛矣。阳气太盛，则阴不利，阴脉不利则血留之，血留之则阴气盛矣。阴气太盛则阳气不能荣也，故曰关。阳气太盛，则阴气弗能荣也，故曰格。阴阳俱盛，不得相荣，故曰关格。关格者，不得尽期而死也。"这里没有"四盛""四倍"字眼，只是点出了关格会见到"阴阳俱盛"的诊候，阴盛是由阳盛诱发，该病本质是"六腑不和则留为痈"，类似急腹症。

3. 卫气循行系统中的人迎

在不同的系统视野下，同一诊候部位，意义是不同的。

《灵枢·卫气行》阐述了卫气在人体清醒状态下沿着"太阳—少阳—阳明—三阴"这一宏观次第进行循行。阳明作为卫气系统阴阳转换的关隘，受到极高的关注。如《素问·腹中论》曰："帝曰：病热而有所痛者何也？岐伯曰：病热者阳脉也，以三阳之动也。人迎一盛少阳，二盛太阳，三盛阳明，入阴也。夫阳入于阴，故病在头与腹，乃膜胀而头痛也。"这一段的少阳、太阳次序在字面上虽与《灵枢·卫气行》不同，但原理与格局相通。它点拨我们《灵枢·禁服》等篇内，人迎寸口诊法"一盛、二盛、三盛"不排除是以卫气为背景的，故《灵枢·禁服》在分述脉法前总起一句"审查卫气，为百病母"，并非空穴来风。《灵枢·动输》又确切将人迎脉动与卫气在阳部的循行绑定（参见"延伸讨论7：《灵枢·卫气行》衍文考证与刺法新探"），让我们不得不关注另一个视野下的人迎。

正因为人迎能候卫在三阳，甚至能监测"阳入于阴"，所以疾病的发展预后成为人迎脉诊经验积累的重点。于是，在人迎、寸口地位逐渐相同的时代，我们能看到以下这样的文字。

《灵枢·四时气》曰："一其形，听其动静者，持气口、人迎以视其脉。坚且盛且滑者，病日进；脉软者，病将下。诸经实者，病三日已。气口候阴，人迎候阳也。"

《灵枢·论疾诊尺》曰："人病，其寸口之脉，与人迎之脉小大等，及其浮沉等者，病难已也。"

《灵枢·五色》综合并扩充了以上经验，"雷公曰：病之益甚，与其方衰，如何？黄帝曰：外内皆在焉。切其脉口，滑小紧以沉者，病益甚，在中；人迎气大紧以浮者，其病益甚，在外。其脉口浮滑者，病日进；人迎沉而滑者，病日损。其脉口滑以沉者，病日进，在内；其人迎脉滑盛以浮者，其病日进，在外。脉之浮沉及人迎与寸口气小大等者，病难已；病之在脏，沉而大者，易已，小为逆；病在腑，浮而大者，其病易已。人迎盛坚者，伤于寒，气口盛坚者，伤于食。"

除指导预后外，我们也可以见到人迎、寸口并举指导临床治疗的范例。如《灵枢·热病》曰："热病三日，而气口静、人迎躁者，取之诸阳，五十九刺，以泻其热，而出其汗，实其阴，以补其不足者。身热甚，阴阳皆静者，勿刺也；其可刺者，急取之，不汗出则泄。所谓勿刺者，有死征也。"

又《素问·阴阳别论》曰："所谓阴者，真脏也，见则为败，败必死也。所谓阳者，胃脘之阳也。别于阳者，知病处也；别于阴者，知死生之期。三阳在头，三阴在手，所谓一也。"似乎暗示，用源于"胃脘之阳"的人迎，诊察头部卫气分衍的三阳，"知病处也"；取手腕部的寸口，诊察三阴，"知死生之期"。

但是我们发现，上述与寸口并列的人迎脉都还没有出现《灵枢·终始》《灵枢·禁服》《灵枢·经脉》式的数字化归纳，仍以捕捉脉象为主，有时两者脉象相同则混同描述，有时两者脉象差距较大或一脉独病则分开单论。

二、数字标签时期的脉法

人迎主阳，寸口主阴，人迎寸口诊法自确立始，便与三阴三阳脉绑定。

1. "终始"中的人迎寸口诊法

标记"一盛、二盛、三盛"的人迎、寸口诊法，最终隶属于一套以"终始"命名的技术。我们要先界定"终始"的使用范畴，才能了解人迎寸口诊法的使用范畴。这一点非常重要，后世很多解读都将这套诊法泛滥应用于各类诊断场景，过分演绎，毫无前提限制，这与《灵枢·终始》的本意严重不符。

《灵枢·终始》曰："必先通十二经脉之所生病，而后可得传于终、始矣。故阴阳不相移，虚实不相倾，取之其经。"据此我们知道，在某经脉单独出现问题（即出土文献所谓"所产病",后逐渐演变为《灵枢·经脉》的"所生病",主要表现为循行部位病变）时，只需"取之其经"，并不需要"终始"这套系统的诊疗。只有表里经同时出现问题，"阴阳相移，虚实相倾"，才需要切换为"终始"视角进行诊疗。这一点我们在人迎寸口诊法之后对接的表里经同治文句中可以得到证实。

又据本篇后文对"终始"刺法的进一步解说，即"刺热厥者，留针反为寒；刺寒厥者，留针反为热。刺热厥者，二阴一阳；刺寒厥者，二阳一阴。所谓二阴者，二刺阴也；一阳者，一刺阳也"（《腹中论》"须其气并"的落实）。我们基本可以判断，"终始"要处理的疾病谱中辨析厥之寒热，是非常重要的部分。那么，结合《素问·厥论》等篇章文字来辅助理解终始，甚至进一步理解人迎寸口诊法，是绕不开的工作。

有心的《内经》学习者一定会注意到"终始"应该包括"终"和"始"两部分，毕竟本篇内十二经之"终"一段文字如此显明。与之相对的"始"在哪里呢？我们在《素问·五脏生成》中找到一段："诊病之始，五决为纪。欲知其始，先建其母。所谓五决者，五脉也。是以头痛巅疾，下虚上实，过在足少阴、巨阳，甚则入肾。徇蒙招尤，目瞑耳聋，下实上虚，过在足少阳、厥阴，甚则入肝。腹满䐜胀，支膈胠胁、下厥上冒，过在足太阴、阳明。咳嗽上气，厥在胸中，过在手阳明、太阴。心烦头痛，病在膈中，过在手巨阳、少阴。夫脉之小大、滑涩、浮沉，可以指别……"

笔者以为，这一段应该是"始"的异形文本，理由有三：第一，开篇提及"诊病之始""欲知其始"；第二，一组主症诊断要同时落实在表里两条经脉，暗合《灵枢·终始》篇诊疗格局；第三，"下虚上实""下实上虚""下厥上冒"等措辞，提示厥证病机为其诊疗重点，再次暗合《灵枢·终始》。之所以说上文是"始"的异型文本，而非《灵枢·终始》中的"始"本身，是因为其行文与《灵枢·经脉》的死症一样以五行为纲统摄阴阳，未如"十二经之终"一般以三阴三阳为纲。这种先五行取象再揣阴阳经脉的终始体系，还见于《素问·脉要精微论》"阴阳有时，与脉为期，期而相失，知脉所分，分之有期，故知死时。微妙在脉，不可不察，察之有纪，从阴阳始，始之有经，从五行生，生之有度，四时为宜，补写勿失，与天地如一，得一之情，以知死生。是故声合五音，色合五行，脉合阴阳。……故曰：知内者按而纪之，知外者终而始之。"

《内经》中有没有类似上述段落，且序以三阴三阳的文字呢？确有。《素问·经脉别论》曰："太阳脏独至，厥喘虚气逆，是阴不足阳有余也。表里当俱泻，取之下俞。阳明脏独至，是阳气重并也。当泻阳补阴，取之下俞。少阳脏独至，是厥气也。跷前卒大，取之下俞。少阳独至者，一阳之过也。太阴脏搏者，用心省真，五脉气少，胃气不平，三阴也。宜治其下俞，补阳泻阴。二阴独啸，少阴厥也。阳并于上，四脉争张，气归于肾。宜治其经络，泻阳补阴。一阴至，厥阴之治也。真虚㾓心，厥气留薄，发为白汗，调食和药，治在下俞。"

其中，阴阳表里的同时归咎与《素问·五脏生成》"诊病之始"段精神相同。而阴阳独显一象作脉，却需要阴阳补泻兼顾（治厥），已与《灵枢·终始》模式一致。只是《素问·经脉别论》此段只诊足经，并无《灵枢·终始》里"躁者"的手经诊断，治疗上自然也只有"治在下俞"，无《灵枢·终始》所谓"上气和乃止"。表里经补泻用数的一、二之别也未产生。可以推测，此段诞生于《灵枢·终始》出现之前是《灵枢·终始》之"始"的文本初期形态，与《灵枢·终始》人迎寸口诊法一段相对应。

然而，作为三阴三阳脉诊，《素问·经脉别论》只言脉象，不论脉数，"帝曰：太阳脏何象？岐伯曰：象三阳而浮也。帝曰：少阳脏何象？岐伯曰：象一阳也，一阳脏者，滑而不实也。帝曰：阳明脏何象？岐伯曰：象大浮也。太阴脏搏，言伏鼓也，二阴搏至，肾沉不浮也。"与《素问·五脏生成》一段所谓"夫脉之小大、滑涩、浮沉，可以指别"重象不重数的取向一致。

回看《灵枢·终始》中的人迎寸口诊法，主体文本言"一盛""二盛""三盛"，尚未如《灵枢·禁服》《灵枢·经脉》等言人迎与寸口比较一二三倍。相反，人迎与寸口同时提及是这样的风格："少气者，脉口人迎俱少，而不称尺寸也。如是者，则阴阳俱不足，补阳则阴竭，泻阴则阳脱。如是者，可将以甘药，不可饮以至剂"；"人迎与太阴脉口俱盛四倍以上，名曰关格。关格者，与之短期"；"人迎与脉口俱盛三倍以上，命曰阴阳俱溢，如是者不开，则血脉闭塞，气无所行，流淫于中，五脏内伤"。似乎病理情况的人迎与寸口，并不是总可以作内部大小比较，却常常保持着某种意义上的一致性。

在讨论"关格"时，原文使用了"盛四倍以上"的字眼，显然延续前文的"四盛"而来，那么《灵枢·终始》的"倍"字该如何解释呢？

我们假设"倍"字确指一种比较后的数字化结果，这里不讨论颈动脉与桡动脉存在天生的体量之别，单说"倍"字在本文的出处"人迎与太阴脉口俱盛四倍以上"一句，就提示了不可能是两者之间的相对比较，必然存在"第三方"的共同标准量作为单位，将人迎与寸口换算好绝对值，之后再行比较。否则会出现诸如"人迎∶寸口＝（4+n）∶（4+n）=1∶1"的错乱现象。此外，如《灵枢·禁服》《灵枢·经脉》所明言人迎寸口比较的倍数，从来都是整数倍，不见小数过度出现。现实中疾病的传遍是渐进的、存在中间阶段的（如《伤寒论》合病、并病），而非凭空跨越的。"人迎大二倍于寸口"发展到"人迎大三倍于寸口"，中间允许经历人迎大 2.5 倍于寸口。处在该病理阶段，我们按照《灵枢·终始》的精神，治疗也只能取人体太阳经与阳明经之间的经络区域，偏偏该区域落实且只能落实为人体侧面的少阳。问题来了，少阳既是"人迎大 1 倍于寸口"又是"人迎大 2.5 倍于寸口"，这很矛盾。因此，起初的假设应当被否定。

在排除了数字测量倾向的解读后，笔者更倾向于将几盛、几倍理解为通过脉象推断阴阳经脉所呈现的阴气、阳气含量。注意，该含量是抽象的，不是可以直观测量的。若欲直观感知其含量之不同，只能通过具体的脉象来"以象定数"，而非靠测量来求得其"脉数"。鉴于三阴三阳除了具备太、少之分的本质命名来诠释阴阳之气多少之外，还建立了一阳、二阳、三阳、一阴、二阴、三阴的编号命名，我们不难发现当时的医家在有意识地去用整数编号来模糊对应"整数份"以模糊对应阴阳多少。这种对应十分粗糙，同样经不起前文"小数过度"式诘问，但是在古人的语言思维习惯中，它确实催生了诸如"倍"字的描述方法。

值得留心的是，《灵枢·终始》的姊妹篇《灵枢·根结》开篇着重强调了"终始"的重要："天地相感，寒暖相移，阴阳之道，孰少孰多，阴道偶，阳道奇。发于春夏，阴气少，阳气多，阴阳不调，何补何泻；发于秋冬，阳气少，阴气多，阴气盛而阳气衰，故茎叶枯槁，湿雨下归，阴阳相移，何泻何补。……九针之玄，要在终始；故能知终始，一言而毕，不知终始，针道咸绝。"不难发现，四时气机引起的"阴阳相移"与"终始"颇有关系。《素问·脉要精微论》似乎可以对此进行诠释："是故冬至四十五日阳气微上，阴气微下；夏至四十五日阴气微上阳气微下，阴阳有时，与脉为期，期而相失，知脉所分。分之有期，故知死时。微妙在脉，不可不察，察之有纪，从阴阳始，始之有经，从五行生，生之有度，四时为宜。补泻勿失，与天地如一，得一之情，以知死生。"又《素问·六节藏象论》有人迎脉口一、二、三盛对应三阴三阳及四盛关格之文，概同《灵枢·终始》，只在最后强调了一句："关格之脉赢，不能极于天地之精气，则死矣。"侧面说明"终始"系统的人迎寸口脉只要在三盛以内，就注定不离"天地精气"的坐标系，与天地阴阳四时气机密切相关。《灵枢·禁服》的作者显然学有渊源，继承了上述"四时阴阳—经脉终始—人迎寸口"的观念："寸口主中，人迎主外，两者相应，俱往俱来，若引绳大小齐等。春夏人迎微大，秋冬寸口微大，如是者，名曰平人。"那么，我们有理由进一步推断，人迎寸口所见的三阴三阳脉具有一个极为重要的思想来源，即将一年六分之后的六时"王脉"。用阴阳经脉分主一年的各个部分讨论主病，这种思想在《素问·脉解》《灵枢·经筋》中已经有了些许体现。《难经》《脉经》中也可以找到"六时王脉脉象—三阴三阳经脉主病—治疗方法"的论述。

我们不妨对该阶段的"终始"脉法设置作下述猜想。

第一，标准情况是，春夏以人迎脉为诊察主体，秋冬以寸口脉为诊察主体。

第二，变化情况是，阳经病候为主要矛盾的厥逆以人迎脉为诊察主体，阴经病候为主要矛盾的厥逆，以寸口脉为诊察主体。

第三，寸口一盛、二盛、三盛，人迎一盛、二盛、三盛，均为具体脉象，数字彰示所应经脉的阴阳多少。"脉口人迎俱少"是虚证脉象。"四盛"则表示阴阳之气倾移超载，体现为迥异于上述六种的脉象，尤以"且大且数"为特点。"人迎与太阴脉口俱盛四倍以上"象征着人身精气彻底失藏，阴阳载体彻底崩坏。

我们的猜测虽然有理论根据，但《内经》里并无明确的文字阐述。从文献角度这固然是一桩悬案，但从实践角度无论我们的猜测会不会被未来的出土文献推翻，都已经不重要。在下一个脉学发展阶段，我们能看到一套充分迭代升级的实用诊法。

2. 寸口为主的三阴三阳脉法

人迎、寸口同诊，显然并不简洁。人类的技术一定是向着易取证、易分析、兼容性强等方向发展的，所以人迎寸口诊法后期被"独取寸口"替代是大势所趋，所幸寸口独诊法择优留存了很多人迎寸口时代的病理分析方法，甚至语言习惯。

《素问·示从容论》有一段脉案分析："今夫脉浮大虚者，是脾气之外绝，去胃外归阳明也。夫二火不胜三水，是以脉乱而无常也。"同样是《灵枢·终始》篇表里经"阴阳相移，虚实相倾"的厥病格局。我们依《素问·厥论》视角看，本案例的本质为胃经下肢节段经气不足、脾经逆行乘袭的一种"寒厥"，属于阴气盛阳气虚，对应《灵枢·终始》中"寸口三盛"的诊断模型。但"寸口三盛"在此被写作"二火不胜三水"，这实在是非常重要的信息，提示了古人的一种医学写作思维。它没有简单描述为"阳明不胜太阴"，也没有只采取阴阳序列编号而描述为"二阳不胜三阴"，相反，本段作者在约定俗成的"二阳""三阴"概念里，解构"阴""阳"为"水""火"，以点出其相冲相逆的一面。然而"水""火"在《内经》概念谱系里是无法被编号的，"二火""三水"的构词更侧重数量，即"两份火""三份水"，后文进一步在语气上加以强调，二不胜三，故火负水胜，"二火不胜三水，是以脉乱而无常也"。

以这种涉及数字的语言思维习惯反观《灵枢·终始》时代的一盛、二盛、三盛、四倍，则豁然开朗。数字并非是人迎脉与寸口脉比较之后的倍数，而是在说此刻有大约几份抽象意义上的水（阴）、火（阳）在主导疾病发生。

接下来我们要面临的问题就是如何靠脉诊素材来连接这些集"阴阳份数—阴阳序号—阴阳经脉"于一身的辨证核心。从《素问·示从容论》原文可知，"浮大而虚"的脉象才是直观入手点，数据化的"二火不胜三水"是深入背后的抽象解析。该过程依旧是"以象定数"的路子。

换言之，在表里阴阳经气相乘袭的厥逆类疾病中，"脉之小大、滑涩、浮沉，可以指别"，医生依脉象来确定问题出在具体哪一组阴阳经，再在阴阳经中分析两者的主要矛盾，予以略有侧重的兼顾治疗，这才是"终始"之"始"的操作过程。《灵枢·终始》脉诊的数字化描述，和《灵枢·病传》中的"日醒""夜瞑"，以及《灵枢·逆顺肥瘦》中的"临深决水""循掘决冲"，乃至《素问·移精变气论》所谓"治之极于一"、《素问·八正神明论》所谓"补必用圆，泻必用方"等类似，属于古代医家的"门内黑话"。若无人解释只看字面，其用词隐晦突兀，甚至容易引起误会。若经系统解释，则又发现字面与实际含义之间的关系，迂回悠远，令人猜无可猜。这也算是古医家的一种极度保守的写作风格，刻意限制经验的广泛传播。

毫无疑问，一类后世学习者真的产生了误会，如黄帝、雷公口吻成文的《灵枢·禁服》作者显然对《灵枢·终始》中的人迎寸口脉的数字化"黑话"进行过一番研究，求索无获，最后抓住仅仅两见的"倍"字进行放大，将一、二、三盛明确改写为人迎寸口比倍一、二、三的字样，之后更被《灵枢·经脉》所吸收，一发不可收拾。

另一类尚有严格传承的流派则逐渐信息开放，升级技术，简化操作，将"以象定数"

而后"以数定位"落实经脉的寸口脉法日臻完善。他们在技术常识被默认的语言系统里，常常直接拿脉象与经脉病候对应，令读者难以注意其中的序位筹量。这一派脉法能在《素问·五脏生成》《素问·经脉别论》《素问·阴阳别论》《素问·脉要精微论》等早期篇章中看到影子，后续传承中也产生了《素问·阴阳类论》《素问·示从容论》之类的篇章。

这里不得不提到《素问·阴阳类论》的"一阳者少阳也，至手太阴，上连人迎，弦急悬不绝，此少阳之病也，专阴则死"，其以一种略写的笔触传达了"人迎寸口诊法"的学术渊源，但是行文依旧从"弦急悬不绝"的脉象立论。称"至手太阴，上连人迎"，消弭人迎、寸口之间的内部对比，更强调少阳之脉的"象"，此为少阳之"始"。"专阴则死"提示少阳之"终"。少阳而见"专阴"，可见其背后的阴阳厥逆机制。

由此益加可以证实，《灵枢·终始》将人迎、脉口分述，标记一盛、二盛、三盛、四盛，系理论化修辞，非实指数据测量。"人迎几盛"为阳脉乘阴作热厥病之代称，"脉口几盛"为阴脉乘阳作寒厥病的代称。在后来"独取寸口"的时代，上述无论哪一类型的厥都可以被寸口的脉象捕捉，并加以《素问·阴阳类论》式的"主客"分析。这也符合临床事实。

再看《灵枢·终始》，脉法部分文字过于整齐，这种整齐似乎在迎合一种铺陈排列美，显然是撰写者以辞害意的结果。临床中表里两经逆乱为病会不会殃及其他经络，需要额外兼顾呢？会不会有非表里的阴阳两经发生气血逆乱呢？有没有可能在阴阳厥逆的初期不必一补一泻，单治一经即可阴阳自和呢？……这都是临床常常遇到的现实，可惜琐碎的现实难免会干扰到《灵枢·终始》的体系美感，所以未见《灵枢·终始》言及。爱德华·霍尔在《超越文化》中说："一切理论模式都是不完备的，模式是抽象的产物，因此在抽象的过程中模式总是省掉了一些东西。与未被省掉的东西相比，模式省掉的东西即使不是更为重要，至少也是同等重要的。这是因为被省掉的东西正是构建和型塑系统的东西。"这也提醒了我们要对《内经》中那些富有美感的体系保持警惕态度。

所幸,《素问·阴阳别论》《素问·阴阳类论》以开放的态度,探讨了一些被《灵枢·终始》篇"体系美感"排除在外的脉证观察,弥足珍贵。笔者将相对更完备的《素问·阴阳类论》脉法理论列表如下。

六经序列	脉象	解说	诊则
三阳者太阳也	三阳脉至手太阴,弦浮而不沉,决以度,察以心,合之阴阳之论	关:阴阳当位而有力 太阳浮弦,太阴沉鼓 阖:阴阳异位而有形 阳明弦急而沉,厥阴钩滑而浮 枢:阴阳不定而有数 少阳时急,少阴时绝	此六脉者,乍阴乍阳,交属相并,缪通五脏,合于阴阳。先至为主,后至为客
二阳者阳明也	至手太阴,弦而沉急不鼓,炅至以病皆死		
一阳者少阳也	至手太阴,上连人迎,弦急悬不绝,此少阳之病也,搏阴则死		
三阴者太阴也	交于太阳、伏鼓不浮,上控至心		
二阴者少阴也	二阴至肺,经绝,其气归膀胱,外连脾胃		
一阴者厥阴也	一阴独至,气浮不鼓,钩而滑		

按:笔者依个人观点,将原文"经绝"二字由"一阴"挪至"二阴"。

六经复合	合成脉象	分见主客	补充说明
二阳一阴	阳明主病,不胜一阴,软而动,九窍皆沉	主:沉取弦急 客:浮取软钩滑	
三阳一阴	太阳脉胜,一阴不为止,内乱五脏,外为惊骇	主:浮弦 客:沉软钩滑	此处一阴当为手厥阴心包,噫为心病
一阴一阳	代绝,此阴气至心,上下无常,出入不知,喉咽干燥,病在土脾	主:沉软钩滑 客:偶尔忽见连续弦急	"病在土脾",脾字或为后人批注,宜删。按"病在土"为错简,当归入二阴二阳交至条

（续　表）

六经复合	合成脉象	分见主客	补充说明
二阴二阳	皆交至，病在肾，骂詈妄行，巅疾为狂	主：脉跳时一止 客：弦急沉不鼓	病在肾，病在土，方符合"交至"，也符合症状
二阴一阳	病出于肾。阴气客游于心脘，下空窍堤，闭塞不通，四肢别离	主：脉跳时一止 客：脉跳忽见几下连续弦急	
二阴二阳	病在肺，少阴脉沉，胜肺伤脾，外伤四肢	主：脉沉，时一止 客：弦沉急不鼓	
二阳三阴	至阴皆在，阴不过阳，阳气不能止阴，阴阳并绝，浮为血瘕，沉为脓。阴阳皆壮，下至阴阳，上合昭昭，下合冥冥，诊决死生之期，遂含岁首	主：脉沉弦急不鼓 客：脉沉而鼓 有力无力交替而现	

至此，寸口脉完整继承了"终始"的思维方法，开拓了"终始"的证型数量，一家独大。人迎脉在此阶段不再作为诊断部位，仅沦为偶尔提及的理论附庸。

三、结语

人迎脉从最初的足阳明胃经诊断部位发展到卫气总诊候部位，之后更进入"终始"系统，与寸口共诊"阴阳倾移"的厥病，最后被寸口诊法吞并。文献上值得回味，技术上未必值得留恋。

关于"终始"，笔者觉得有必要再说几句。

今人黄龙祥先生于《中国针灸学术史大纲》中考证，十二经"所生病"大多关乎循行路线的肢体问题，而"是动病"与十二经之厥不无关系，这也让我们更加确信了"必先通十二经脉之所生病，而后可得传于终、始矣"的诊疗层次：所生病，重在问诊，"刺家不诊，听病者言"（《素问·长刺节论》）；是动病（始），涉及厥，重在脉诊，轻者治一经，重者表里补泻兼顾；十二经"终"症见，与之断死期。

综上，欲学"终始"不当死守《灵枢·终始》一篇。《素问·厥论》的机制，是理论模型入门课。《素问·经脉别论》《素问·阴阳类论》等篇的三阴三阳脉法，比《灵枢·终始》更完备且贴近现实。而《灵枢·经脉》的症状群列举无疑是相对完备的，可给予脉象更多的参考检验。《灵枢·终始》篇也并非一无是处，其刺法在变通后可以让治疗者在细节上有的放矢。

我们提一下当代流行的祝华英道长一派人迎寸口脉法和山东王伟医师的人迎寸口脉法。祝华英道长的著作对经脉的内景实证有所发明，但是操作上更多是在训练一种经验性直觉。当人们将这种经验性直觉训练出来，也可以通过手下感觉，在自己定义的范畴诊出"人迎寸口比倍"。其中水平高者疗效颇佳，令人赞叹。然而这套技术与《内经》诸多原文细节出现小矛盾，属于沿袭《内经》名义的创新诊法。山东王伟医师以王叔和左人迎、右气口为基础，比较左右手和脉位前后，笔者曾尝试用之于针灸临床也非常有效，但深入细节我们发现其依旧和前者一样，属于旧瓶装新酒的创新诊法，极大丰富拓展了我们的脉诊领域。有临床可验的创新总是好的，它们并不因为和《内经》的血缘而优越，也不因偶尔异于《内经》而失色，毕竟实践是检验真理的唯一标准。

延伸讨论3：缪刺浅谈

缪刺于《素问》有专篇，本不该在《灵枢》的读物中过多讨论，但《灵枢·终始》中也出现了缪刺，让人无法草草放过。"形肉未脱，少气而脉又躁，躁厥者，必为缪刺之，散气可收，聚气可布。深居静处，占神往来，闭户塞牖，魂魄不散，专意一神，精气之分，无闻人声，以收其精，必一其神，令志在针。浅而留之，微而浮之，以移其神，气至乃休。男内女外，坚拒勿出，谨守勿内，是谓得气。"

上述的缪刺主治有特定脉象的躁厥证，与《素问·调经论》"身形有痛，九候莫病"这类无脉象支持的缪刺不同。而"有脉模式"的缪刺还见于《素问·汤液醪醴论》"平治于权衡……缪刺其处"，所谓"权衡"即脉口。应用阶段方面，《灵枢·终始》与《素问·汤液醪醴论》的缪刺都是针对五脏神明层次而设，绝不同于《素问·缪刺论》病由皮毛入络而不入经的层次。再说功效，《灵枢·终始》的缪刺"散气可收，聚气可布"；与《素问·三部九候论》"奇邪之脉则缪刺之"的说法也不尽相同。这是很值得玩味的。

学界论缪刺多宗《素问·缪刺论》，因其文有"左取右，右取左"字样，一直被很多临床工作者当成"对侧取穴"的理论依据。可细读其文本的刺法描述，诸多细节与"对侧取穴"不符。笔者不揣固陋，重新审定缪刺的含义，以期还原古代刺法语境，更好地为临床服务。

一、一类无法区分症状左右的缪刺

从"对侧取穴观"看，《素问·缪刺论》中有一些条文极为躑躅，如下。

"邪客于足少阴之络，令人卒心痛、暴胀、胸胁肢满、无积者，刺然骨之前出血，如食顷而已，不已，左取右，右取左。病新发者，取五日已。"

"邪客于手阳明之络，令人气满胸中，喘息而肢胠，胸中热。刺手大指次指爪甲上，去端如韭叶，各一痏，左取右，右取左，如食顷已。"

"邪客于足少阴之络，令人嗌痛，不可内食，无故善怒，气上走贲上。刺足下中央之脉，各三痏，凡六刺，立已。左刺右，右刺左。嗌中肿，不能内唾，时不能出唾者，刺然骨之前，出血立已，左刺右，右刺左。"

"邪客于五脏之间，其病也，脉引而痛，时来时止，视其病缪刺之于手足爪甲上，视其脉，出其血，间日一刺，一刺不已，五刺已。"

无论是"心痛""胸中热""喘息",还是"不可内食,无故善怒""嗌中肿",从症状来说都更倾向于"居中"或"左右皆病",并未呈现偏左或偏右,故而无法针对所谓的"对侧"进行取穴治疗。《素问·汤液醪醴论》中著名的"开鬼门,洁净腑,去宛陈莝"一段,提及"温衣,缪刺其处",考察症状部位左右偏性也实在不明显。

综合以上,许多临床工作者将原文"左取右,右取左"理解为左侧发病则针刺右侧、右侧发病则针刺左侧,似乎并不是缪刺原意。

二、缪刺法重审

笔者注意到,《素问·缪刺论》的许多条文常采取一个特定句式进行陈述:给出邪客络脉与症状后,先说一个方案的常规刺法,大多双侧取穴(痏必言"各",提示双侧皆用,尤于"邪客于足少阴之络,……刺足下中央之脉,各三痏,凡六刺"明示其法),称"立已",然后补出一句无效时备用的第二方案,称"不已,左取右,右取左"。

其中,第一方案并不是缪刺法,第二方案才是。但因为很多条文将第一方案的"立已"二字或"立已,不已者"五字省略,只保留第二方案的"左取右,右取左",加以个别条文本身的语序错乱,令读者误会。

重新考察《素问·缪刺论》"今邪客于皮毛,入舍于孙络,留而不去,闭塞不通,不得入于经,流溢于大络,而生奇病也。夫邪客大络者,左注右,右注左,上下左右与经相干,而布于四末,其气无常处,不入于经俞,命曰缪刺。"既然说"气无常处",那么可以推知:邪气引起的症状也许是可以归入三阴三阳区域的,但邪气的存在状态一定是动态游走的。因此,"左取右,右取左"刺法,是针对邪气"左注右,右注左"的不定态而设。那么,想要把这种特定的症状和动态的邪气一起拔除,就必须使用动态的针刺,而非守株待兔式的定位刺血。

笔者以为,这类缪刺是针对"有痛而经不病"的情况,在双侧四肢末梢,快针交替反复施刺。缪刺虽然被《素问·缪刺论》归为刺络法，但其操作重点不在于是否放血，也不在于经验取穴，而在于交替。从这个角度看，"左取右，右取左"近于互文修辞，类似《灵枢·周痹》篇"以左应右，以右应左"的表意结构。再结合省语"立已，不已者"，前文中《素问·缪刺论》的经典句式可译为：采用双侧取穴的方法，症状大多立刻缓解；如果不缓解，就改成交替在左右施针的模式，反复刺激。

回看《灵枢·终始》中的缪刺，应该是在相应的手经（脉躁取手）末梢双侧施针，"浅而留之，微而浮之，以移其神，气至乃休"。所谓"以移其神"当是浅刺留针为主，配合患者的呼气、吸气，交替轻微刺激为辅。这里需要指出，《灵枢·终始》时代缪刺的面目比较原始，尚不离脉法，或脱胎移植于有脉象支持的《素问·离合真邪论》补泻法："（泻法）吸则内针，无令气忤，静以久留，无令邪布，吸则转针，以得气为故，候呼引针，呼尽乃去"；"（补法）呼尽内针，静以久留，以气至为故，如待所贵，不知日暮，其气以至，适而自护，候吸引针，气不得出，各在其处，推阖其门，令神气存"。《灵枢·终始》"有脉模式"缪刺定型后又逐渐被挪用扩展，独立为无脉象指征的奇邪络脉治法，这才产生了《素问·缪刺论》时代的缪刺。但末梢取穴、双侧交替刺激的方法被保留了下来。

进一步推论，《灵枢·官针》论巨刺亦言"左取右，右取左"，应该也是一种左右交替刺激。只不过位置上是刺经，而非刺络。稍有针灸经验的医师应该都有类似经验，如患者只有单侧小肠经发作落枕，医师无论单刺哪一侧腕骨（小肠经原穴），都会残留一点点症状。双侧腕骨穴针下的感觉是不同的，常见一方硬结一方虚软。若双侧交替补虚软一侧、泻硬结一侧，循环反复若干轮，往往一次治疗就能彻底收功。这或许才是巨刺原理的本来面目。

三、缪刺治验

笔者从临床出发对以上理解的缪刺进行验证，今分享五案，以飨同道。

案1：患者突发偏头痛，影像学检查提示脑部原有肿瘤，前医按肿瘤压迫致痛，取穴留针，已诊治数日，无效。笔者认为肿瘤非一时形成，偏头痛系突发，完全归咎于肿瘤压迫，并非绝对客观。结合其他症状诊察，当系肾经证候。考虑前医针灸处方有肾经穴，留针无效。改为缪刺，涌泉左右快针交替，两次而愈。

案2：患者饮酒后次日头昏头痛，自述侧部有箍裹感。笔者诊察为三焦经循行部位，针外关等穴留针，液门穴放血，即时效果不明显。于是采用缪刺法，患者怕痛遂用毫针针柄反复交替敲击左右无名指末梢的关冲穴，十余分钟后症状彻底痊愈。

案3：患者右侧剧烈牙痛伴红肿，取然谷、内庭、合谷透鱼际，留针半小时，劳宫点刺并挤出血少许以期泻热，皆无丝毫效果。后用西药2日，亦无效，症状持续加重。笔者经络诊察，发现患者手背部第二、三掌骨之间一线，痛觉格外敏感，于是用梅花针交替敲打左右两手手背最敏感处。治疗一次，症状大减。次日，又如法治疗，症状彻底消失。

案4：患者自述前一日吃零食过多，引起整个腹部胀满，痛苦不堪，次日上午仍不缓解，于是前来就诊。针刺公孙、足三里、内关、陷谷等穴位留针半小时，缓解程度不大。于是将前穴起针，改用毫针针柄交替点刺双脚胃经厉兑穴，患者自述厉兑穴起初不痛，交替点刺后痛感逐渐加重，腹部自觉有气上冲感。治疗5分钟后患者如厕腹泻一次，腹胀症状彻底消失。

案5：患者系初中生，突然发热咽痛，咽痛程度之强烈，令他痛哭不止。笔者先以常规取穴大椎、鱼际、通里、合谷、太冲等，捻针刺激左侧穴位则左侧咽痛缓解、右侧咽痛加重，刺激右侧穴位则右侧咽痛缓解、左侧咽痛加重，双侧同时刺激则咽痛弥漫左右、毫无效果。询问得知近日上学有明显的不良情绪，于是交替点刺患者双手少冲穴10分钟，咽痛大大缓解。之后仿"系之密室，数问其情"的方法，令其大声责骂学校里引起不快的人和事。很快，发热退、咽痛彻底消失。

四、结语

缪刺既然被《素问·缪刺论》用于"不已者"，可见是一种备用的疗效补救，是古人对既有经验无效时的反思和变通，一如《伤寒论》中仲景在试错后的痛定思痛。这提示我们，临床是一个不断探索的过程，积累经验和改良经验，同等重要。

（本文曾发表于《英国中医》杂志，成书时略有改动）

延伸讨论4：浅析《内经》中音律术语的应用

众所周知，《内经》是中医理论的源头，在该书中音律词汇的使用频率颇高，使得音律成为学习《内经》无法绕过的一道门槛。但由于历代注《经》者，或好求浮言玄虚，或过分演绎和解读，导致《内经》原意被不断扭曲，"注《经》而经亡"。笔者试就音律术语在《内经》内的使用情况作出一些讨论，尽可能澄清这些音律术语背后的医学含义，不令学人过分执着音乐知识、干扰对中医学本身的理解。

随着曾侯乙编钟等古乐器的出土，越来越多的文物进一步证实了古文献中所言非虚。中国古代音律体系缜密而科学，黄翔鹏先生曾在《均钟考》等文章中确认"钟律即琴律"，近年又有范煜梅与常人葆撰文，系统探讨了基于泛音规律的中国弦乐律中"仲吕复生黄钟"一事属实。让我们看到，早在秦汉时期中国音乐就有了相当成熟的理论基础。需要指出的是，此时期的音律概念又常常与天文历法联系在一起，用于指导人事，如《淮南子·天文训》《史记·律书》都有明确叙述。古人这套天地视角下的音律模型，简而言之即：①以弦乐泛音规律为本推算出绝对音高的十二律吕，与十二月气候一一相应；②以十二律吕为基础，标记出相对乐音音高序列的五音，与五方五行之象一一相合。

同时期及稍后时期的中医学家们，因为也需要参详天地日月运转的过程，势必会对音律有所涉猎，也注定会在音律中碰撞出许多思维火花。这些珍贵的火花散见于《内经》

中者，即不在少数。笔者归纳，约有四类。

一、闻声诊病的意象类比

《素问·金匮真言论》论五脏取象诊断，必说"其音"为何。

《灵枢·小针解》曰："声章者，则言声与平生异也。"

《素问·脉要精微论》中也提到："声合五音，色合五行，脉合阴阳。"

那么，"声合五音"究竟是如何应用于诊断的呢？又该如何论断"声与平生异"呢？

《内经》并未就声音本身有太多的描述，但考察相近时期的音乐文献，我们基本可以确定一件事：五音绝不可能指具体的绝对音高。如前所述，中国音乐讲五音是基于绝对音高的十二律而衍生出的相对音高，在没有规定起律点的前提下说五音是没有意义的。

现实语音中人说话的每个字也不可能是同一音高，以一种刻舟求剑的心态，从音高来强求进行闻诊诊断也是不符合医学操作的。然而我们注意，五音在秦汉文献里含义并不单纯，除了用于表达相对音高，还在一些语境下指代一种音乐情绪与音色交织而成的基调。如《管子·地员》曰："凡听徵，如负猪豕觉而骇。凡听羽，如鸣马在野。凡听宫，如牛鸣窌中。凡听商，如离群羊。凡听角，如雉登木以鸣，音疾以清。"

后世演绎出五音调式的作曲与演奏规则即源于此，如《与古斋琴谱》曰："宫音，和平雄厚，庄重宽宏。商音，慷壮哀爵，惨恓健捷。角音，圆长通澈，廉直温恭。徵音，婉愉流利，雅丽柔顺。羽音，高洁澄净，淡荡清邈。"

那么，《素问·五脏生成》中所谓"五脏相音，可以意识"，只言感性直觉化的"意识"，却不言理性数字化的测知，会不会是恰恰在遵循一种《管子》式的五音视角呢？

我们在《千金方》所转引的六朝闻诊文献《襄公问扁鹊》中找到了印证，答案是肯定的。该文献成书时间较《内经》不甚远，以五音定为五种基调，将人体体质按照"五音风格"分为五种。阐述其生理、病理状态下之不同。如"宫音人者，主脾声也。脾声歌，其音鼓，其志愁"。"宫音"即论土行人健康时所呈现者，从发声模式（歌）、音色（鼓）、感情色彩（愁）三个角度来诠释，而病时的宫音会"声与平生异"：①"语音沉涩如破鼓之声"（虚寒）；②"言声忧惧"（被克）；③"语声拖，声气深不转而心急"（邪热）。

其他四脏的"相音"方法与此一致，均以发声、音色、感情色彩混合表述，指导诊断，且与《管子·地员》所述相合，系"基调模式"五音，而非"绝对音高"五音。

这里想顺带讨论一下：近些年许多中医科研人士研究制作闻诊仪，大多从音高入手，名为恢复古法闻诊，实则闭门造车，一厢情愿地制造五音音高标准，并对受试者说话的各字句发音进行现代数字化处理。试问，如何确定古代医家一定会根据当代中医科研工作者规定的音高，进行过视唱练耳训练的呢？古医家仅仅用耳朵就能完成如此复杂的数据运算吗？这种现代研究，一不能灵活运用于疾病的当下细节诊断；二受干扰因素过多，欲自圆其说实在捉襟见肘；三则在原理上脱离古代音乐文献与中医文献。

二、辨别体质的模型构建

《灵枢·阴阳二十五人》是《内经》里以五音为纲进行体质归纳的著名篇目，但其与之前提到的《襄公问扁鹊》并不相同，其异约计有三。

1. 前者以具体经脉部位的气血虚实诊察和针灸治疗为最终指向，而后者则以脏腑寒热生克诊察和对应方药为最终指向。

2. 前者使用的音律模型里音域范围明显较后者广。

3. 前者只用音律名词构建体系，并没有描述（甚至刻意回避）具体五音的闻诊要点，与后者迥异。且前者文章后半部分的诊法总结中仅就望诊和切诊予以归纳讨论，也丝毫不提闻诊。换句话说，前者中的音律名词只是一种对体质分类的隐喻，与闻诊本身并无直接相关。

那么，《灵枢·阴阳二十五人》使用的音乐模型其中蕴含着怎样的内部结构，又是如何嫁接在医学模型上的呢？可否就现有的资料找到其原型呢？笔者对此亦久久不得其解。后在学习古琴、考察出土器物与铭文时，于曾侯乙墓出土的均钟上看到了该问题的突破点。

均钟作为一种校订编钟音高的弦乐器，本身有其内部法则。如黄翔鹏等前辈早已指出，此物无论从构造还是调弦方法，实则与古琴同理同源，进而提出"钟律即琴律"的论断。那么，作为均钟其上的五根弦，究竟是如何调弦、彼此确定相对音高的呢？

当代学者范煜梅指出，古琴琴弦利用泛音调弦的法则，使得"仲吕复生黄钟"画出完美的十二律循环，这是三分损益等人工律制只能近似模拟，而不能完全描述的事实。其中，让两弦不同徽位泛音相同，便是古人调音的核心技术，也是现代古琴家仍然沿用的方法。同一根弦的泛音是一个天然形成、不以人意志为转移的对称模型，亦即宋代崔遵度《琴笺》所谓"自然之节"。在徽位的标记下，十徽、四徽泛音同音高，十三徽、一徽泛音同音高，而上述四音由与七徽泛音构成不同音高的同律音。

据此理反观《灵枢·阴阳二十五人》的五组同律音模型，则一灯照破千年暗。列表如下。

琴弦左 1/8 与右 7/8 分界点泛音（相当于古琴十三徽泛音）	琴弦左 1/4 与右 3/4 分界点泛音（相当于古琴十徽泛音）	琴弦正中点泛音（相当于古琴七徽泛音）	琴弦左 3/4 与右 1/4 分界点泛音（相当于古琴四徽泛音）	琴弦左 7/8 与右 1/8 分界点泛音（相当于古琴一徽泛音）
判角人	大角人	上角人	钛角人	少角人
质判人	质徵人	上徵人	右徵人	少徵人
加宫人	太宫人	上宫人	少宫人	左宫人
右商人	钛商人	上商人	大商人	少商人
少羽人	桎羽人	上羽人	大羽人	众羽人

《灵枢·阴阳二十五人》的乐器原型未必一定是古琴，未必一定是均钟，但一定是与古琴、均钟属于相同音律制度或相同调弦法的弦乐器。而这个弦乐器上五条弦上有五组（每组五个）同声或倍半关系的同律泛音，正被《灵枢·阴阳二十五人》的作者借来作为模型讨论经脉。

为什么五组同律音中，五脏阴经所对应的是"上音"而非"正音"？阴经所应中点泛音的七徽，取泛音比该弦散音高十二律，恰为该弦所本之音的"上音"，从而益发证明《灵枢·阴阳二十五人》确实是在用相邻五条弦的泛音模型阐释体质，进而亦可用理校的方法校正《灵枢·五音五味》中二十五音的次序。

了解了以上这些我们可以知道：由于十徽、四徽泛音同音高，十三徽、一徽泛音同音高，那么，五音体质中左右同名经脉的"上"同音高，左右同名经脉的"下"同音高。如果今人非要用"音高赫兹数"进行闻诊区分，在《灵枢·阴阳二十五人》的真实模型体系下寸步难行，难判左右。而用《襄公问扁鹊》的闻诊视角来嵌套本篇，也不能完全行得通，因为本篇只求最终通过触诊和望诊来找到"气血之所在"，优先考虑形而下的"定位"，对形而上的"定性"只是略作兼顾，所以这一篇里二十五音只是用来构建经络对称肢体模型的借喻罢了。这一点近人陈群益老先生的《灵枢商注》可谓独具慧眼，该书提示读者音律不可解亦不必解，落在实处只要懂得经脉左右、上下对比诊察，勘测得到"气血之所在"，便完成了《灵枢·阴阳二十五人》作者的医学意图。

今人执着于测量说话者音高以此来研究《灵枢·阴阳二十五人》，思路实在有待商榷。

三、医学气象学框架下的标识

《黄帝内经·素问》中文辞恢宏者，莫过于讨论医学气象学"五运六气"的"七篇大论"，抛开后人伪造的《素问遗篇》（本文不予讨论），该系统有《素问·五常政大论》与《素问·六元正纪大论》皆涉及音律词汇。

在讨论运气学中的音律含义之前需要作一点铺垫，笔者研究五运六气发现，七篇大论并非成于一时一人之手。七篇文字的理论大概可分三个发展阶段，不同阶段的理论中会出现认知迭代与概念更新，这也是"七篇大论"经常看似前后矛盾的原因。笔者根据这种"判教"思维，结合各篇章首尾问题的衔接，试将七篇文字进行如下归纳。

运气学说发展的第一阶段：《素问·天元纪大论》《素问·气交变大论》《素问·五运行大论》。该阶段的运气学以观测气候的五行之象为主，干支计算仅为辅助，"不以数推，以象之谓也"。

运气学说发展的第二阶段：《素问·六微旨大论》《素问·五常政大论》《素问·至真要大论》。该阶段的运气学将"以数推"的框架进行升级改革，将"五运"六气化，与六气并列管理一年的十二月气候，同时"数推"与"取象"的主次关系也微妙地发生了颠倒。

运气学说发展的第三阶段：《素问·六元正纪大论》。该阶段的运气学彻底脱离五星八风、异法方宜的实际观测，沦为完美术数模型。可以说是只以数推，不以象，取向与之前发生根本的颠倒。

在三阶迭代的视角下，我们看《素问·五常政大论》的音律词汇，就很容易滤出眉目。

第二阶段的《素问·五常政大论》是在部分吸收、部分升级使用第一阶段《素问·气交变大论》的材料，进行重新改写。《素问·气交变大论》文末黄帝提出了一个尖锐又悬而未决的问题：五星观测"应常不应猝"。突发的气候变化是没法用当时的五星占测技术解决的，且五星观测本身受昼夜、云雾等影响太大，不利于灵活操作。到了《素问·五常政大论》已然不提五星占法，试图用"五音占"完全替代"五星占"。那么，五音占法是如何一种操作呢？笔者认为，既然五音占测是在更加细腻有效地解决五星占测的适用问题，那么五音必然指向具体可观测的气象与物候变化。而考察同时期最实用的五音与气候关联占测模型，只有"风角"（即以五音占四方之风而定吉凶）。笔者推断，《素问·五常政大论》中的五音，实指取材自当时术数家"风角"术与医家相关经验的四时五行（五音）占风法。

至于第三阶段《素问·六元正纪大论》，其中言五音只分太、少、正，与《素问·五常政大论》中五音"上""正""少""判"之分，已然不是同一范畴内容，其间必然经过了概念的变迁。考《素问·六元正纪大论》过分崇尚术数模型的完美，且独尊六气，弱化五运。故而，与其说是在将各年标定五音，不如说是将之前两阶段所重视的五运旧概念进行一种架空式保留。这种架空式的概念保留也体现在本文的五星占等文字上，偶然一提，一笔带过，实则难经推敲，已然不考虑实用。既然体会到作者的这种架空意图，那么我们发现五音分太少不过是在诠释气候的"先天"与"后天"，以及简单参与计算"同正音"及地理九宫的异常气候预测，再无之前两阶段"五运终天"的重要感。

后人以五音太少，妄分一年为五季进行气候演绎，纯属自作主张。首先，《素问·六元正纪大论》并未明言这种分法，相反，我们可以明显看见本文作者前后文独尊六气，尽可能不让五运参与一年的分野。再者，五季太少相间排序与五行生克乘侮制化相矛盾，难以自圆其说。因此，五音太少相生不可能是指五季。笔者考察《素问·六元正纪大论》作者用词语境，每一年整年的五运会用太少五音标定，据此，太少五音当指年干，非指季节，而六气中每年一个序列的太少五音，当指前后五年的天干变迁而已，不必过度延伸其含义。

四、医学情怀的诗意联想

古代的中医充满了人文情怀，于是《内经》有些描述情怀的诗意语句中也不时会出现音律词汇。

《灵枢·经别》曰："余闻人之合于天地道也，内有五脏，以应五音、五色、五时、五味、五位也；外有六腑，以应六律。六律建阴阳诸经而合之十二月、十二辰、十二节、十二经水、十二时、十二经脉者，此五脏六腑之所以应天道。"《灵枢·邪客》曰："天有五音，人有五脏；天有六律，人有六腑。"

如此文字，姑妄听之，观其大意，仅系以天人相应之理点拨后学。若执着考证对应关系，则势必陷入误区。如《灵枢·邪客》一段，六律正五音，试问六腑何能正五脏？五脏难道反而是六腑的附属品？不过言其数有五、六而已。

五、结论

《内经》中提及的音律术语，大多只是一种隐喻和借指，从无将音律理论生搬硬套入医学框架的先例，更无让人用机械思维去测音闻诊的暗示。今人好教条使用音律模型来解读《内经》，实则对古代音乐与《内经》都不负责任。笔者习医之外，学琴十余载，今以此文梳理《内经》音律术语的含义，只想负责地提醒医界同道：《内经》核心之理尽是医理，并无音律数理掺杂。故不通音律，亦可晓畅其间医理。万望读者切勿执着名相、自设障碍，最终邯郸学步。

（本文曾发表于《英国中医》杂志，成书时略有改动）

延伸讨论 5:《灵枢·阴阳二十五人》"年忌"考

《灵枢·阴阳二十五人》正文先用音律名词构建诊察模型，以求"气血之所在"，随后作为理论探讨和补充，黄帝、岐伯就"得其形，不得其色"进行问答，而岐伯答语中论"年忌"一节，颇受争议。

历来研究《内经》的医家皆未得其旨，有随文敷衍者，如黄元御《灵枢悬解》只将原文几个字词进行点拨，即匆匆带过；有过分演绎联系者，如周学海《形色外诊简摩》言"今世明九暗九之说，似本于此，此众人之所同也。其胜时年加，必以本相合逐年运气求之"；又有斥为荒诞者，如近人李克绍撰专文抨击"年忌"，言荒谬不可信。

　　笔者从现存唐代佛教文献与敦煌抄本中考察印度外来历法与占星资料，发现"九曜行年"中"计都星"的行运，有与《灵枢·阴阳二十五人》所述明确相合者。今不揣固陋试作剖析，以求证《灵枢·阴阳二十五人》"年忌"说之本义。九曜，又称"九执"（即日、月、五大行星、罗睺、计都），本属印度天文学范畴，后通过六朝、唐代的佛经译介，逐渐出现于我国天文学、占星学、民俗学视野。

　　值得一提的是：九曜之中，日月、五星均有其实际天体对应，而罗睺、计都二者属于虚设天体（古称"隐曜"），系月球运行轨道与黄道的交点，现多称为月交点。罗睺本为《摩诃婆罗多》中阿修罗的名字，逐渐由神话原型演变为天文学概念，用以诠释推算日月交食。计都在印度文献中早期多指彗星，尚未产生罗睺伴星、月亮南交点等后期含义，遑论身列"九曜"之位。直到公元572年印度天文学家伐罗诃密希罗才正式在著作中，让计都脱离彗星的原始属性，并与五星、日月、罗睺并列。

　　当九曜星命传入中国完成本土化之后，我们可以看到若干文献中所示的"九曜行年"推运法，意即人的每一年由九曜中的一曜主司值年，九年一轮回。逢吉星值年则各种顺畅，逢凶星值年则各种不顺。这里需要关注的是，计都（月亮南交点）之曜此时已被定为凶星，人逢计都星值年，极易祸事疾病连连。

　　笔者考察敦煌写本《推九曜行年容厄法》与成书于唐代开元年间的《梵天火罗九曜》，发现两书关于计都星的叙述与《灵枢·阴阳二十五人》所载基本吻合。《推九曜行年容厄法》曰："行年蚀神尾计都星，至此宿者一名太阴，一名豹尾，亦是阴星。七岁，十六，廿五，卅四，卌五，五十二，六十一，七十，七十九，八十八，九十七。若临人命，注疾病官府相缠。此年大凶。"《梵天火罗九曜》曰："年七，十六，廿五，三十四，四十五，五十二，六十一，七十，七十九，八十八，九十七。行年至此计都，亦是隐星，一名豹尾，一名大隐。……官最多逼塞，求官不遂，务被迁移，官府相缠，多忧疾病，此星凶。"

对比《灵枢·阴阳二十五人》曰："大忌常加七岁、十六岁、二十五岁、三十四岁、四十三岁、五十二岁、六十一岁，皆人之大忌，不可不自安也，感则病，行失则忧矣。当此之时，无为奸事，是为年忌。"

以上，初始占算年龄皆为七岁，周期皆为九年，占测性质皆为疾病厄运，此三点存在惊人的一致性。这本该引起当代学者的关注，但就笔者所见仅刘瑞明先生在《关于〈推九曜行年容厄法〉等敦煌写本研究之异议》中提及《灵枢》中相关文字，却只作为古人占算"九为大数"的举例，并未细致探讨。

笔者认为，如果《灵枢·阴阳二十五人》的"年忌"思想，出自"九曜"背景下的计都星值年推运（如前所述，在古印度天文学中计都星正式与其他八曜并称，不早于公元六世纪，相当于中国的南北朝末），那么我们不妨作出推论："年忌"一段文字的写作年代不会早于南陈、北周，极有可能是"九曜行年"日渐盛行的隋唐。

这并不稀奇，毕竟《灵枢》的传抄刊刻本就是极为不单纯的过程，其文本创作的时间跨度巨大，早期正文与后人注文混杂，让许多本来显而易见的文字渐渐变得不便理解。类比《素问》，有王冰新增之"七篇大论"、宋人存得之"素问遗篇"，这等刻意补入的文字《灵枢》亦难免遭到后人增改。虽然晋人皇甫谧所辑《针灸甲乙经》中也保留了"年忌"一段，但无论《灵枢》还是《针灸甲乙经》，现存最早版本都系明本，已无六朝、隋唐抄本可据。流传期间有无问题发生，实属难料。

综上，《灵枢·阴阳二十五人》中的年忌一节，不排除异域星命学背景，极有可能是隋唐间医家补入，导致千年来罕有人解。这段文字虽然充满了封建迷信色彩，不足取，但作为《灵枢》流传过程中的一个花絮，立足文献学视角，也是一种谈资。

（本文曾发表于《英国中医》杂志，成书时略有改动）

延伸讨论 6：漫谈《灵枢·贼风》"可祝而已"

《灵枢·贼风》篇末曰："黄帝曰：其祝而已者，其故何也？岐伯曰：先巫者，因知百病之胜，先知其病之所从生者，可祝而已也。"

这一段，当代许多民间学者在翻译解读的时候会用充满向往与猎奇的语气，先考证"祝"字在文字学的含义，进而援引古代对压胜、符咒的记载，再从出土简帛一直讨论到史上官设的"咒禁科"云云，一方面要"立场正确"地声明古代祝由的本质与现代心理学暗合，有一定的科学价值，另一方面提及当代人类学对各民族萨满现象的研究，晦涩地意淫着鬼神治病的可能性。

笔者不否认当代人类学研究成果，也曾调查见证过一些萨满、咒禁的民间医疗。但笔者认为，上述注解《灵枢·贼风》时漫无目的的向往与猎奇语气是不可取的，如果用这种语气对《灵枢·贼风》全文解译，就会形成以下问题。

黄帝对某些患者不犯邪风，居家也能感染疾病的现象进行提问。岐伯苦口婆心，从伏气作病、潜意识波动两方面进行纯医学论述，尽可能纠正黄帝对"鬼神"的玄虚归因，强调"似鬼神"而实非鬼神。最后在回答祝由问题的时候，岐伯忽然兴冲冲地告诉黄帝：先巫祭神遣鬼的玄学操作绝对高级！绝对厉害！这样的解译，难道不会让本就简短的《灵枢·贼风》前后矛盾吗？一个刚开始还不尚鬼神、解构鬼神的岐伯，突如其来地自我否决，对神秘力量表示无条件认同。《灵枢·贼风》篇的作者不可能允许这种精神分裂出现在自己笔下。

笔者以为，"先巫者，因知百病之胜，先知其病之所从生者，可祝而已也"也应承接上文的思维高度，是在用当时的医学知识对神秘现象进行某种解构。为避免上述矛盾，"百病之胜"的"胜"大可不必像多数学者一样拼命强调为"压胜之术"，按字面意思翻译为"战胜百病的方法"似也无妨。当然，说"压胜"亦有些许可取处（后文我们讨论的时傩驱疫，在原始语境下要配合杀狗悬挂城门这类压胜意义很强的辅助行为），不过压胜不该成为全句的焦点，压胜只是顺带一提，全句的焦点更应落在"先知其病之所从生"。若承认"压胜"的解读，我们则需要额外加入一些构建语气弱化与强化的词汇来参与翻译："先巫者，因（一方面据说）知百病之胜，（更重要的一点是）先知其病之所从生者，可祝而已也。"就话题简练无歧而言，笔者更青睐前一种译法。

至此，我们有必要结合全文还原一下"祝而已也"的场景。本文开篇讨论的是"贼风邪气"的病症，出现在了没有直接触冒贼风邪气的人身上。《内经》体系里"贼风邪气"多指外感系统的传染病。从古到今我们都能观察到：病毒流行的时节，无论是外出还是严格居家，都有一定概率感染，毕竟微生物无处不在。但《内经》时代没有微生物概念，古人理解传染病还依托于对"风"的观察，由此《灵枢·贼风》开篇的问题才能够在古代成为问题：没出门吹风为什么会发作贼风之病？岐伯给出的第一次回答，从有迹可循的旧病内伏立论，黄帝并不完全满意。

深一步说潜意识层面"志有所恶，及有所慕，血气内乱"引起正气失守、伏气显现，是《素问·上古天真论》"精神内守，病安从来"思想的反面推论。值得一提的是，《内经》时代已开始关注人类意识背后的潜意识，如《灵枢·贼风》，又如《灵枢·大惑论》"心有所喜，神有所恶"等。《灵枢·贼风》所谓"志有所恶，及有所慕"诱导外感症状暴发，也是基于古人朴素而细心的观察。许多人在外感发热之前、之中，确实会有莫名的精神烦躁、悲喜忧思。《素问·刺热》记载了一些热病在"热争"暴发前会有"先不乐""烦心"等表现。金元医家张子和在《儒门事亲》里记载了相当一部分儿童发热前必先有无故大哭，只不过张子和更侧重可观察到的情绪，《灵枢·贼风》更侧重"所从来者微，视之不见，听而不闻"的潜在情绪。《素问·调经论》将"心藏神"作为"邪客于形"的体表第一道防线，观念与此一脉相承。笔者治疗外感传染病也常听患者反应：上班感觉心里有点说不清的"焦躁不对劲"和"心里委屈"，当晚身上也开始不舒服，体温升高，身体疼痛。另外，《脉经》引《金匮要略·五脏风寒积聚病脉证并治》中"邪哭使魂魄不安"一段并予以注解，指出心、肝、肺虚衰者在感染外邪后容易发作情绪异常，这种情况笔者在一些体弱儿童、虚劳成人的身上时常见到，他们往往先有发热，再出现无故的害怕、生气、悲哭等情绪，与《素问·刺热》《儒门事亲》记载的顺序相反。不过，相反不意味着矛盾，汉唐以来逐渐出现很成熟的理论，用于解析并解决虚邪贼风和五脏情志之间的纠葛。

说先巫祝由当非《灵枢·官能》"疾毒言语轻人者（毫无先巫风范），可使唾痈咒病"及后世所演绎的民间广义祝由术。《周礼》时代，医与巫已然各设其官、分司其职。从业务范畴讲，"先巫"也偶有粗涉医疗者。君王的私人健康固然会在"事鬼神"的过程中被提及，但"先巫"的医疗周边活动似乎更多是参与公共卫生的整体防治，而非后世广义祝由术针对百姓个体疾病的个性化诊治。如《周礼·春官宗伯》言："占梦，掌其岁时观天地之会，辨阴阳之气……遂令始难，驱疫""男巫……春招弭，以除疾病……。女巫掌岁时袚除、衅浴……"。这也和《灵枢·贼风》所论述的传染病背景暗合。又《周礼·夏官》所载"方相氏掌：蒙熊皮、黄金四目、玄衣朱裳、执戈扬盾，帅百隶隶而时傩，以索室驱疫。"这里方相氏的驱疫傩舞便属于"先巫"们官方祝由医疗的一种。《礼记》也讲述了这类每年特定节令的时傩送气仪式，"以发陈气，御止疾疫"。唐人《礼记外传》解释说："方相氏之官，岁有三时，率领群隶，驱索疠疫之气于宫室之中，亦攘送之义也。天以一气化万物，五帝各行其德，余气留滞则伤后时，谓之不和，而灾疫兴焉。大傩者，贵贱至于邑里，皆得驱疫。命国傩者，但于国城中行之耳。"伴随着呼号祝祷的官方傩礼，汉以后仍有流行，在史书中每有记载。笔者调研到，至今山东等地区民间还保留有舞臂焚烟、呼号骂詈的室内驱病仪式，或源于此。以上当系《内经》中先巫祝由的原型。由于周秦时代的古人认为，每个季节气至当设礼相迎，气往当舞傩相送，送气不及便滋生疾疫（医家"至而未至""未至而治"的四时候病思想，与此颇有渊源）。我们可以顺势推论，《素问》言"祝由"之理为"移精变气"："移""变"当系遣送旧季的傩舞活动；"精""气"当系《素问·六节藏象论》所谓"天地之精气"，即四时气象。

时傩驱疫的原理虽历来有许多神秘学层次的释读，但也不乏科学视角的解构。如《太平御览》引《庄子》逸文"游岛问雄黄曰：今逐疫出魅，击鼓呼噪，何也？雄黄曰：黔首多疫，黄帝氏立巫咸，使黔首沐浴斋戒，以通九窍；鸣鼓振铎，以动其心；劳形趋步，以发阴阳之气；饮酒茹葱，以通五脏。夫击鼓呼噪，逐疫出魅鬼，黔首不知，以为魅祟也。"据"黔首"的称呼我们似乎可以推测这一语段出自秦代某位"后世学庄者"之手，附会于庄子名下。这一段认为，傩礼是综合了清理个人卫生、激发积极精神、运动振奋气血、饮食预防疾病等要素的全民防疫活动，与鬼神无关。《灵枢·贼风》的作者未必读过这一段，也未必如是理解古代的仪式，但两者在科学精神高度上不谋而合。《灵枢·贼风》所谓："先巫者，因知百病之胜，先知其病之所从生者，可祝而已也。"我们综合以上分析，试译：先世的神职人员，通过自然气象知识，了解不同时节流行病谱的预防、破解思路，提前针对流行病在各方面的隐患，设计并举办大规模仪式来实现一定程度的防疫效果。

这样的翻译，一方面符合通篇态度、语气的一致性，另一方面也确实可以找到古代民俗学、防疫学、气象学等资料的支撑。至此，岐伯用医学原理，彻底打消了黄帝"唯有因鬼神之事乎"的疑惑。

说到对鬼神是盲目追捧还是冷静认知，早在先秦即已分为两派。后者观点多为进步知识分子所持有。

《尚书·洪范》以商代遗老箕子的口吻谓："汝则有大疑，谋及乃心，谋及卿士，谋及庶人，谋及卜筮"，虽然在之后的文字里对被鬼神把持结果的龟、筮占卜，态度比较暧昧，但是能优先考虑人心，不绝对依赖占卜，这在商人已属难得。

春秋时孔子"敬鬼神而远之"的说法比较简约，只是提出了对祝祷鬼神的警惕，《左传》里则多有进一步的反思案例。如《左传·昭公十二年》谓："齐侯疥，遂痁，期而不瘳，诸侯之宾问疾者多在。梁丘据与裔款言于公曰：吾事鬼神丰，于先君有加矣。今君疾病，为诸侯忧，是祝史之罪也。诸侯不知，其谓我不敬。君盍诛于祝固、史嚚以辞宾？公说，告晏子。晏子曰：……民人苦病，夫妇皆诅。祝有益也，诅亦有损。聊、摄以东，姑、尤以西，其为人也多矣。虽其善祝，岂能胜亿兆人之诅？君若欲诛于祝、史，修德而后可。公说，使有司宽政，毁关，去禁，薄敛，已责。"《晏子春秋》上也记载了同一件事，最后明确说齐王在听从晏子建议、内外检讨与改革后，"公疾愈"。这里晏子对信奉鬼神祝祷的齐王进行劝谏，本着"用魔法打败魔法"的思路告诉齐王，如果意念是有力量的，那么大量民众诅咒的意念肯定远大于两个神职人员祝祷的意念，修德修政才是解决问题的关键，不要把目光聚集于巫祝祭祀鬼神的能力。这也侧面反映了古代祝由术并不总对疾病有效，哪怕是诸侯级别的祝由资源。

又如《左传·庄公三十二年》与《国语·周语》同时记载了一次人类处理神秘存在的案例，因《国语》内容较详，兹引于下。

"十五年，有神降于莘，王问于内史过，曰：是何故？固有之乎？对曰：有之，……或见神以兴，亦或以亡……王曰：今是何神也？对曰：昔昭王娶于房，曰房后，实有爽德，协于丹朱，丹朱凭身以仪之，生穆王焉。是实临照周之子孙而祸福之。夫神壹不远徙迁，若由是观之，其丹朱之神乎？王曰：其谁受之？对曰：在虢土。王曰：然则何为？对曰：臣闻之，道而得神，是谓逢福，淫而得神，是谓贪祸。今虢少荒，其亡乎？王曰：吾其若之何？对曰：使太宰以祝、史帅狸姓，奉牺牲、粢盛、玉帛往献焉，无有祈也。王曰：虢其几何？对曰：昔尧临民以五，今其胄见，神之见也，不过其物。若由是观之，不过五年。……内史过归，以告王曰：虢必亡矣，不禋于神而求福焉，神必祸之，不亲于民而求用焉，人必违之。……今虢公动匮百姓以逞其违，离民怒神而求利焉，不亦难乎！十九年，晋取虢。"

显然，周天子座下的太史过是一位玄学修养很高的知识分子。在西周时代的玄学业务领域，他能通过类似"家庭系统排列"的方式（今人海灵格的"家庭系统排列疗法"可在西周祭祖、设尸等礼制中找到影子），分析这位忽然降临的"神"是谁，源于周王宗室哪一代的事件，并追溯这位"神"的运作周期。同时，他能根据"神"所应虢国的国君状态，推断虢国必亡。理由就是虢君重视巫祝祈祷，轻视修身治国。《左传》直接说："虢必亡矣，虐而听于神！"相当精彩的一点是，他告诉周天子应对这位"神"的最佳方式，不是像虢君一样志诚祈求所需，而是礼貌性祭祀，但是"无有祈也"。

足见，先贤对鬼神系巫祝的态度并不如当代民间神秘疗法爱好者一般，流于肆意的鼓吹和好奇。主流古典文献提及巫祝，写作上虽然带有封建迷信的原始措辞，但其中体现的心性力量是远远超越封建迷信本身的。先贤给我们示范了这样一种认知格调：未知的存在可以被敬畏，但不足以让人放弃自我去盲目追随。"天地之间，莫贵于人"，人该探寻属于人类自己的道路与法则，人以外的东西都只是一种印证和参考。

《左传》中的许多案例从人心与政治对鬼神系巫祝进行了那个时代的驱魅。回归群体防疫本身，前文考证的时傩驱疫等官方祝由行为，因为宽泛无当，也逐渐被以人为本的主流医疗敬而远之。《周礼》在神职系统外，要另外专设"疾医"岗位："疾医掌养万民之疾病。四时皆有疠疾……"《素问·移精变气论》曰："往古人……邪不能深入也……故可移精祝由而已。当今之世……小病必甚，大病必死，故祝由不能已也。"客观指出，祝由应对邪气表浅的问题曾经是有用的，当面对复杂情况，它便显得无能为力。那么《灵枢·贼风》末尾，祝由被岐伯所认同的合理成分，也必然不是怪力乱神所能道尽的。

就出土简帛中的医方、日书，以及后世符咒仪轨文献来看，民间咒禁治病另成系统，独立发展，哪怕可以归入广义的祝由中，也不该指认《灵枢·贼风》《素问·移精变气论》中狭义"祝由"概念作背书，它们似乎与《灵枢·官能》中的"疾毒言语轻人者，可使唾痈咒病"更有渊源，指向普通百姓的个体治疗，而非群体防疫。客观地说，从古到今各民族均不乏咒禁从事者，这已被主流人类学家所关注，不在本文讨论范围内。

延伸讨论 7：《灵枢·卫气行》衍文考证与刺法新探

《灵枢·卫气行》是极受争议的一篇，尤其卫气的循行方式和文末流注分经的叙述，引起许多学者关注。但笔者认为，在阅读文本的过程中需要剔除其中的衍文，结合背景知识，汇通《内经》其他篇章，才能直观明确文章旨趣，还原《内经》据卫气诊病施刺的真实意图。

一、衍文甄别

1. "是故房至毕为阳，昴至心为阴。"

笔者认为，从天文学角度此句为衍文。或系后人对下句"阳主昼，阴主夜"不正确的注文，窜入正文。

众所周知，《灵枢·卫气行》极重视二十八宿。开篇"岐伯曰：岁有十二月，日有十二辰，子午为经，卯酉为纬，天周二十八宿，而一面七星，四七二十八星，房昴为纬，虚张（一说为'星'）为经"，后文亦以二十八宿背景解说卫气运行。

二十八宿是古人对环绕黄道附近一周天的二十八个恒星星座的总称，每一宿并不是单独的恒星，而是由不同数目的恒星组成。《史记·天官书》将二十八星宿又称为"二十八舍"，"舍"和"宿"是同一概念，指的是天体所居住的地方。二十八宿是用来标注日、月、五星位置的绝对坐标系，但古代对二十八星宿的观测方法却是立足于地球的相对视角，看一天之内二十八宿依次东升西落，循环一周。《灵枢·卫气行》曰："日行一舍，人气行于身一周与十分身之八。"这里的"日行一舍"指的并不是太阳走完一舍，而是指一个星宿经过古人天文观测区（如古人极为重视的南中天）的时间；"日"字亦是虚指。

一年四季依照古人的观测方法，黄昏时经过南中天的星宿常有不同。传统说二十八星宿应四方，仅仅是以春分前后的星宿方位所说，若在其余季节的重大节气观测则结果迥异。《尚书》曰："日中星鸟，以殷仲春。日永星火，以正仲夏。宵中星虚，以殷仲秋。日短星昴，以正仲冬"，便是明证，所以深谙四季盈虚的《灵枢·卫气行》作者，绝不可能用"房至毕为阳，昴至心为阴"来接续"阳主昼，阴主夜"，构成错误的逻辑关系，以界定卫气昼夜运行。

因此，本句当为后人错释"阳主昼，阴主夜"的衍文，删去后反而使后文更通畅。

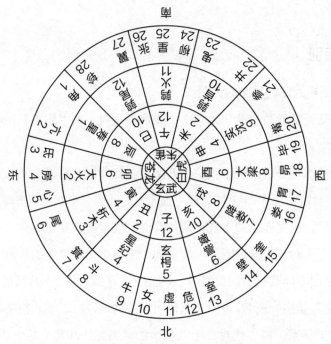

四象、十二辰、十二星次、二十八宿对应方位图

2．"在于三阳，必候其气在于阳而刺之，病在于三阴，必候其气在阴分而刺之。水下一刻，人气在太阳；水下二刻，人气在少阳；水下三刻，人气在阳明；水下四刻，人气在阴分……一日一夜，水下百刻而尽矣。"

此段笔者亦以为系后人补入，宜删掉。原因有三。

第一，对"一周于身"的内涵设定，本段与前文有根本上矛盾。前文岐伯明确指出：卫气昼日行于太阳、少阳、阳明、阴分四者全部之后，才堪称一周，半日可行二十五周于身。相比之下，本段从刻数论卫气，每刻只要行罢太阳、少阳、阳明、阴分中的一项，便称"一周"，亦言半日行二十五周于身。这样看来，同是昼行二十五周，本段的"一周"仅仅相当于上文的四分之一周，速度大减，格局不符。楼英《医学纲目》中指出："平旦阳气出于目，而下行于手足三阳，皆一时分道并注，非有先后次第，此言'水下一刻……'则是先下太阳究竟，然后下少阳，候少阳究竟，然后下阳明，候阳明究竟，方上行阴分。大与上节矛盾，盖衍文也。"是极为正确的分析。

第二，本段所述卫气的精确定时定位是不符合临床现实的。《灵枢·本脏》中论及卫气的功能："卫气者，所以温分肉，充皮肤，肥腠理，司开合者也"，可知温煦肌肤腠理，维系体温，是卫气的重要功能。正常情况下，人体无论睡眠还是觉醒，皮肤温度都是基本恒定的，正常人不存在某一个时间某段特定皮肤发热、另一个时间变凉的情况。《灵枢·卫气行》的原始作者不会置生理现实于不顾。卫气如果不是依岐伯所论、从起始时瞬间输布于周身的话，那么"百刻分经"（百刻制中水下一刻的时间约相当于今天的 14 分 24 秒）的模型里，人每天必须有相当一段时间皮肤会出现一部分发凉（卫气未在此经）的情况，这显然是不可能的。

第三，本段卫气"百刻分经"过于严格教条，忽略了四季昼夜长短。这不仅与前段岐伯"奇分不尽"的误差容许相违背，还与本段段首伯高"分有多少，日有长短，春夏秋冬，各有分理""随日之长短，各以为纪而刺之"的客观性相冲突，故必为衍文。我们注意到，《灵枢·卫气行》本由两部分黏合，前半篇为黄帝与岐伯论卫气运行之生理，后半篇为黄帝与伯高论卫气发病之刺法。古代经典由于传抄，编排混乱是常有的，所以做相关研究前，重新整理归纳同类文本是一项必要的工作。笔者发现，《灵枢·逆顺》

与本文后半篇皆为黄帝问伯高，且本文后半篇"故曰：刺实者，刺其来也，刺虚者，刺其去也"云云，正合乎《灵枢·逆顺》针刺宜辨时机的核心理念。笔者推测，《灵枢·卫气行》"黄帝曰：卫气之在于身也，上下往来不以期……是故谨候气之所在而刺之，是谓逢时"一节文字，本当居于《灵枢·逆顺》文末，惜为传抄所误窜入《灵枢·卫气行》，后学更加入"百刻分经"衍文，致使炫人耳目，读者罕得正解。若将其复归《灵枢·逆顺》名下，可令其刺虚避实的理念贯通营血、卫气二者，且语气通顺，文意完善。至于《灵枢·卫气行》前半篇黄帝、岐伯论罢卫气运行，必欲言刺法，则《灵枢·顺气一日分为四时》可堪衔接其后，究畅其极，令卫气发病、针刺之理再无遗义。

二、从卫气运行求证一些其他篇章的卫气诊法

《内经》论卫气来源多归于人受纳饮食五谷。如《灵枢·营卫生会》曰："人受气于谷，谷入于胃，以传于肺，五脏六腑，皆以受气，其清者为营，浊者为卫，营在脉中，卫在脉外。""卫出于上焦……上焦出于胃上口，并咽以上，……常行于阳二十五度，行于阴亦二十五度，一周也，故五十度而与营俱复大会于手太阴。"也就是说，卫气是脾胃摄纳饮食五谷后产生的精微物质，化气而上出于上焦，借由气之蒸腾，上行于头面，继而下行输布周身。

关于卫气的详细循行轨迹，《灵枢·卫气行》言其从平旦时人睁开双眼开始运行，大致次序为：足太阳→手太阳→足少阳→手少阳→足阳明→手阳明→掌中；至足部，足五趾之间→足心→阴分→复合于目。而夜晚循行于阴脏之间的轨迹则是：足少阴→肾→心→肺→肝→脾→肾。

借由以上认知，参看《灵枢·动输》中人迎脉的搏动机制，则豁然开朗。《灵枢·动输》曰："黄帝曰：足之阳明，何因而动？岐伯曰：胃气上注于肺，其悍气上冲头者，循咽，上走空窍，循眼系，入络脑，出颅，下客主人，循牙车，合阳明，并下人迎，此胃气别

走于阳明者也。"其中提到的路线也是一个始发于胃、上升于头再下行的过程,且特称"悍气"。其头部下降循行,先言阳跷、太阳部之"眼系""脑",再言少阳部之"颅""客主人",终言阳明部之"牙车",与卫气循行一一暗合,当为基于卫气路径认知的一种简写。可知作者必有意提示人迎脉为卫气宏观诊候处。不然,直言胃气上行、循咽而成脉动即可,何必大费周章,先上后下,百般旁涉,最终"并下人迎"?

联系《灵枢·卫气行》,足阳明、手阳明为三阳气血之终,若卫气不能至阳明,则卫气不周。又卫气由阳明而始入掌中、入足心而转入三阴,故阳明更为卫气通输阴阳之枢纽。所以在卫气的宏观诊断中,人迎脉动是一个长期被忽略,实则不可忽略的关键。

《灵枢·动输》给我们提供的诊营、诊卫视角,是非常可贵的,其甚至能够让我们对三部九候脉的原理产生新的揣测。《素问·三部九候论》中上部天(额)、地(颊)、人(耳前)三脉,与卫气在头部分化为三阳的位置非常接近。中部地的手阳明又是卫气在上肢入阴的枢纽。下部人为足太阴,言"候脾、胃之气",除了诊察大腿部脾经动脉外,不排除需要参考足阳明胃经的趺阳脉,从而和卫气在下肢由阳入阴的枢纽产生一定关联。其余各部候五脏,更像是以《灵枢·动输》中寸口脉为核心的营气诊断系统。如果这种猜测成立,那么三部九候其实是建立在营、卫基础上的诊法,其浓缩版本便是《灵枢·动输》中的人迎、寸口。

此外,《素问·厥论》明确带入了卫气在下肢的循行作为理论基础,所以"厥"病上下、寒热、虚实的综合切诊,某种意义上也属于卫气失常的诊断。

又《灵枢·邪气脏腑病形》中,邪气的传变在三阳则从上传下,在三阴则"常从臂胻始"且能内入五脏,格局不同于《灵枢·经脉》的营气系统,更接近《灵枢·卫气行》的卫气系统。《灵枢·淫邪发梦》中前十二条梦诊,明确说以感染邪气为前提,也恰好是阴阳(跷)、五脏的卫气格局,与《灵枢·邪气脏腑病形》暗合。所以某些特殊情况下的梦境,似乎也可以诊察邪气袭卫的大致层次部位。

上述篇章的诊法在《灵枢·卫气行》中无明文，但若没有《灵枢·卫气行》一篇参证，很难被捕捉。

三、与卫气相关的时间差异性疾病

依前文所述，《灵枢·卫气行》前半篇可与《灵枢·顺气一日分为四时》篇一脉相承。后者提到了有一大类疾病的时间差异性，以及具体的缘由。"夫百病者，多以旦慧、昼安、夕加、夜甚何也？岐伯曰：四时之气使然……以一日分为四时，朝则为春，日中为夏，日入为秋，夜半为冬。朝则人气始生，病气衰，故旦慧；日中人气长，长则胜邪，故安；夕则人气始衰，邪气始生，故加；夜半人气入脏，邪气独居于身，故甚也。"参考《灵枢·卫气行》知，文中"人气"当指循行于阳分的卫气。之所以会出现一天之内病情的轻重有时间差异性，原因在于卫气一天之内也经历生、长、收、藏的过程，而且遵从日出入于阳（"人气始生""人气长"），日入并于阴（"人气始衰""人气入脏"）的原则。当病气侵犯并遗留于阳分时，卫气会与病气交争。卫气旺于阳则病气不显，卫气入于阴则病气显现，因而出现病情衰旺的时间差异。

当我们确定了"人气"一词指卫气，考虑到卫气属阳主温煦腠理的功能，那么能被卫气压制的邪气必然是阴寒属性的邪气，若系阳热之邪，则不在此例。

我们也可以从《灵枢·顺气一日分为四时》的逻辑，简单推论另外三种情况：①若阴邪留于三阴，则必白天重、傍晚入夜减轻；②若阳邪留于三阳，则亦白天重，傍晚入夜轻；③若阳邪留于三阴，则白天轻、傍晚入夜加重。寒热单纯、人体气血不衰者，大略如上所述。若寒热错杂、夹杂虚损者，当另有讨论。

值得一提的是，朱丹溪、张景岳、尤在泾、吴鞠通等医家，皆因勘破了这一篇卫气与阴邪的消长情况，出于临床修养纷纷作出寒热虚实诸多语境下的衍生推论，在著作里对不同时间段发病（尤其是发热）的情形，进行理法方药的归纳。但因学术侧重不同，前贤意见有彼此之间看似不合者，在此不作赘述。

四、从《内经》刺疟范例看卫气候时刺法

《灵枢·卫气行》中提到了据时明病而刺的治疗方法，即"谨候其时""谨候气之所在而刺"。一些学者认为，本篇就卫气循行而创逢时刺法，可定时定位，开后世子午流注先河。这是忽略具体疾病特质而虚谈卫气治疗的空中楼阁，严重脱离临床，违背《灵枢》精神。《灵枢·九针十二原》曰："未睹其疾，恶知其原？"意谓不根据具体的疾患来分析，怎么可能凭空知道有效的取穴呢？从根本上否定了"卫气流注"治病的独立性。

因此，讨论卫气刺法，必须结合具体疾病。疾病不同，邪气性质、位置不同，卫气的反应不同，刺法更是迥异。在《素问·疟论》里我们也确实看到了这种务实的临床精神。笔者就《素问·疟论》中与《灵枢·卫气行》的共识试作分析，为卫气刺法的具体应用提供参考。

1. 疟邪在卫气系统的表现差异

"夫疟之始发也，阳气并于阴，当是之时，阳虚而阴盛，外无气故先寒栗也。阴气逆极则复出之阳，阳与阴复并于外，则阴虚而阳实，故先热而渴。"

"帝曰：疟不发，其应何如？岐伯曰：疟气者，必更盛更虚，当气之所在也。病在阳，则热而脉躁；在阴，则寒而脉静；极则阴阳俱衰，卫气相离，故病得休；卫气集，则复病也。"

这两条描述的是疟气发病。由于《素问·疟论》其他段落指出，疟气是暑热伏邪与新感寒湿夹杂的情况，故不可再遵循《灵枢·顺气一日分为四时》开篇的绝对理想模型，需要根据疟气在阳分与阴分与卫气相扰，更虚更实的不同，来剖析理解疾病发作的时间差异。

2. 据其虚实而针刺

"至病之发也，如火之热，如风雨不可当也。故经言曰：方其盛时，必毁，因其衰也，

事必大昌，此之谓也。夫疟之未发也，阴未并阳，阳未并阴，因而调之，真气得安，邪气乃亡。故工不能治其已发为其气逆也。"

按病发盛衰，选择"错峰"刺法，这也暗合《灵枢·逆顺》与《灵枢·卫气行》的治疗原则，诠释了"谨候其时"的精神所在。

3. 病在三阴三阳经的刺法

《灵枢·卫气行》中特别提到"病在于三阳，必候其气在于阳而刺之；病在于三阴，必候其气在阴分而刺之"，虽然这一句有归入衍文的嫌疑，但如何"候其气"确实是绕不开的问题。笔者以为，还是要结合发病时的具体症状，踏踏实实进行三阳三阴的经脉归纳，而非凭空揣摩。《素问·疟论》明确给出疟病在三阳与三阴的不同证候诊断；《素问·刺疟》中则给出了相应的经脉刺法，临床医者可互参理解。

五、结论

总而言之，《灵枢·卫气行》是在描述卫气的循行轨迹与出入人体的大致时间范围，便于医师针对一类时间差异性疾病，就病论病进行诊察，实施刺法。在去掉两段衍文之后该主题益发明显，《内经》中关于卫气的诊疗不仅《灵枢·卫气行》一篇，结合其他篇章的信息，我们可以大致勾勒出古人以卫气诠释疾病的诊疗框架。

（本文曾发表于《英国中医》杂志，成书时略有改动）

延伸讨论 8：漫谈"按而弹之"与"相脉之过"

近阅《天回医简》中有《相脉之过》一段文字，以《灵枢·刺节真邪》所谓"按而弹之"的方法，作为各经循行、主治的诊法总结，随后列举了死脉、主病脉、常动脉等。一方面印证了《灵枢·外揣》"浑束为一"、《灵枢·禁服》"知约之"的经络诊察思想，即抓当下主要矛盾，针对性解决漫无目的地经络诊察带来的"不知其要流散无穷"等问题。另一方面，我们看到《素问·三部九候论》、马王堆《脉法》、张家山《脉书·相脉之道》中都记载了此种按弹法，文字大同小异，这让我们不得不对其加以重视。按弹法可能是汉代非常普及的一种诊法，具有极强的可操作性与实用性。

近年来，许多学者将按弹法解释为大隐静脉的诊法，只用于一类"决死生"的诊断场景。这种观点另辟蹊径，某种意义上可以自圆其说，也有临床验证。但它带来了一个新的问题：各类出土"脉书"的体例，是将按弹法绑定所有经络循行主治条文的，如果它仅仅是用来"决死生"的，那么抓主要矛盾的诊断方法便缺席了。张家山《脉书·相脉之道》载："数脉俱发病，则择其甚者而先治之。"《天回医简·刺数》载："病多相类而非，其名众。审查诊病而针之，病可愈也。"恰恰提示了其不可缺席。此外，文以"相脉之过"开头，"过"字无论在出土文献，还是传世本《黄帝内经》中，都泛指经络出现问题，并非专指危死脉证。因此，笔者不揣固陋，愿结合文献与临床，重新发掘"按而弹之"的原意。

一、早期经络诊断思想中的"过"

《天回医简·相脉之过》载："夫脉固有动者，骭之少阴，臂之巨阴、少阴，是主动，动疾则病，此所以论有过之脉也，其余谨视当脉之过。"意思是说：能常摸到脉跳的经脉是有限的，其余那些不常摸到脉跳的经脉，可以用"按而弹之"的方法"视当脉之过"。

无论"视当脉之过"也好，"相脉之过""有过之脉"也好，"过"的提法本身，就反映了一种惩偏归平的整体观思维，值得品读。通检《内经》全文，按弹经脉在许多篇中已然不再是最主体的诊法，然而经文仍旧屡屡言"过"，其中不乏与"相脉之过"精神内核一致的语段。如《素问·痹论》载："五脏有俞，六腑有合，循脉之分，各有所发，各随其过，则病瘳也。"《灵枢·大惑论》载："先其脏腑，诛其小过，后调其气。"

进一步阅读，我们发现《内经》经络诊察系统对"过"的演绎，其实远比出土文献更丰富、更细腻。

第一，在认知高度上，《内经》重思辨，时时提醒医师，不要死守正确的诊察流程和僵化的经验，做出望文生义的错误判断，指向愈发混乱的治疗效果。因为"过"与"无过"的鉴别、处置，常常在毫发间见成败。《素问·离合真邪论》载："诛罚无过，命曰大惑，反乱大经，真不可复。"《灵枢·寒热病》载："足阳明有挟鼻入于面者，名曰悬颅。属口，对入系目本，视有过者取之，损有余，益不足，反者益甚。"

第二，在操作水平上，《内经》重视细节，更为灵活，不再局限于踝部宽泛的经脉确认，而是将切诊具体到经脉的上下左右相应节段，方便针对性治疗，对"有过"予以精准、全面的调衡。《灵枢·官能》载："用针之理，必知形气之所在，左右上下，阴阳表里，血气多少，行之逆顺，出入之合，谋伐有过。"《灵枢·论疾诊尺》载："诊龋齿痛，按其阳明之来，有过者独热，在左左热，在右右热，在上上热，在下下热。"

第三，在诊察采集上，不是一见"有过者"便急于处理，而是讲究相机而动、务实可验。《灵枢·癫狂》载："治癫疾者，常与之居，察其所当取之处。病至，视之有过者泻之。"

第四，在经验运用上，《内经》不再拘泥于责一经之"过"，兼容了出土文献抓主病主经的思想。《素问·五脏生成》载："所谓五决者，五脉也。是以头痛巅疾，下虚上实，过在足少阴、巨阳，甚则入肾。徇蒙招尤，目瞑耳聋，下实上虚，过在足少阳、厥阴，甚则入肝。腹满䐜胀，支膈胠胁、下厥上冒，过在足太阴、阳明。咳嗽上气，厥在胸中，过在手阳明、太阴。心烦头痛，病在膈中，过在手巨阳、少阴。夫脉之小大、滑涩、浮沉，可以指别……"《灵枢·四时气》载："邪在小肠者……故取之肓原以散之，刺太阴以予之，取厥阴以下之，取巨虚下廉以去之，按其所过之经以调之。"

由此可见，《内经》对经脉"过"处的追究，或许发源于出土文献中的"相脉之过"，但已然大大演进。

二、早期经络诊察方法中的"弹"

《天回医简·相脉之过》载："相脉之过，左手上踝五寸而按之，右手直踝而弹之。"而后根据应手的感觉，进行分析。笔者以《天回医简》文本为基础，融汇参校《张家山脉书》《素问》《马王堆脉法》相应语句，将这种诊法的结构模式列表如下。

方法	分类	诊候举例	优先原则
相脉之过，左手上踝五寸而按之，右手直踝而弹之	无病	其应过五寸以上蠕蠕然者不病	治病之法，视先发者而治之。数脉俱发病，则择其甚者而先治之
	死症	其应上不能至五寸，弹之不应者死	
		应手如参春，死	
		不至如食间，死	
	主病	其应疾中手浑浑然者病	
		中手徐徐然者病	
		他脉盈，此独虚，则主病	
		他脉滑，此独涩，则主病	
		他脉静，此独动，则主病	

经脉诊察结果是综合的，几个有脉搏的地方固然可以切诊脉搏，无脉搏的地方则不妨使用按弹法，在一定程度上"模拟脉搏"。若在有脉搏的地方，将切脉手感与按弹手感互参，则不难发展出《灵枢·邪气脏腑病形》中的脉候尺肤联合诊法。诊断思想上，十分重视对比，"他脉盈，此独虚""他脉滑，此独涩"是容易直观理解的。唯"他脉静，此独动"，固然可以包括"间使之道两筋之间，三寸之中也，有过则至，无过则止"（《灵枢·本输》）这类平时不动、有病则动的脉跳，也应该包括医师弹扣发病经脉引起患者局部肌肉的震颤或痉挛，这部分可与现代医学一些神经查体相参证。

不可否认，上表更多是以朴素的"弹"为核心，建立经络诊察的基础操作。

需要指出，"踝上五寸"的"踝"字在《内经》时代也不仅仅指脚踝。《素问·三部九候论》即有"手指及手外踝上五指留针"的记载，可以看出"踝"是一种并不严格的俗语用词，应当包括腕、踝关节。上述观点，唐代的王冰显然非常认同，他在对《素问·三部九候论》中按弹诊脉法的注释里，毫不避讳地提示了这一点。因此，手足十二经脉都可以"按而弹之"。

若从临床灵活性来看，人体所有四肢大关节上下的肌肉，也尽可以"按而弹之"。《灵枢·经筋》早就记载了手太阳经筋可在肘部"弹之应小指之上"（周潜川以此演化出"竿珠脉"诊小肠痈等，为我们示范了一种用古不泥古的境界）。前文引述《内经》各篇关于经络上下左右各节段的"有过"文字，如果曾经是与按弹法绑定的，那么"踝"似乎真的可以延伸解读为经络视野下周身所有大关节。

如果把"按而弹之"看成相对宏观的身体节段锁定，那么配合使用一种相对细致的探查方法，寻求更具体的治疗点，则是必不可少的。

《天回医简·刺数》一篇，为我们提供了启发，如"肮痹，两胕阳明、两肩阳明络二所，背钜阳络各□"，又如"女子腹中如捲，两胕厥阴、足大指赞毛上各五"。我们基本确认，至少在《刺数》的时代，治疗是首重节段而不是首重穴位的（取到的节段未必不是广义的按弹所得）。至于由节段到穴位的勘测，《天回医简·刺数》载："刺数，必见病者状。切视病所，乃可循察。病多相类而非，其名众。审查诊病而针之，病可愈也。不审其诊，针之不可愈。治贵贱各有理。"针刺时，需要在相应节段区域内实际"切视"与"循察"，杜绝想当然地取穴，才能治好疾病。这也是《灵枢·九针十二原》所谓"知机之道者，不可挂以发"的原理所在。

有趣的是，《灵枢·刺节真邪》已然将《天回医简》"相脉之过"与"刺数"的诊察并在一起进行阐述，即"用针者，必先察其经络之实虚。切而循之，按而弹之，视其应动者，乃后取之而下之"。《灵枢·刺节真邪》的作者显然知道：按弹法本身并不是独立自洽的诊法，需要结合"切而循之"与"察其经络之实虚"。前者侧重呈现经脉在病处独见有过之气，后者侧重呈现经脉在病处独见有过之形。临床中，如果两者的部位恰好一致，则后者可以为前者提供细节修正。如果两者的部位不一致，先从形治还是先从气治，权衡须在医者一心（后文有案例详述），这也印证了前边所引《灵枢·官能》所载"用针之理，必知形、气之所在……谋伐有过。"

三、按弹法的操作与案例

"按而弹之"，如何是"弹"？它是《扁鹊仓公列传》里"一拨见病之应，因五脏之输，乃割皮解肌、诀脉结筋"的"拨"吗？它是《灵枢·九针十二原》里"扣之不发"的"扣"吗？它是《素问·阴阳别论》里"鼓一阳曰钩，鼓一阴曰毛，鼓阳胜急曰弦，鼓阳至而绝曰石，阴阳相过曰溜"的"鼓"吗？字眼只是形式，我们要解锁的是形式背后的原理。

上学期间，从事徒手治疗的苏有余前辈曾在公开带教时提起："把平躺或俯卧的人体，初步视作等密度弹性力学传导体，轻微左右摇晃双侧足踝或距骨，用以粗略模拟人体走路时的地表反作用力。之后，看人体由足到头的力线传导，其中哪一节段僵硬不被带动，则哪一段有问题。"这种诊断方法，在原理层面，是与按弹法相呼应的。同时，苏前辈一直强调诊断治疗中的"直觉思维"。笔者认为，"直觉思维"的提法，与《天回医简》《黄帝内经》中朴素简古、无迹可寻的技术认知也是一致的。但是，我们并不该草率地将古人的"直踝而弹之"牵强解释为"借助人体自身弹性，轻摇踝关节"，那样的话，"左手上踝五寸而按之"的操作便没有了意义。

回到按弹法，我们也不妨将人体视作"等密度弹性力学传导体"。所谓"直踝"并不是只在踝骨尖操作，而是当关节同纬度的一圈，进行六经弹拨。弹的目的，是通过弹力传应，测试"气"层面的通透度。"弹"的手法，一般理解为垂直皮肤的扣弹。但是根据横向五寸的应手设置与《说文解字》"弹，行丸也，从弓"的说法，在大关节横拉皮肤、松手弹回的方法，似乎在某些临床场景下更合理。

关于经脉按弹的操作技巧，古人所言无多。笔者将其略作设计与规范，分垂直扣弹、横向拉弹两种，仍以腕、踝为例，记述如下。

1. 垂直扣弹

第一步，由于患者卧位的时候，脚踝会受到重力和姿势的影响，最好站立诊察。医者左手食指在患者某经脉循行线上，取腕、踝关节上约五寸处点按，医者中指、无名指依次于六寸、七寸处下按，如平日诊脉状。

第二步，右手用手指或叩诊锤在关节处反复均匀力度弹扣的同时，左手于浮、中、沉不同深度感受传来的弹力，并体会指下肌肉本身是否有震颤和急剧收缩。若有异常位置的异常手感，则予以记录。

第三步，左手食指从踝部下按，上拉滑行至踝上五寸处，形成五寸的皮肉绷紧带，右手再弹同前，候求异常手感。

第四步，左手食指从踝上十余寸处卜按，下拉滑行全踝上五寸处，形成五寸的皮肉松弛带，右手再弹同前，候求异常手感。

按：第三、四步是创造不同的张力背景来弹扣，是因一些特殊患者仅用一、二步的方法很难明确呈现有意义的结果。

2. 横向拉弹法

第一步，医者左手食指在患者某经脉循行线上，取腕、踝关节上约五寸处点按，医者中指、无名指依次于六寸、七寸处下按，如平日诊脉状。按：此法可酌情用于卧位患者。

第二步，右手手指循经，于腕、踝部按紧至骨，向远心端横拉皮肤2厘米后，忽然放松，形成向心弹力。左手于浮、中、沉不同深度感受传来的弹力，并体会指下肌肉本身是否有震颤和急剧收缩。若有异常位置的异常手感，则予以记录。

第三步，若一些皮肉过度松垮或过度紧张的患者，医者右手横拉 2 厘米不足以呈现明显的六经弹力手感差异，可以酌情调整横拉距离，再做测试。

当然，上述两种弹法本身的立足点就是比较宽泛的对比筛查，笔者设置左手食指、中指、无名指的布指法，仅为感受弹力大小能否顺利穿过三指。若强行类比后世脉诊、探索数十种不同指位、手感对应的不同病情，则又属于刻舟求剑，大可不必为之。恰到好处的宽泛，可能更利于捕捉主要矛盾。前边也说过，仅用"按而弹之"并不够，还需要结合"切而循之"找筋节、凹陷、皮肤异常区域等，综合审视经脉问题。任何孤立的诊断方法，其实都受限于自己的形式。有序而不纷乱的合参，才是诊断学的正路。今先举一案例，略示合参思辨之理。

某男，三十二岁。早晨睡醒后腰脊酸痛。脚踝部六经垂直弹扣，肾经区域弹力紧强、应手最明显。但"切而循之"发现，肾经并无确切压痛点，小腿部脾经一带凹陷，且脾经诸多大穴压痛最明显。分析：小腿作为一个圆柱体，脾经面松垮是矛盾核心，肾经面只是代偿性紧张。于是笔者在脾经诸穴下针行补法，肾经小腿节段仅用按摩巾略微搓松皮部。患者反馈：腰痛很快缓解。

由此实际案例出发，我们基本上可以消除对按弹直接诊出病源的幻想。其实临床上，无论以上哪种弹法，乃至有些医师所谓的抓弹法，都是制造一个实验场景，测试各部经筋、皮部的通透性，进行对比。

正如一些同行指出的，不同姿势下，同一经脉的弹按手感是不稳定的。但这也告诉我们，如果在不同姿势下，同一经脉的弹扣手感差异巨大，那么该经脉也能构成"独处藏奸"的诊断。对此，笔者另有一腰痛案例。

某男，五十岁。游泳期间身体发力不协调，引起右侧腰部疼痛。患者直立时，右侧小腿肾经尤显坚硬拘挛。笔者右手对其进行垂直、横向弹拉，左手均无应手感。但当患者俯卧时，之前还僵硬无比的右侧小腿顿时软如烂泥，横向弹拨有轻微应手感。

分析可知：右侧肾经本身虚损无力，只是在维持站立平衡时，透支式提供肌力，故见僵硬。于是笔者在复溜附近揣得明显凹陷的部位，用指针推拿，行补法三分钟，患者自觉腰痛消失。

四、结语

按弹法属于针灸体系下的广义脉诊，与狭义脉诊一样，是需要手感训练的。当训练得宜，固然可以"一拨见病之应"，但它与脉诊一样，过分强调经验性直觉，不易大批量教学推广。

前文已经讨论过，古人设置按弹法，意在诊察六经各部的气感通透性。就这一目的本身来说，若有识之士能够移植当代康复医学望诊行走步态的肌肉分析方法，外加神经内科的一些查体方法，构建新的评估体系，或许更便于操作和推广。

思想遗产要继承，方法可以不断迭代。

《黄帝内经心相二十一观》整理

《灵枢·通天》篇末的讨论部分提及笔者曾过手一民间传本《黄帝内经心相二十一观》。此书篇幅不甚长，未见著录，不署撰人姓名。有序言一篇，似出自作者徒子徒孙辈。作者选编《内经》相关章句，附以少数其他典籍条文，构建了一套不乏传统意趣的"观修法"，行文又无《唯识通医论》等书的牵强附会，十分质朴又十分新颖。它一方面可帮助读者在心意层次完成一整套的训练，另一方面也让我们拥有新的角度理解《灵枢》《素问》诸多篇章。如将《灵枢·通天》阴阳四人与《素问·上古天真论》真、至、圣、贤的对照等，充满启发性。

今与同道分享，将全文整理公布。

因原书时有节抄省略处，整理时以省略号穿插其中。原书引文不标篇名，整理时将篇名补出，每个章节标题下本有小字标数，如"四观""十观""七观"，整理时仅以括号标出。原书有被原藏家朱笔圈点的文字，整理时加粗。原书疑似避讳缺笔的单字，今一并改成正常写法。

黄帝内经心相二十一观

序

黄帝曰："人之有不可病者，至尽天寿，虽有深扰大恐，怵惕之志，犹不能减也，甚寒大热，不能伤也；其有不离屏蔽室内，又无怵惕之恐，然不免于病者。"再吟此句，胸中但有一念不遂、不屑、不信、不平、不甘者，勿读是编，恐生余食赘行，终落魔民境地。倘能解认气运得乎先天、命数形而既然，竟亦不轻修身、不废护生者，何妨熟玩是编，默会以明。人我天地，悉纳一"观"字之中。久久藏用，于身为功。念念显仁，于物为德。功具德全，斯尽也矣。

且夫他生未卜，侈谈仙佛何益？此躯暂驻，幸赖岐黄有怜。余生也晚，无缘亲聆祖师慈诲。谨订遗文，受持知行。他朝付梓，庶使不绝。

观体用邪正之序位（四观）

此心：分，即真、至、圣、贤，或应运独现，或随堕成偏而为太少阴阳；合，即大象圆成，历太少阴阳而不昧，复归于平和君子，**能以真、至力，修圣、贤法，体用当位，循序不乱，斯达性命之旨矣。**

【甲】观真我本宰心

得其正，则真人之性现焉。内而守神，呼吸精气，独立有我；外而不见众生万物，天地阴阳不过提挈把握之资粮，**以真我本宰合于性命之道。**

《素问·上古天真论》：上古有真人者，提挈天地，把握阴阳，呼吸精气，独立守神，肌肉若一，故能寿敝天地，无有终时，此其道生。

《素问·六微旨大论》：有不生不化乎？……与道合同，惟真人也。

堕其邪，则太阴之人现焉。无人有我，贪而不仁，好内而不出。

《灵枢·通天》：太阴之人，贪而不仁，下齐湛湛，好内而恶出，心和而不发，不务于时，动而后之，此太阴之人也。

《素问·移精变气论》：去故就新，乃得真人。

【乙】观抉择趋避心

得其正，则至人之性现焉。内全精神，而存我相，游行视听；外见诸人，厌离弃去。由晰世俗之失，而明己所得，**以抉择趋避合于性命之道。**

《素问·上古天真论》：中古之时，有至人者，淳德全道，和于阴阳，调于四时，去世离俗，积精全神，游行天地之间，视听八远之外，此盖益其寿命而强者也，亦归于真人。

堕其邪，则少阴之人现焉。自益心疾，叛世无恩，见人有亡，常若有得，久久或见人有荣，乃反愠怒。

《灵枢·通天》：少阴之人，小贪而贼心，见人有亡，常若有得，好伤好害，见人有荣，乃反愠怒，心疾而无恩，此少阴之人也。

【丙】观安乐自适心

得其正，则圣人之性现焉。内而精神不散，恬愉自得；外适世情，行不欲离，然不劳不事，不观于俗，**以安乐自适合于性命之道。**

《素问·上古天真论》：有圣人者，处天地之和，从八风之理，适嗜欲于世俗之间，无恚嗔之心，行不欲离于世，被服章，举不欲观于俗，外不劳形于事，内无思想之患，以恬愉为务，以自得为功，形体不敝，精神不散，亦可以百数。

《素问·阴阳应象大论》：圣人为无为之事，乐恬憺之能，从欲快志于虚无之守，故寿命无穷，与天地终，此圣人之治身也。

堕其邪，则太阳之人现焉。以贡高之姿、恬愉之务倡于俗世，然无亲力亲为之劳，亦无谛观俗事之意，故好论大道，无能而虚说，为事如常自用。

《灵枢·通天》：太阳之人，居处于于，好言大事，无能而虚说，志发乎四野，举措不顾是非，为事如常自用，事虽败，而常无悔，此太阳之人也。

【丁】观智识觉照心

得其正，则贤人之性现焉。内动神思，外参众象。辨列分别，取天地万有开窍于我身，以存想为妙谛，**以智识觉照合于性命之道**。

《素问·上古天真论》：有贤人者，法则天地，象似日月，辨列星辰，逆从阴阳，分别四时，将从上古合同于道，亦可使益寿而有极时。

《素问·阴阳应象大论》：惟贤人上配天以养头，下象地以养足，中傍人事以养五脏。

堕其邪，则少阳之人现焉。得官逞智，司序井然，便觉自满。忘我而殉物，好外交而不内附，必精耗而神竭。

《灵枢·通天》：少阳之人，諟谛好自责，有小小官，则高自宜，好为外交，而不内附，此少阳之人也。

观圣人养神之功（十观）

真人、至人之力，人人本自具足于先天，可显之令现，可归之令隐，唯不可养之令壮，不可用之令强。其可养可用者，唯后天圣人、贤人之法乎！

既言圣人得法养神，又必辅以监神勿泄；贤人得法用神，又必始于炼神成势。此间次第、机要，皆非俗人所知也。

养神法：圣人以四气之神内养，生生有节，德全不危。

【甲】春三月，夏三月，秋三月，冬三月，任天象治乱无常，但观身心起居收发之常理，自有苍天道韵所合，久久为功，形完神厚。

《素问·四气调神大论》：春三月，此为发陈。天地俱生，万物以荣，夜卧早起，广步于庭，被发缓形，以使志生，生而勿杀，予而勿夺，赏而勿罚，此春气之应，养生之道也；逆之则伤肝，夏为实寒变，奉长者少。

夏三月，此为蕃秀。天地气交，万物华实，夜卧早起，无厌于日，使志勿怒，使华英成秀，使气得泄，若所爱在外，此夏气之应，养长之道也；逆之则伤心，秋为痎疟，奉收者少，冬至重病。

秋三月，此谓容平。天气以急，地气以明，早卧早起，与鸡俱兴，使志安宁，以缓秋刑，收敛神气，使秋气平，无外其志，使肺气清，此秋气之应，养收之道也；逆之则伤肺，冬为飧泄，奉藏者少。

冬三月，此为闭藏。水冰地坼，勿扰乎阳，早卧晚起，必待日光，使志若伏若匿，若有私意，若已有得，去寒就温，无泄皮肤，使气极夺。此冬气之应，养藏之道也；逆之则伤肾，春为痿厥，奉生者少。

……

圣人春夏养阳，秋冬养阴，以从其根，故与万物沉浮于生长之门。逆其根则伐其本，坏其真矣。

《素问·生气通天论》：苍天之气，清静则志意治，顺之则阳气固，虽有贼邪，弗能害也，此因时之序。

故圣人传精神，服天气而通神明。

【乙】观天年所宜，令形顺神达。

《灵枢·天年》：人生十岁，五脏始定，血气已通，其气在下，故好走；二十岁，血气始盛肌肉方长，故好趋；三十岁，五脏大定，肌肉坚固，血脉盛满，故好步；四十岁，五脏六腑十二经脉，皆大盛以平定，腠理始疏，荣货颓落，发颇斑白，平盛不摇，故好坐；五十岁，肝气始衰，肝叶始薄，胆汁始减，目始不明；六十岁，心气始衰，苦忧悲，血气懈惰，故好卧；七十岁，脾气虚，皮肤枯；八十岁，肺气衰，魄离，故言善误；九十岁，肾气焦，四脏经脉空虚；百岁，五脏皆虚，神气皆去，形骸独居而终矣。

《素问·阴阳应象大论》：年四十，而阴气自半也，起居衰矣。年五十，体重，耳目不聪明矣。年六十，阴痿，气大衰，九窍不利，下虚上实，涕泣俱出矣。

《素问·上古天真论》：女子七岁，肾气盛，齿更发长。二七，而天癸至，任脉通，太冲脉盛，月事以时下，故有子。三七，肾气平均，故真牙生而长极。四七，筋骨坚，发长极，身体盛壮。五七，阳明脉衰，面始焦，发始堕。六七，三阳脉衰于上，面皆焦，发始白。七七，任脉虚，太冲脉衰少，天癸竭，地道不通，故形坏而无子也。

丈夫八岁，肾气实，发长齿更。二八，肾气盛，天癸至，精气溢泻，阴阳和，故能有子。三八，肾气平均，筋骨劲强，故真牙生而长极。四八，筋骨隆盛，肌肉满壮。五八，肾气衰，发堕齿槁。六八，阳气衰竭于上，面焦，发鬓颁白。七八，肝气衰，筋不能动，天癸竭，精少，肾脏衰，形体皆极。八八，则齿发去。

监神法：监神有法，起于度量，终于格致，乃能防微杜渐。

《素问·离合真邪论》：圣人之起度数，必应于天地。

《素问·阴阳应象大论》：上古圣人，论理人形，列别脏腑，端络经脉，会通六合，各从其经。气穴所发，各有处名。溪谷属骨，皆有所起。分部逆从，各有条理。四时阴阳，尽有经纪。外内之应，皆有表里。

《素问·四气调神大论》：圣人不治已病，治未病；不治已乱，治未乱。

【丙】观日寒月缺，勿染虚邪而作暴病。

《素问·八正神明论》：天寒日阴，则人血凝泣而卫气沉……月郭空，则肌肉减，经络虚，卫气去，形独居……八正之虚邪而避之勿犯也。以身之虚而逢天之虚，两虚相感，其气至骨，入则伤五脏。

《素问·上古天真论》：圣人之教下也，皆谓之虚邪贼风，避之有时，恬惔虚无，真气从之，精神内守，病安从来。

【丁】观梦主客，勿沾正邪而令内伏。

《灵枢·邪气脏腑病形》：正邪之中人也，微，先见于色，不知于身，若有若无，若亡若存，有形无形，莫知其情。

《素问·淫邪发梦》：正邪从外袭内，而未有定舍，反淫于脏，不得定处，与营卫俱行，而与魂魄飞扬，使人卧不得安而喜梦；气淫于腑，则有余于外，不足于内；气淫于脏，则有余于内，不足于外。

【戊】观劳逸居处，勿犯地气清湿而伤于下。

《素问·阴阳应象大论》：地之湿气，感则害皮肉筋脉。

《素问·异法方宜论》：地平以湿，……其民食杂而不劳，故其病多痿厥寒热，其治宜导引按蹻。

《素问·阴阳应象大论》：在下者引而竭之。

【己】观日用五味过与不及，以戒厚味伤脏戕神。

《素问·生气通天论》：阴之所生，本在五味；阴之五宫，伤在五味。是故味过于酸，肝气以津，脾气乃绝。味过于咸，大骨气劳，短肌，心气抑。味过于甘，心气喘满，色黑，肾气不衡。味过于苦，脾气不濡，胃气乃厚。味过于辛，筋脉沮弛，精神乃央。是故谨和五味，骨正筋柔，气血以流，腠理以密，如是则骨气以精。谨道如法，长有天命。

【庚】观形悖志违处，知趋避、治宜，以宁身护神。

《素问·上古天真论》：志闲而少欲，心安而不惧，形劳而不倦，气从以顺，各从其欲，皆得所愿。

《素问·血气形志》：形乐志苦，病生于脉，治之以灸刺。形乐志乐，病生于肉，治之以针石。形苦志乐，病生于筋，治之以熨引。形苦志苦，病生于咽嗌，治之以百药。形数惊恐，经络不通，病生于不仁，治之以按摩醪药。是谓五形志也。

【辛】观七情、愿欲、得失、勇怯，知神病于显者。

《素问·举痛论》：怒则气逆，甚则呕血及飧泄，故气上矣。喜则气和志达，荣卫通利，故气缓矣。悲则心系急，肺布叶举，而上焦不通，荣卫不散，热气在中，故气消矣。恐则精却，却则上焦闭，闭则气还，还则下焦胀，故气不行矣。……惊则心无所依，神无所归，虑无所定，故气乱矣。……思则心有所存，神有所归，正气留而不行，故气结矣。

《素问·生气通天论》：阳气者，大怒则形气绝而血菀于上，使人薄厥。

《养性延命录》：以鼻引气，口中吐气，当令气声诸字，吹、呼、嘘、呵、唏、呬吐之。

《素问·痿论》：有所失亡，所求不得，则发肺鸣，鸣则肺热叶焦，故曰，"五脏因肺热叶焦，发为痿躄，此之谓也。"悲哀太甚，则胞络绝，胞络绝，则阳气内动，发则心下崩数溲血也。故《本病》曰，"大经空虚，发为肌痹，传为脉痿。"思想无穷，所愿不得，意淫于外，入房太甚，宗筋弛纵，发为筋痿，及为白淫。故《下经》曰，"筋痿者生于肝使内也。"

《素问·移精变气论》：一者因得之。

《素问·疏五过论》：尝贵后贱，虽不中邪，病从内生，名曰脱营。尝富后贫，名曰失精，五气留连，病有所并。……故贵脱势，虽不中邪，精神内伤，身必败亡。始富后贫，虽不伤邪，皮焦筋屈，痿躄为挛……。

《千金方·大医习业》：不读《庄》《老》，不能任真体运，则吉凶拘忌，触涂而生。

《素问·经脉别论》：勇者气行则已，怯者则着而为病也。

【壬】观喜恶幽结之候，察神病于微者。

《灵枢·大惑论》：心有所喜，神有所恶，卒然相惑，则精气乱。

《灵枢·贼风》：其毋所遇邪气，又毋怵惕之所志，卒然而病者，其故何也？唯有因鬼神之事乎？岐伯曰：此亦有故邪留而未发，因而志有所恶，及有所慕，血气内乱，两气相搏。其所从来者微，视之不见，听而不闻，故似鬼神。……知百病之胜，先知其病之所从生者，可祝而已也。

《素问·上古天真论》：美其食，任其服，乐其俗，高下不相慕，其民故曰朴。

【癸】观十二官相使，以戒神漏为损。

《素问·灵兰秘典论》：心者，君主之官也，神明出焉。肺者，相傅之官，治节出焉。肝者，将军之官，谋虑出焉。胆者，中正之官，决断出焉。膻中者，臣使之官，喜乐出焉。脾胃者，仓廪之官，五味出焉。大肠者，传道之官，变化出焉。小肠者，受盛之官，化物出焉。肾者，作强之官，伎巧出焉。三焦者，决渎之官，水道出焉。膀胱者，州都之官，津液藏焉，气化则能出矣。凡此十二官者，不得相失也。故主明则下安，以此养生则寿，殁世不殆。

观贤人用神之能（七观）

圣人以天地常道养神，贤人效天地常道而用神。养而能用，用而不竭，则流水户枢，神强不腐。

炼神法： 夫大行不顾细谨，炼神存观，欲引天地淬神成势，不必死于章句。**苦求文字，过犹不及，反成熬神。独玩其大略，勿以辞害意，时时与天地精神相往来，若晤若通，灵明不灭，思过半矣。**

【甲】先观内外相感，而明天赋人形之理。

《素问·阴阳应象大论》：惟贤人上配天以养头，下象地以养足，中傍人事以养五脏。

《灵枢·邪客》：天圆地方，人头圆足方以应之。天有日月，人有两目；地有九州，人有九窍；天有风雨，人有喜怒；天有雷电，人有声音；天有四时，人有四肢；天有五音，人有五脏；天有六律，人有六腑；天有冬夏，人有寒热；天有十日，人有手十指；辰有十二，人有足十指，茎垂以应之，女子不足二节，以抱人形；天有阴阳，人有夫妻；岁有三百六十五日，人有三百六十五节；地有高山，人有肩膝；地有深谷，人有腋腘；地有十二经水，人有十二经脉；地有泉脉，人有卫气；地有草蓂，人有毫毛；天有昼夜，人有卧起；天有列星，人有牙齿；地有小山，人有小节；地有山石，人有高骨；地有林木，人有募筋；地有聚邑，人有䐃肉；岁有十二月，人有十二节；地有四时不生草，人有无子。此人与天地相应者也。

【乙】次观海晏河清，而明气血流布之机。

《灵枢·经水》：此人之所以参天地而应阴阳也，不可不察。足太阳外合清水，内属于膀胱，而通水道焉。足少阳外合于渭水，内属于胆。足阳明外合于海水，内属于胃。足太阴外合于湖水，内属于脾。足少阴外合于汝水，内属于肾。足厥阴外合于渑水，内属于肝。手太阳外合于淮水，内属于小肠，而水道出焉。手少阳外合于漯水，内属于三焦。手阳明外合于江水，内属于大肠。手太阴外合于河水，内属于肺。手少阴外合济水，内属于心。手心主外合于漳水，内属于心包。凡此五脏六腑十二经水者，外有源泉，而内有所禀，此皆内外相贯，如环无端，人经亦然。故天为阳，地为阴，腰以上为天，腰以下为地。故海以北者为阴，湖以北者为阴中之阴；漳以南者为阳，河以北至漳者为阳中之阴；漯以南至江者，为阳中之太阳，此一隅之阴阳也，所以人与天地相参也。

【丙】次观日就月将，而明阴阳覆载之象。

《素问·阴阳系日月》：腰以上为天，腰以下为地，故天为阳，地为阴，故足之十二经脉，以应为十二月，月生于水，故在下者为阴；手之十指，以应十日，日主火，故在上者为阳。……寅者，正月之生阳也，主左足之少阳；未者，六月，主右足之少阳。卯者，二月，主左足之太阳；午者，五月，主右足之太阳。辰者，三月，主左足之阳明；巳者，四月，主右足之阳明。此两阳合于前，故曰阳明。申者，七月之生阴也，主右足之少阴；丑者，十二月，主左足之少阴；酉者，八月，主右足之太阴；子者，十一月，主左足之太阴；戌者，九月，主右足之厥阴；亥者，十月，主左足之厥阴；此两阴交尽，故曰厥阴。……甲主左手之少阳；己主右手之少阳；乙主左手之太阳，戊主右手之太阳；丙主左手之阳明，丁主右手之阳明，此两火并合，故为阳明。庚主右手之少阴，癸主左手之少阴，辛主右手之太阴，壬主左手之太阴。

【丁】终观九野大体，而明动静生化之德。

《灵枢·九针论》：请言身形之应九野也，左足应立春，其日戊寅己丑。左胁应春分，其日乙卯。左手应立夏，其日戊辰己巳。膺喉首头应夏至，其日丙午。右手应立秋，其日戊申己未。右胁应秋分，其日辛酉。右足应立冬，其日戊戌己亥。腰尻下窍应冬至，其日壬子。

用神法：其人未尝养神、监神，更无炼神化势，唯欲临事用神，竭泽而渔，神必惑乱消亡，消命自害，遗祸不浅。 故太上曰，"重为轻根，静为躁君。是以君子终日行，不离辎重。"用神亦当准此。

【戊】观五行北斗，而令正气存内、邪不可干。

《素问·刺法论》：不相染者，正气存内，邪不可干，避其毒气，天牝从来，复得其往，气出于脑，即不邪干。气出于脑，即室先想心如日，欲将入于疫室，先想青气自肝而出，左行于东，化作林木；次想白气自肺而出，右行于西，化作戈甲；次想赤气自心而出，南行于上，化作焰明；次想黑气自肾而出，北行于下，化作水；次想黄气自脾而出，存于中央，化作土。五气护身之毕，以想头上如北斗之煌煌，然后可入于疫室。

【己】观任物、处物，而得历事生智，绝乱绪萦心。

《灵枢·本神》：天之在我者德也，地之在我者气也。德流气薄而生者也。故生之来谓之精；两精相搏谓之神；随神往来者谓之魂；并精而出入者谓之魄；所以任物者谓之心；心有所忆谓之意；意之所存谓之志；因志而存变谓之思；因思而远慕谓之虑；因虑而处物谓之智。

【庚】观虚极静笃，而能察人听气，神应法随。

《素问·移精变气论》：闭户塞牖，系之病者，数问其情，以从其意，得神者昌，失神者亡。

《素问·宝命全形论》：众脉不见，众凶弗闻，外内相得，无以形先，可玩往来，乃施于人。……静意视义，观适之变，是谓冥冥，莫知其形。见其乌乌，见其稷稷，徒见其飞，不知其谁。伏如横弩，起如发机。

《灵枢·终始》：深居静处，占神往来，闭户塞牖，魂魄不散，专意一神，精气之分，毋闻人声，以收其精，必一其神，令志在针。浅而留之，微而浮之，以移其神，气至乃休。男内女外，坚拒勿出，谨守勿内，是谓得气。

《庄子·人间世》：若一志，无听之以耳而听之以心，无听之以心而听之以气！听止于耳，心止于符。气也者，虚而待物者也。唯道集虚。虚者，心斋也。

《庄子·应帝王》：用心若镜，不将不迎，应而不藏，故能胜物而不伤。

《北岳安天元圣帝梦传青耘子理腹要旨》整理

　　《灵枢·官能》篇末的讨论部分提及医者针灸可配合患者执行养生作业，综合提高疗效。恰好笔者前些年曾过手一民间稿本《北岳安天元圣帝梦传青耘子理腹要旨》，属于类似内容。

　　该书未见著录，撰人署名胡钝庵，讲述了胡氏随一位叫青耘子的修行者所学习的养生方法。全套方法主要针对痰火郁劳体质，内容涉及独特传承的轻手法揉腹、六段锦、存息、行步、服食方、六字诀等，配合有度。笔者曾以"青耘子理腹法"的简称，线上带学员打卡练习三年，收获许多良好的反馈。其中揉腹部分，以轻为用，与时下市面上散结揉腹的重手法多有不同。今整理公开，与同道分享。

　　此书有借抄者姓名，一并保留，其中《理腹口诀并图说》一章并无图绘，也许是重抄者遗漏。文中双行夹注，以小号字体录出。内容凡涉及北岳帝君、许真人、孙真人、陈希夷、白玉蟾、懒云子（闵一得）等，因与医学无关，故笔者无暇考证，若有伪托渊源或封建迷信嫌疑处，请读者批判看待。"六段导引法要"正文部分与《灵剑子导引子午记》"引导诀"文字大体相近，今加粗字体，以示功法正文与注文的区别。

北岳安天元圣帝梦传青耘子理腹要旨

青耘子　述

胡钝庵　传

序

　　余自幼缨疾，每留心医药，然服药经年，罕中窾要。及长，偶然神思过度，则腹胀喘闷、痰涎溢喉、鼻鸣干呕、昏眩不寐，诸医见之束手，必待三五日后自衰而止。辛巳年秋，与社兄李佩玖，得谒青耘师，请益《老》《庄》十余日，相谈甚契。忽一日阴雨，宿疾又发。青耘师捻指代针，为余运内关、璇玑、气海、公孙、吕细诸穴，少顷而病若失；又授余调息、摩腹之法，嘱日行一二次可也。余依师教，用功不辍，壬午立冬后，诸症竟未再作。

青耘师曰：此皆得于曩昔访道时北岳帝君梦授，自用得益，后传多人，每获神效。然非百药莫救、万念俱灰、忘机存志者，不能坚心受持耳。

余念师再造之恩，并述师传，以期世之似我者，不效穷途之哭欤。

光绪甲申月在大吕胡钝庵识

痰火郁劳见证说

坦溪李佩玖尝语余曰："时医动辄云朱丹溪法。考丹溪，大儒也。其唯修身勤笃、浩气内存，故能精察人事人心，再求人身之疾。其说痰、说火、说郁、说劳，斯紧要处，竟无人体恤。俗医仅诵其方药一招半式，而自命学宗丹溪，不自赧乎？"

余以坦溪言为不刊之论：医者人事不鉴，则学如行尸，术如摸象。

试观痰火郁劳之辈，素必苦思劳心、好强任事。其人有奔波交游、寒暑不避者；有饮啖无度、自逞俊快者；有时运零落，怨忿渐满而化火，志意渐摧而成痰者；有时运久穷忽达，陈郁暴通，阳亢痰涌而作病者。要之，人心人事间萌蘖十分有九，六淫风雨而作恙十分居一。故先贤以澄神观道、安时处顺、起居有节为十二字训诫，良有以也。

至若时人痰火郁劳之见证，似虚非虚。体非劳而易倦，神常扰而易浮。或喘促，或悸惕，或项强，或昏眩，或痞哕，或夜不安卧，或莫名烦怒，或志颓智倾，百事俱废，杂症交见、药食所不及者，可依后论，潜行其法，得力者自知其功。非妄谈也。

痰火郁劳忌宜说

本非一朝一夕之疾，必遵忌宜。

所忌凡四：一忌苦读书、纵言谈，劳气动火；二忌强任事、空自怨，增郁害脾；三忌大辛、荤咸、滞腻之物，易发痼疾；四忌病见小愈而恣心肆形，易为暴毙不救。

所宜凡四：一宜幽居谢事，甘心庸寂，不嗜热忙，逃名全神。二宜白水粗食，不令过饱，摒茶戒酒，导引全形。三宜发露己过，照鉴心魔，推陈致新，悔悟全德。四宜财付亲友，代为布施，广印善书，积益全福。

存息绵绵说

世人修息，喜涉观想，或吞吐日月之象入体养脏，或存见五色之光周行全身，更有含思仙童瑞兽之形卫护官窍者，种种不一。此皆神旺体健者修仙之学，非病者堪食之肉糜。

夫痰火郁劳者，营卫不安，息素力弱。偶涉观想，必欲生象具形，反熬其残神而竭其精气。每见其人为病所苦，发心向道，频事观想，而不寐、梦遗、昏惑、潮热等疾日甚一日，皆所谓走火入魔之渐乎？昔年所遇，因观想而病痉者，百十人中仅得三四，皆祖德殷厚之辈。考《内经》曰："两精相抟谓之神"，又曰："营卫者，精气也；血者，神气也。"营卫本弱而强令之奉血生象，精气本枯而强令之化神具形，是痰火郁劳之疾未灭，而蓄血神乱之祸已生。如是者，侈谈摄生，真大妄语！

故青耘师授余吐纳诀曰："气自虚空来，无极生太极。古井无波动，百骸共呼吸。"而尤诚余不可观想存象。

若夫心不念天地而天地与我同生，神不存万物而万物与我为一。唯混沌苍茫，忘形丧我。幽幽然间，止是一息冲虚，绵绵而存。此息无拘无碍，无内无外，无大无小，无疾无缓，无清无浊，无始无终，独立不改。《道经》曰："绵绵若存，用之不勤。"是其意也。

故久病之人，吐纳修息，倘驻混沌之乡，得此绵绵二字，思过半矣。

附：上清六段导引法要

钝庵问曰：有病家或气短，或气促，或气息奄奄，或气喘难御，存息欲求片时绵绵而不得，将何如？

青耘师曰：息不摄者，魄不制也。夫拘魂制魄，古有其法，惜过繁过秘，几无真传。然世间穷局必余一线生机，生生之机每归于平简。昔许真人为毒蛟射伤肺元，禳斗二十一日，而从西山樵者访得上清导引六段。希夷先生尝为之注，神取斗曜，气生窍穴，外安诸魄，内养皓华。考后世所演八段锦者，盖本乎此，纷乱失旨，反昧真机。今依赖云子秘钞，谨录于左。

希夷先生曰：七曜六间，间演一式。六式为显为客，七曜为隐为主。隐显迭用，客主定位，斯为要钥。

原夫七曜真灵，下应人身七穴，而制七魄邪乱，此先贤所珍秘也。

大要曰：并闭息为之。初满急，则微微吐放。

此为点穴驻曜、存息制魄之总诀，非诸拔骨伸筋间所行也。

当择密室，避虚风。宴坐，以掌摩腨筋、腰股、肩臑令通利，微热不僵为度，始立身。复以左右中指微著左右天枢。吸气各随方便自在，似觉气达指下，闭息少时，初觉不耐，即轻缓吐放。万勿强满久闭，如此多作奇病，慎之慎之。天枢在脐旁两寸，以应北斗第一天枢星，制伏尸之魄。闭息吐放三过，行下法。

仰托一度理三焦。

双手极力向上，如擎天状托之，左右交更微转身，各三。

上法毕，复以左右中指微著左右大巨，穴在天枢穴下两寸，以应北斗第二天璇星，制雀阴之魄。闭息吐放三过如前，行下法。

左肝右肺如射雕。

先左引，次右引，极力为之，左右交更，各三。

上法毕，复以左右中指微著璇玑，穴在任脉天突下一寸，以应北斗第三天玑星，制吞贼之魄。按大巨穴即巨门天璇之所在，古人乃以璇玑二字淆用以名天玑本穴处，皆讳语也，不可不察。闭息吐放三过如前，行下法。

东肝单托西通肾。

右手握固柱右肾堂，左手极力托之。左手握固柱左肾堂，右手极力托之。左右交更各三。

上法毕，复以中指微著鱼际，左取右，右取左。穴在大指后肉至丰处，以应北斗第四天权星，制臭肺之魄。闭息吐放三过如前，行下法。

五劳回顾七伤调。

右手抱左肘则左顾，左手抱右肘则右顾，左右交更缓作各三。

上法毕，复以中指微著尺泽，左取右，右取左。穴在肘中弯处，以应北斗第五玉衡星，制除秽之魄。闭息吐放三过如前，行下法。

游鱼摆尾通心脏。

双展两臂，二掌朝前，作上下摆之，左右交更，各三。

上法毕，复以左右中指微著腰阳关，穴在命门下二椎，以应北斗第六开阳星，制尸狗之魄。闭息吐放三过如前，行下法。

手攀双足理于腰。

正坐舒展双足，松肩，以手后取足心。左取左，右取右。左右交更，各三。

上法毕，复以左右中指微著光明，穴在外踝上五寸，以应北斗第七摇光星，制非毒之魄。闭息吐放三过如前，行下法。

次鸣天鼓三十六，两手掩耳后头敲。

双手紧掩两耳，叩齿三十六下，以第二指敲耳后骨。

上法毕，中指叩阳辅三十六，次叩阴廉三十六。乃立身，始以左掌覆右手，右掌覆上、中、下三脘间，静静少时，腹中有知为佳。如是，俾魄得辅、弼之助，魂受三台而安，终成九星悬朗之功，且候紫气东来之德矣哉！

师曰：行功但遵"长若有余"四字为佳。功毕，若微悸微眩，为气通魄归之候，勿虑。是时但服古传地黄、松脂、黄精、天冬诸方，则阳化阴施。潜行百日，气足息定，百邪不生。

理腹口诀并图说

师传北岳大帝梦授调腹疗疾之法，得口诀四句，曰：一担横挑下药圃，青芽萌润土畦疏。定神抱瓮轻周溉，笑指昆仑万物苏。

所谓"一担横挑下药圃"者：先握拳，以虎口相贴，若持一担横于腿间。外拳尖即前谷、后溪间骨节抵两腿内阴包穴。揿腿一并一松，而阴包穴一抵一缓，是为一通。凡四十九通。

所谓"青芽萌润土畦疏"者：或坐或卧，但令右掌不矫不作，缓而勿僵，掌心劳宫间自得温煦松沉，以劳宫隔单衣贴触右梁门穴此人身甲乙之木于戊己之土通气处。自然手厥阴之火与少阳胆火交感互接，使神取决，君相各安。掌中似抚似含，劳宫不离梁门，依子卯午酉之向而转运，揉宜轻缓，若护婴孩之娇颅，若抱狸奴之慵身，切不可用力。揉得八十一通，腹中似有所动，自然木气清朗得润，土气柔沃得疏。

所谓"定神抱瓮轻周溉"者，《南华经》有老人抱瓮灌畦答子贡事，其曰："有机械者必有机事，有机事者必有机心。机心存于胸中，则纯白不备；纯白不备，则神生不定；神生不定者，道之所不承也。吾非不知，羞而不为也。"故行功摩腹，亦需摒却机心，甘愿事倍功半，不可有一丝贪速求效之想，反能渐致其功。

既得此无机之心，置左手覆右手上，如抱瓮然。以神阙为子、中脘为午，仍依子卯午酉而缓缓周摩，八十一通。复以中极为子、中脘为午，子卯午酉而八十一通。

胸无俗机，掌无蛮力，环环无端，复归中脘，斯为最妙。

所谓"笑指昆仑万物苏"者：揉腹罢，双手掌心贴捂夹车二穴，绵绵调息三许。二三指并，前升后降，揉运夹车二穴，与皮肉相得，带嘴角地仓穴频频莞尔，切不可推筋动骨。亦如前述，八十一通，愈轻愈缓愈得三昧。复焐掌于双脸颊车、上关一带，调十息。更以揉颊车法，揉上关穴八十一通。揉罢再焐掌如前，调十息。

凡上法，慎不可见风。言八十一通，大虚者可易为六十四。

世传《黄庭经》曰："三关之间精气深，子欲不死修昆仑。"然余家传唐人硬黄纸摹右军《黄庭经》一卷，有丰存礼、笪重光跋，其书较《星凤楼帖》《绛帖》诸宋拓更见古逸，即颖上出者亦不及万一。然其文作："夹关之间精气深，子欲不死修昆仑。"一字之差，每苦不解。后询之青耘师，竟与其自幼诵习者合，盖皆有所本。师谓夹即夹车，关即上关。古人于头面耳目之间修昆仑者，非此也欤？

附：揩手转足通气诀

揉腹、摩面，于痰于郁悉有大益，然于火于劳则罕涉。

师曰：诸劳积于下而诸火动于上，故宜揩掌指以息火逆，转足踝以益劳伤若久劳极伤者，须加邯郸步法佐复真元，见后篇。

揩掌指法：从腕到指，左右揩放，内外更迭，各四十九。左外，右外，左内，右内，依次而行。力不堪缚鸡，如拂风者佳，否则掌肿皮红，更萌火毒。

转足踝法：仰卧亦可，闲坐亦可，微伸两髌，足踝内升外降，二十一通。而后足趾内抓，又二十一通。仍以柔缓为要，不可拔筋错节，致生痿痹不救。

腹、面功毕，可酌行手、足功为辅。

有余力者，更求无心无意时，遍剔手足十指筋痹肉涩处。似觉非觉中，竟得"伐毛洗髓"之妙也。秘之。

行邯郸步说

五劳七伤，终归于脾肾，所谓脾者后天、肾者先天是也。脾肾之养，虽有节食戒欲之箴、立斋景岳之方，然大虚不受补养者，未必由此向愈。

调腹、理面、揩手、转足之外，青耘师更授邯郸步法。

俗谚谓："饭后百步，寿逾百数。"行步得其法度，最益人真元，不可不知。

师曰：凡人足下有真武龟蛇二筋者，世莫之知。蛇筋始于然谷、公孙下聚肉，终于大趾后核骨节底。龟筋由核骨节始，遍过二三四五趾根骨节，乃由五节同归涌泉而终。行步，一足足跟落着，即以蛇筋依始至终而接地，复以龟部五趾根节次第落定，待五节引筋至涌泉一穴缓缓接地，更行一足如上法。行者自然而然，观者无迹可寻。

每日不拘时辰，以左手劳宫隔衣贴命门，右手劳宫隔衣贴神阙，依右真武筋法行五十步，愈舒迟愈圆成。而后双手异位，复行五十。共计百步。初觉不稳不惯，久久行之，凡举足皆得如是，又可不拘百步之数。日用不知为宜。凡行步已毕，须随形所适，俯卧于榻间，绵绵存息少时，法灵龟以养其志。自能脾健肾安，拯劳救损，阴精奉寿。庄生所谓寿陵余子求而未得之绝学，殆此也。

余尝独以此法授族弟梦霓，以百步始。两月间，逐日增至六百步。竟愈十二年喘疾，更易壅满肥盛之形为嶙峋精健之躯，邑中至今引为奇闻。

外内诸方说

风伯雨师散若痰热湿浊极盛不可遏者，行功之余，以药杵散作汤，频浸手足。

五加皮、海桐皮各一两，败龟板、海浮石、生牡蛎各八钱，瓜蒌、杏仁、茯苓、橘红各五钱，川楝子、枳壳、竹茹各三钱，花椒一钱。

此方亦北岳大帝梦授，神验无比。

按：花椒必渭南肥红者佳，其气芳雅，不下名花佳卉。蜀中者次之。若坊间气浊辛荤者，动火生风，绝不宜入药。

椒无佳者，以细辛三分、炒白芥子一钱、乌梅三钱代之。痰火痹痛者，加杉木一两。

孙真人五脏拯劳丸

柏子仁入心，炒脂麻入肾，净茯苓入脾，煨天麻入肝，炙天冬入肺。

上五味，各三两，研细末，炼蜜为丸，日服三钱。祷之天地，戒贪嗔痴，期年必瘥。不瘥，更服一年。

白玉蟾祖师授服黄精法

黄精九斤九蒸九晒，当归三斤黑豆汤浸，石斛三斤。

以天泉水煎浓作膏子，收以白蜜三斤，著砂仁一斤为细末拌匀，贮之。日服五钱。

懒云子愈风煎年四十而后，逢冬即服，填精益神，并免中风之厄。

桑叶经霜者一斤，桑椹子一斤，石斛三两，浮小麦一升，竹沥一升，井华水熬，白蜜三两收作膏，封瓶中。蜡纸数重包瓶口，入井内，去火毒一昼夜。远食服。

按右四方，皆受于师，聊备于此。

坦溪谓余曰：病家偶见成方，不可望文生义，煎丸杂投。必询之贤达，量体裁用。观世间循方误己者，皆系自戕，亡身败命，岂不痛哉！

录坦溪语以为服药者戒。

跋

余传运腹法与族中子弟，遵子卯午酉之序者多验，然亦有不验者，师复告以自左梁门始、子酉午卯法逆运而得其宜。更有数人，必每日先自右正运八十有一，复自左逆运八十有一，腹中始知。有阴包穴痛极不可触者，师遂教其人持拳眼顺经揩风市穴以代阴包穴法而得其宜。有气短息促，行上清导引法而腰脊挛痛者，师遂教以静养服食黄精经月而得其宜。有行邯郸步法而悸眩顿瘳、腰胯忽痛者，师嘱以上下掌摩八髎而得其宜。有手臂红肿而浸药无功者，师乃令数平生暗过于神祠中而得其宜。固知世间万有，不可死于定例，唯达者能思变求通乎？

忆余病中，欲行功过格法。师诫余曰："裁决功过，纠缠细琐，患得患失，徒增心魔。"余惘然无措，师云："百般功过，不离脏腑神明。消过积功，何妨归于吐纳？日日理腹摄生，更于清夜，择暗室独坐，绵绵存息，一片赤真，足报天地生机而彰德，秘馈父母授形而成孝，如是便谓积功。凡白日间暴怒伤人、郁怒不发则作嘘字以忏肝神，暴喜忘形、得意自满则作呵字以忏心神，苦思不解、念人怀远则作呼字以忏脾神，悲号绝伤、触景悱恻则作呬字以忏肺神，惊惧无主、矜畏似恭则作吹字以忏肾神，扰而不安、谋而不绝则作嘻字以忏胆神。手按诸募，实音三百除癥积，虚音三百行邪气。如是便谓消过。"

余又拟印《阴骘文》，以添冥运之福。师止之云："君家世代，积善乡里，所病者非关阴骘，唯在灵台方寸之间。当俾世有同病者戒。"竟取南丰甘氏《心病说》令刊行，广赠诸习举子业者。及病瘳，余就其文请曰："师方外求道，亦倡儒门主敬、静摄之功乎？"师曰："道不远人。孔子问礼于老子，所受者未必非此。"余与师相视大笑，心照不复更言。

钝庵识

民国三年窦彻丕借钞一过

《黄帝内经》某些议题的书信交流

熠明老友：

知你一贯勤思敏行，即使工作繁忙如斯，而在业余之时笔耕不辍，精研医学。闻悉你与同窗共同撰写的SCI论文已见刊，诚是不易，恭喜恭喜！

近来，我和友人筹备多年的书籍《灵枢经知识结构读本》即将定稿，其间涉及一些问题，想听听你的看法。

《灵枢·动输》篇中提及寸口与人迎脉动，阴阳上下，其动若一。正常状态下，阴阳俱静俱动若引绳，相倾者病，即人迎与寸口的脉动应大小一致，若不相匹配则为病。但篇内特别强调"故阳病而阳脉小者为逆，阴病而阴脉大者为逆"，我想问的是，人迎脉与寸口脉在何种情况下不等大？尤其关于人迎脉搏动小于寸口脉的情况，其原理你如何理解？

盼复，祝好！

友：洁晨
2023年谷雨书

本书作者周洁晨致高亮医师信

358

洁晨老友，见字如晤：

恰闻近期 你与友人共同著书，求解于"人迎脉与寸口脉大小差异"一事现代医学机理，特此解释一二

生理状态下，挠动脉收缩压高于颈动脉，原因有二，一是由于血液流向血管远端时管腔逐渐狭窄且弹性降低；二是由于部分远端动脉解剖特性，存在足形折返，挠动脉也具此特性，两种原因共同导致挠动脉收缩压高于颈动脉。若颈动脉管腔狭窄或因动脉粥样硬化、高血脂等血流动力学改变同时不影响远端灌注时，由于颈动脉压可能升高而致挠颈动脉压差值减小。若手臂肱动脉堵塞，则挠动脉灌注压显著下降，因此挠颈动脉压差值或减小或挠动脉压低于颈动脉压，取决于堵塞程度

——友耀明于二〇二三 小满日复

高亮医师回本书作者周洁晨信

葛兄雅鉴

久不见欠尊谅安否弟近日读经注忽

乃有疑此乃叩拯灵枢言刺法之效疑

恒以内气为本后人莫衷一是

问又得气或谓针入沉滞或谓病实酸

麻或谓必经手法而刺内气也

然乃手法熟稔而无寸效者有不见

待感而反心故者倾只为求解之

健楠沐手

本书作者肖健楠医师询葛鹏医师信

健楠兄

来信已悉兄所疑者千古一大公案也

得气治神名异而实同熟可参方得

握虎临渊者治神也脉和志安者神治也

徐疾废麻者得气也精通形利者气得也

要之得气治神为事而气得神治为功

久玩事功二字兄当有所悟入

壬寅小寒葛鹏

葛鹏医师回本书作者肖健楠医师信

盟明老友大鉴

近阅灵枢至经脉一扁为藏腑
气血作病而动神明者至本神一
扁有神明作病而动脏腑气血矣
化其其道裹间足　　之时为
重神明之存亡驻移与如于经文为何
妇悟愿间高见
癸卯暮春健楠敬上

本书作者肖健楠致邱盟明医师信

肖兄如晤

得来函荷小扇以沐春风兄询本神余以为
此篇尤为有深意旦夫天人象象有关而有联
金匮真言论列其相關于神别连其相联
如先言心怵惕思虑则伤神神伤则恐惧自失
後又言恐惧不解则伤精精伤则骨酸痿厥
精時自下久作又当跨段即合读始河
合貌痛之越承转合遇专求来盡在掌握
以是寻河蛛絲馬跡更参以脈传尊以

邱盟明回本书作者肖健楠医师信（一）

363

良言心活一动身疾已去过半又尝思
五方五时五气五音五味何以把关後读
夲神乃大悟唯五臟神以主其枢纽
如上種~方得取而比類惹余如經一得
不知宵兄於意如何

癸卯立夏盟明再拜

邱盟明回本书作者肖健楠医师信（二）

健楠学兄大鉴

幸得先阅足下注经手稿喜不自胜然八风虚邪灵

枢经中屡屡提及惜足下之注殊深入不孤浅出有

刻舟求剑之憾不若素问五风代八风先达人禾

相後得天地心愚以为枢调更胜虚邪之论弟潜

注素问有年为黄帝内经素问注疎研究二十四卷

之论有与先兄不合处稿成当寄兄一西

癸卯夏月天星敬上

张天星医师致本书作者肖健楠信

天星兄教席
足下之言盖本无遗其言论然八风
可占疾疫而求似邪祟避三虚之范
北余以为此学自为不可废云也
足下述古风妙在與人为近俟乃无理
诗大作定稿可寄来一观
　　　　　癸卯夏健楠白

本书作者肖健楠回张天星医师信

后 记

在各执己见的争吵中定稿，是两个作者写一本书所必须承担的命运。所幸，经典是常读常新的，本书几经修改，终于面世。再不面世，可能还会继续修改下去。至此，我们也忽然理解了许多前辈作者的心态。如张大昌老先生在不同时间段公布或传授的《辅行诀》版本总是有些不同，这就是迭代思想、不断修改内容的结果。再如，清代琴家张孔山的代表作"七十二滚拂《流水》"，也是在不断修改中完善，因此他传授不同时期的弟子，谱本也有所差别。或许倾注心血的真正表现，就是经常改稿，甚至不乏大改。但是，人的观点总要定期和世界正式碰撞，这也是成年人的一种必修功课。就这一点来讲，前辈们作出了示范。

话说回来，本书是面向中医学子的教辅读物，我们还是有一些话想要聊聊。

犹记得我们大学时代，基础医学院的《内经》教研室，一方面更侧重方药，另一方面又需要给《中医基础理论》教材作背书，所以他们讲授的《内经选读》常以《素问》的理法内容为主。针灸学院则喜欢从形而下的实操来引导教学，所以《针灸医经选》教材大量选取《灵枢》中的内容。上述情况给刚入门的在校学生们营造了一个印象：《素问》主要探讨的是中医基础理论，而《灵枢》则主讲针灸学的相关知识。同时，《内经选读》和《针灸医经选》都是选本，也让学生们对通览《内经》的兴趣不大。**其实，通读是极为必要的。**只有当我们真的能够潜心通读时，才会发现《素问》与《灵枢》密不可分，前者语焉不详的生理与病理模型，往往能在后者中找到出处和应用示范，前者论及的治疗思想又能在后者的篇章中找到理论佐证。

《素问·上古天真论》曰："虚邪贼风，避之有时，恬惔虚无，真气从之，精神内守，病安从来。"这里所说的"虚邪贼风"，不可以望文生义地简单解释。要先翻开《灵枢·邪气脏腑病形》《灵枢·九宫八风》与《灵枢·岁露论》，将虚邪与正邪的概念、传变途径及可能发生的疾病一一研究清楚，才能真正理解这四个字。而有了《灵枢》的印证，"避之有时"也不再是一句空话。圣人为何将避虚邪作为要务？那是由于虚邪侵袭人体，初及毫毛，在浅传络，渐深传经，层层进入，最终变见筋瘤、痈疽、疼痛、偏枯、瘕瘕等多种疾病，套用《灵枢》中一句话来说就是"淫邪泮衍，不可胜数"。顺带着我们也理解了古人对于一类言语含混、昏不知人的中风证，为何径用散风剂才能收获良效：三虚相逢，虚邪贼风可以迅速摧毁人体百脉脏腑，经文中原理一目了然，疏风透邪药用之不殆。至于"恬淡虚无，真气从之，精神内守，病安从来"更不是老生常谈，必须从《灵枢·本神》窥见其完整理路：五脏先藏血、营、脉、气、精，而后寄舍神明。遇到短期或轻度刺激，五脏藏神功能受扰，则表现为情绪失控；若在长期或重度刺激下，五脏舍神的功能更深一步受损，五脏藏精也将被牵连，出现漏泄，临床可见下血、气脱、精散等顽证或重证前兆；等到五脏藏精舍神的功能失控到极点，人体的最后一道屏障一逢外邪即彻底溃败，所谓中风入腑、入脏，临床可见昏迷、猝死、谵妄等危重病症。故而患者"精神内守"可以预防大病演进，医者也需从察神的角度见微知著，及时截断病程。

除了利于融会贯通各篇章外，我们还发现，通读经典能够结束脑海中支离破碎的医学史认知。学生时代，许多学子喜欢今天站东垣派，明天站火神派，后天站温病派，终又赶时髦站了经方派。这无形中强化了一个错误认知：各家学说是彼此冲突的，整个中国医学史上的学说是各自为政的。可是，当我们真正下苦功夫通读了《内经》才蓦然发现，各医派的古人其实也曾下苦功夫通读过《内经》。当我们和古人有了同样的阅读经历后，才发现各家学说都可以归入《内经》理法，并不冲突。而且通读《内经》，让我们对各家学说理论的来龙去脉也有了细微有致的体察。笔者前些年想明白了这些道理不禁慨然一叹：学生时代读书，只晓得记一方一药，追求狭义的实用性，却忘记中医学自有源流。学中医除了要关注其实用性，还应当去探索每一首方剂、每一份医案背后的医学场景，进一步发掘其中蕴含的中医逻辑与天人认知。这样读书更像是上溯时间的长河，与历代医家基于共识进行思维的碰撞、技术的切磋、理论的梳理。我们只有如此，才能发掘出传统中医学鲜活灵动的生命力，而这生命力的源头正是我们绕不开的《内经》。

以上仅举大海一滴之象，希望中医学子们对于经典，多通读、少选读，多看一手资料，多主动汇通分析。希望大家未来能对经典中的每一句话都心有所喜，神有所悟。

周洁晨

癸卯年仲夏记于门诊后

推 荐 阅 读

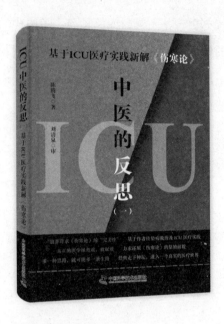

ICU 中医的反思（一）
作者　陈腾飞

　　本书作者为中西医结合（ICU 方向）专业出身的医生，在 ICU 临床工作中救治了大量的重症感染患者，曾参与多种急性传染病的医疗救治。本书正是基于作者的传染病救治及 ICU 医疗实践，力求还原张仲景《伤寒论》原始面貌的学术力作。

ICU 中医的反思（二）
作者　陈腾飞

　　本书选取了若干重症医案，阐释了当时的医家在诊治这一具体病例时的临床思维，并与当今之 ICU 临床进行了对比讨论，以期起到贯通古今、融汇中西的作用，从而实现 ICU 实战思维的拓展，达到更好解决大众现实疾病痛苦的目的。

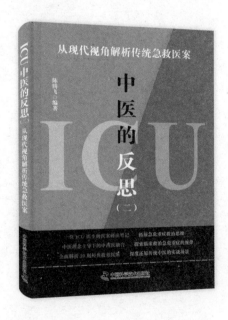